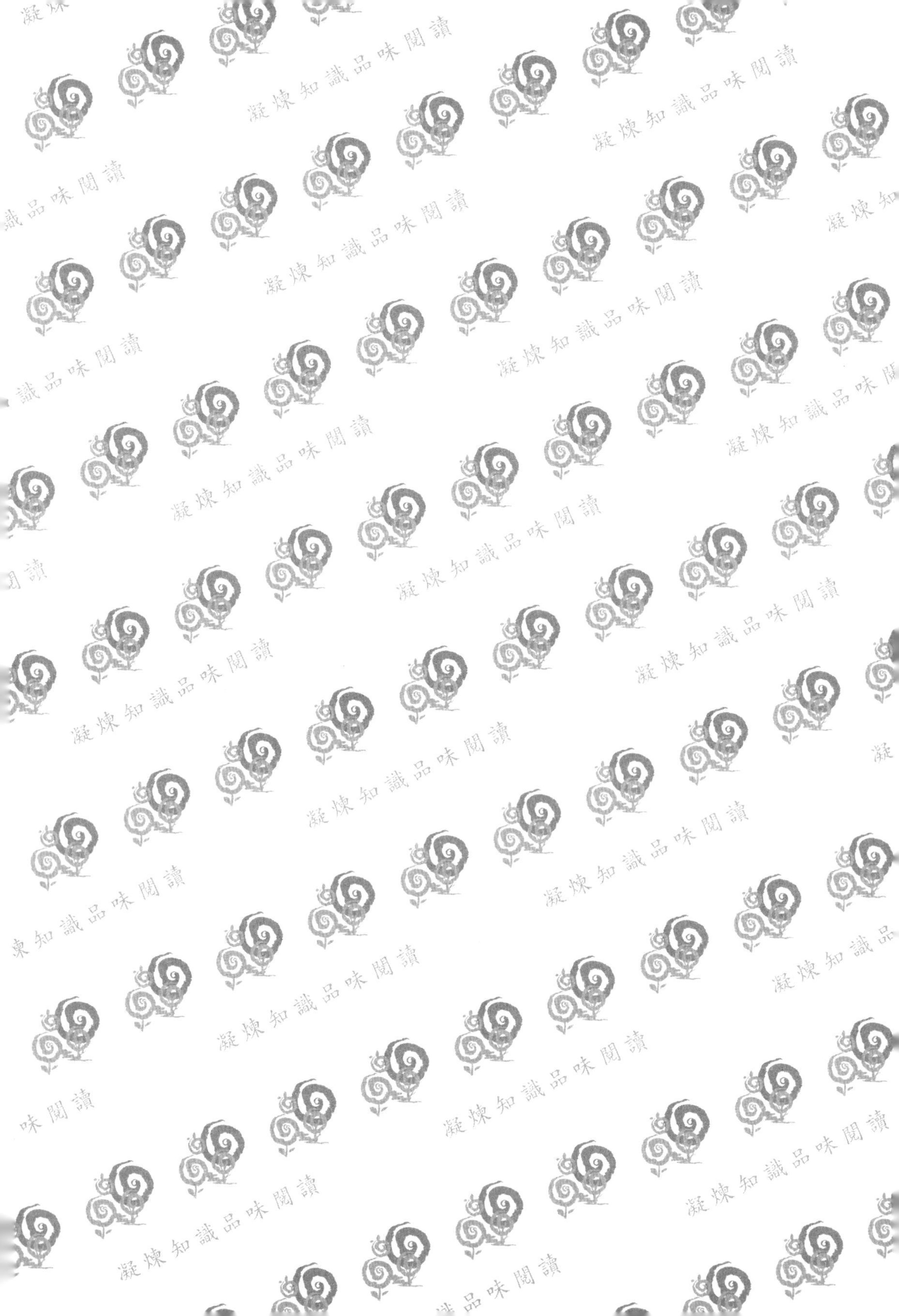

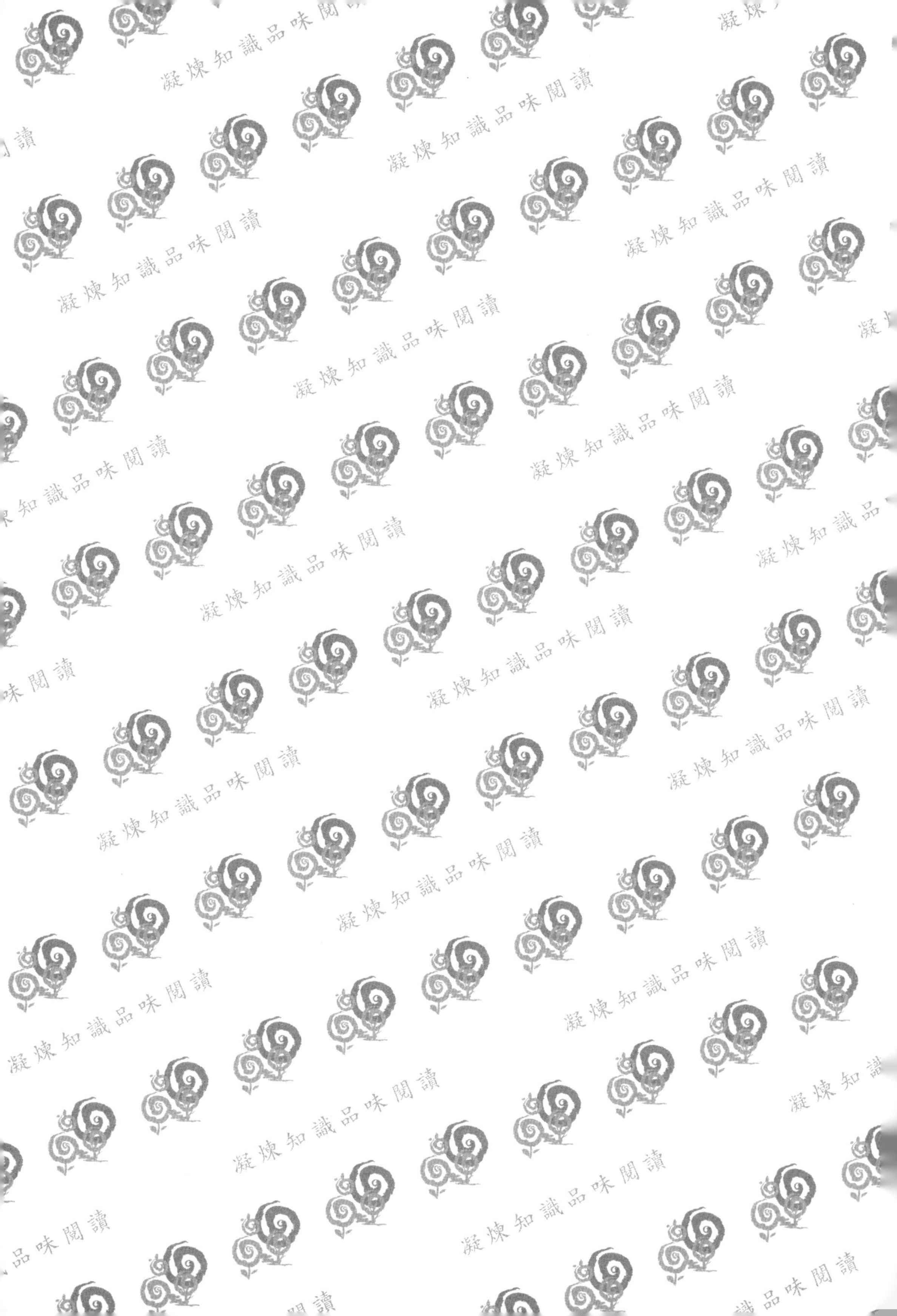
凝煉知識品味閱讀

圖解系列

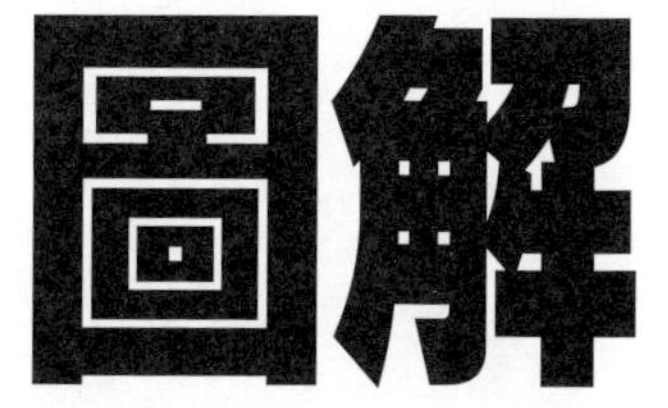

本書特色

- 以深入淺出、循序漸進的方式的與通俗易懂的語言，整體性而系統化地介紹了「護理行政」的基本理論、方法與技術。
- 每一個單元分為兩頁，一頁文一頁圖，左右兩頁互為參照化、互補化與系統化，將文字、圖表等生動活潑的視覺元素加以有效整合。

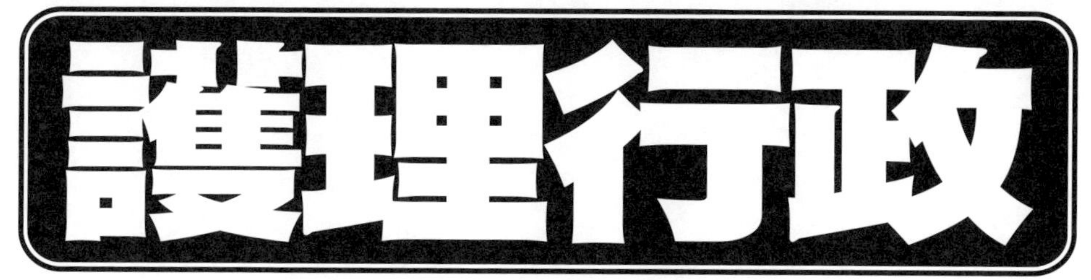

方宜珊
黃國石／著

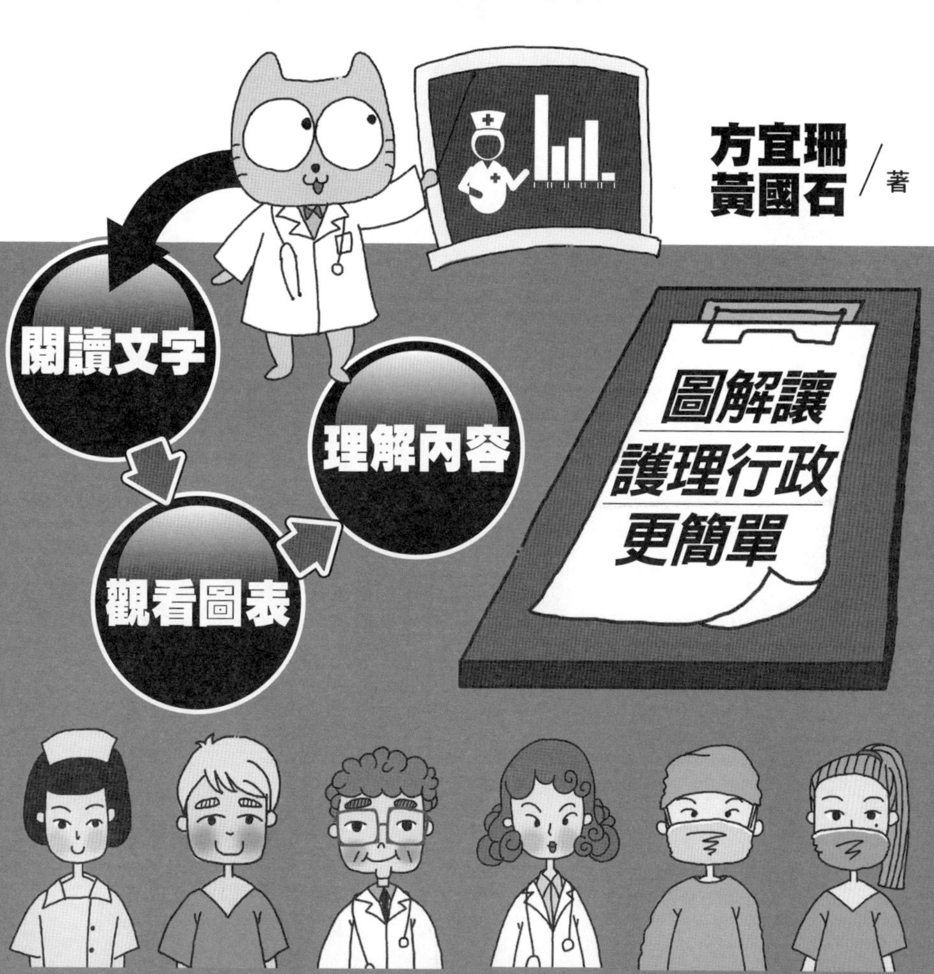

序言

「護理行政」是一門涉及行政管理之理論性較強的課程。為了使學生將抽象的理論與臨床護理管理實務密切整合，在長期的護理行政學的教學過程中，本書不斷地做教學方法的創新，以求達到最佳的教學效果。目前的護理教育強調素質教育，此種教學架構的重點在於既要發揮教師的主導功能，又要充分地呈現出學生的主動參與精神。在此種理念的引導之下，本書對護理行政的教學方法做了下列的創新：

1. **問題式教學法**：在教學過程中改變以往單純灌輸式的講授方法，採用問題式教學法，引導學生對護理行政學的理論深入思考。
2. **個案式教學法**：以臨床管理實務的個案為參考教材，動員學生分組討論，教師對討論作歸納與補充，此種教學方法的目的是讓學生參與教學過程，將學習的理論和方法整合到實際的情況之中來分析，從而引發學生學習的興趣，加深對知識的瞭解及掌握。
3. **研究性學習法**：教師在教學中把相關的資料提供給學生，使他們能夠確認學習中所要完成的實際任務，引導他們提出解決問題的各種假設，並加以驗證，獨立地思考問題和解決問題，從而主動地擷取知識。在教學中穿插專題研究單元，整合研究性學習的理念與方法，把研究性學習與接受性學習有效地整合起來，提昇學生的學習意願，培養學生的自學能力和研發能力。

「護理行政」是將管理學與行政學的理論、方法與護理實務相互整合的一門應用學科。適用於護理科系的學生。學習「護理行政」的目的，是使學生瞭解管理學的基本知識與發展概況，掌握現代護理管理學的基本理論與觀點，並能利用現代管理學的系統化理論與管理方法來指引導護理管理的實務，從而提昇護理工作的效率和護理品質。研究和應用現代護理行政，有助於提昇整個護理管理團隊的素質和科學管理的水準。本課程要求在學習護理學基礎課程的學習上，注重對學生管理能力的培養，提昇讀者認知的能力及分析判斷與決策能力。

「護理行政」是提昇護理團隊的素質和科學管理的水準，以及護理工作效率和品質的重要課程，其重點既包括管理學的基礎理論知識，也包括護理行政的實際方法。其重點的內容有：護理管理學基礎知識；管理的基本理論（古典管理理論、行為科學管理理論、現代管理理論的主要代表及重要內容；近代的管理思想、現代管理思想的主要內容）；管理的基本方法（現代管理基本方法論的內容；現代管理基本原理與原則的內容；現代管理的實際方法）；護理行政的基本方法（護理組織管理；護理族群人際關係的處理方法；護理領導者要具備的素質，做好護理領導者的技巧；護理品質管制的基本方法；護理人力資源管理的原則和方法；護理資訊系統在護理領域中的應用；護理研發管理的內容與方法）。

本課程的困難之處在於如何將抽象化的管理理論、方法與護理管理實務相互整合。主要的困難之處有護理人員編配與分工原則；護理領導者要具備的素質，做好護理領導者的技巧；護理品質管制的基本方法；ISO 9000在護理品質管制中的應用；護理人力資源管理的原則和方法；護理研發管理的內容與方法；醫院感染管理的內容與方法。讀者可以根據實例分析與應用的要求，運用所學的知識來做情境的訓練，將所學的知識轉化與落實為實際的護理管理能力。

本書聚焦於護理學專業基礎及專科護理的客製化需求導向，圖表清晰，解說明確，完全切合臨床護理的實際需求，能給予護理專業人員相當程度的啟發和協助，既適用於護理學專業教學、實習及技術人員的訓練，也適用於護理學專業評量和相關護理人員資格認證考試之用。

本書針對教學中的重點與內容的疑難之處，充分運用非線性互動式的呈現方式，以圖、文、表並茂的3D立體互動式空間，呈現出多樣化與生動活潑的嶄新教學方式，深刻地營造出更易於被學生所接受的教學方式。由於本書的教學內容相當多、臨床操作流程相當富有真實的臨場感、圖片精美、呈現方式富有幽默感且相當地輕鬆愉快、引人入勝，從而能夠有效地提昇學生的學習興趣、減輕學生的負擔、有效地縮短了學習的時間並強化了教學的效果。

本書參考了許多專業書籍，對其中的基本概念、基礎知識、重點、疑難之處做了深入淺出的歸納與推理，從而形成了若干的教學專題。整體性教學流程力求內容的主軸相當清晰易懂、前後的連動關係密切整合、內容的層級相當分明並特別突顯出重點與疑難之處。

鑒於編著者編寫的時間相當匆促，疏漏在所難免，尚望親愛的讀者群與海內外先進不吝指正。

本書特色

本書特色

- 本書藉由生動活潑的圖解方式，使專業的知識概念單元化，在每頁不到一千字的精簡與精鍊敘述中，附加上圖表的系統歸納，讓讀者能夠輕鬆地瞭解這些艱澀難懂的專業知識。
- 以深入淺出、循序漸進的方式的與通俗易懂的語言，整體性而系統化地介紹了「護理行政」的基本理論、方法與技術。
- 特別凸顯出關鍵性的重點，將理論與實務做有效地整合，內容精簡扼要。
- 適用於護理相關科系學生、研習護理學通識課程的學生、護理相關職場的從業人員、對「護理行政」有興趣的社會大眾與參加各種護理學認證與相關考試的應考者。
- 巧妙地將每一個單元分為兩頁，一頁文一頁圖，左頁為文，右頁為圖，左頁的文字內容部分整理成圖表呈現在右頁。右頁的圖表部份除了畫龍點睛地圖解左頁文字的論述之外，還增添相關的知識，以補充左頁文字內容的不足。左右兩頁互為參照化、互補化與系統化，將文字、圖表等生動活潑的視覺元素加以互動式地有效整合。
- 特別強調「文字敘述」與「圖表」兩部分內容的互補性。
- 將「**小博士解說**」補充在左頁文字頁，將「**知識補充站**」補充在右頁圖表頁，以作為延伸閱讀之用。
- 本書的圖表清晰與解說相當明確，完全切合臨床護理的實際需求，能給予護理專業人員相當程度的啟發和協助，既適用於護理學專業教學、實習及護理人員的訓練，也適用於護理學專業評量和相關護理人員資格認證考試之用。

CONTENTS 目錄

第四章　護理團體的人際關係

第五章　護理領導

CONTENTS 目錄

第八章　護理人力資源管理

第九章　護理資訊管理

CONTENTS 目錄

第十章　護理研發管理

第十一章　持續性護理學教育管理

第十二章　醫院感染管理

第十三章　護理法規與規章制度

NOTE

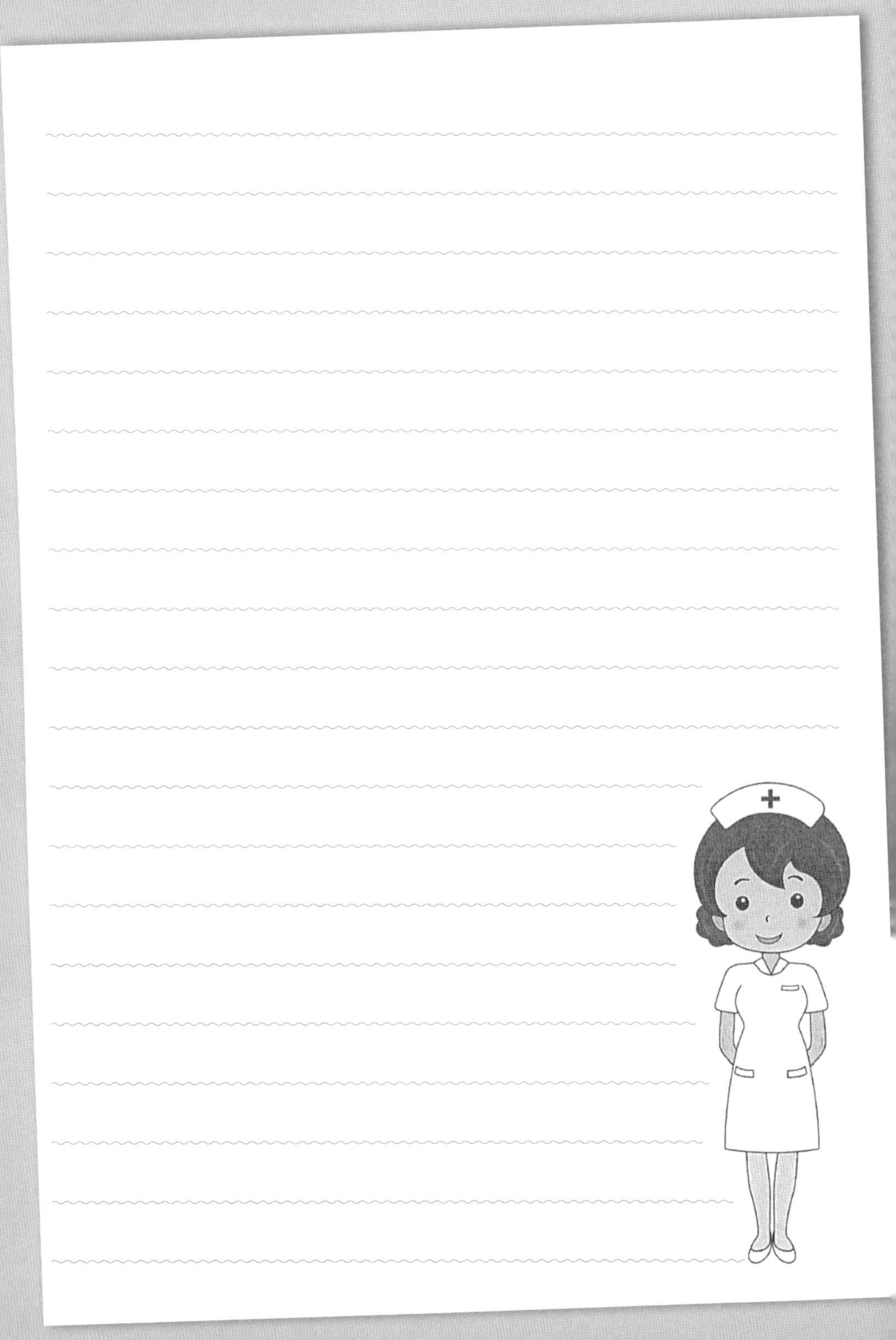

第一章
護理行政概論

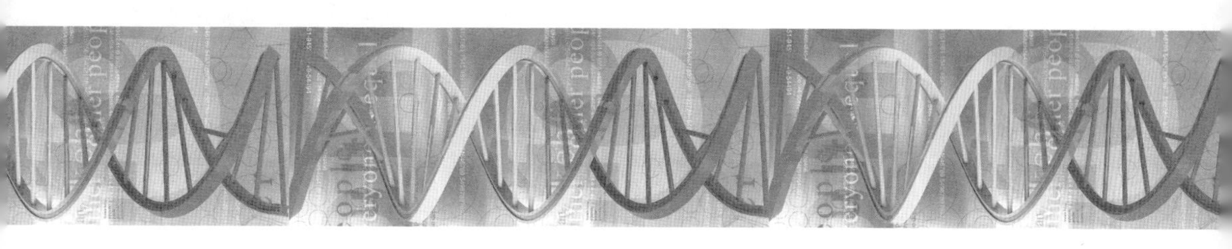

本章學習目標

1. 能夠寫出管理與護理行政的概念及內涵。
2. 能夠說出管理對象與功能的主要內容。
3. 能夠列舉出常見的管理方法。
4. 能夠解釋管理的內涵。
5. 能夠解釋與區別管理的雙重特色之異同點。
6. 能夠寫出護理管理的概念及目的
7. 能夠利用所學的知識論述來學習護理行政的意義。
8. 能夠利用所學的知識論述，如何根據護理管理任務和目的及護理工作的特色，做高績效的管理。

1-1 管理的基本知識

(一) 管理的基本概念

管理(management)是由一個人或更多的人來協調他人的活動,以便收到個人單獨活動所不能收到的效果而做的各種活動。

(二) 管理的基本知識

管理(Management)是人類的一種社會活動,管理學為一門社會科學,在19世紀末發源於美國,以後推廣到西歐、日本,目前已受到世界各國的高度重視。管理學是一門實用性的社會科學,其所應用的範圍相當廣泛,它不僅適用於工商管理,也適用於醫院、學校、研究單位以至於軍隊和機構的管理。如同科技也是生產力一樣,管理也是一種特定形態的生產力。一個國家、一個部門或單位,管理的優劣是關係到它的興衰存亡的根本大事,這一點,已經越來越被人們所認同。現代社會發達的程度越高,管理就越重要,而管理理論和方法在不同領域的運用是一門複雜的工作,因此,學習管理的基本理論和發展情況,對管理學有一個較為完整與一般性的瞭解,有益於吸取西方工業管理的有益的東西,揚長避短,洋為中用,建構適合國內的護理行政。

管理是人類組織社會活動的一個最基本的方式,大到一個國家,小到一個家庭,只要有兩個或兩個以上的人,為了完成他們中任何一個人都不可能單獨完成的目標,而把他們的努力和資源整合在一起時,就需要有一個管理的流程。運用管理,人們才能組織起來為達到某種目標而行動。

(三) 管理的概念

在管理的各個學派、各個時期,管理的含義各不相同;美國的管理學派認為,管理是「為了達到同一目標而協調團體所做努力的流程」。法國的學者認為,「管理可以被看作是為實現所要達到的目標而協調人力和財力的一種合理方法」。國內有的學者認為,「管理就是運用共同合作加以組織指揮,以期達到最大績效的活動」。將上述的觀點加以綜合歸納,現代的管理學者提出「管理就是由一個人或更多的人來協調他人的活動,以便收到個人單獨活動所不能收到的效果而做的各種活動」。儘管不同時期的管理學家給予管理不同的解釋,人們對管理的研究和認知角度並不完全相同,但對於管理流程中存在的基本因素的認知幾乎是一致的。這就是管理概念使我們注意到的幾個關鍵問題研究:第一,管理工作的重點是管理其他人的工作;管理工作的主要目的是運用其他人的活動來收到工作的效果。第二,管理的工作是運用協調其他人的活動來進行的。第三,管理人員必須同時考量下列兩個層面:

1. 其他人的活動即其他人的工作;
2. 其他的人即人們。把上述這些因素歸納起來,就形成了對管理的認知,「管理是領導人利用各種原理和方法,將大家的力量和活動引向目標的一系列活動流程。」

企業的概念與基本要素

所謂企業是指從事生產、流通或服務性活動的獨立核算經濟單位。具有以下一些基本要素：

企業的概念	具備的基本要素
1. 擁有一定數量的生產設備和資金	財和物
2. 要有一定的生產經營活動的場所	土地
3. 有一定數量和品質的工人和管理者	人
4. 從事產品的生產、流通等經濟活動	服務
5. 企業自由經營、自負盈虧，具有法人的地位	法人
6. 企業生產經營活動的目的	主要是為了獲得利潤

企業具有下列特徵

1. 企業是一個經濟性組織	盈利性
2. 企業是一個社會性組織	今天世界出現了一種嶄新的企業新概念，即企業已不再被看做只是為擁有者創造利潤和財富的工具，它還必須對整個社會的政治、經濟的發展負責。
3. 企業是一個獨立的法人	從法律的角度而言說，企業是自由經營、自負盈虧，依法獨立享有民事權利，並承擔民事責任的從事經營活動的法人組織。
4. 企業是一個自由經營系統	必須減少對企業的干預，特別是行政干涉。

管理的概念用下列定義來說明

1. 管理的目的是為了實現預期的目標；
2. 管理的本質是協調；
3. 協調必定產生在社會組織之中；
4. 協調的重點一定是人；
5. 協調的方法是多樣化的，需要質化的理論和經驗，也需要量化的專業技術；
6. 綜上所述，管理以協調為手段，在特定的範圍之內，運用各種方法，人與人之間的交流溝通，以達到預期目的而展開的一系列活動，就稱之為管理。

+知識補充站

企業的目標

企業的目標有兩個：獲利、滿足社會的需求。

1-2 管理的對象

管理活動的執行是一種對象導向的流程，有管理就要有被管理的對象。關於管理的對象，在科學管理時期，泰勒（Taylor, Frederick W.）與費堯（Fayol Henri）等人提出管理對象的「三要素」理論，他們認為管理的對象是人、財、物三個基本要素。後來隨著管理實務的開展及管理理論的研究，管理學家認為管理流程中「人、財、物」固然重要，但是時間和資訊同樣重要，特別是生產高度發達之後。因此，發展成為五要素理論，即認為管理對象包括「人、財、物、時間、資訊」五個基本要素。

（一）人力

人力管理主要是指從事社會活動的工作者，包括生產人員、管理人員和技術人員的管理。從長遠的發展來說，還要包括預備工作力的培養教育。高績效的管理是要使人盡其才、用人所長，特別要注意發揮知識份子的功能，發揮人才的功能。

（二）財力

財力是指一個國家或一個組織在一定的時期之內所掌管和支配之物質資料的價值呈現。財力的管理，就是要根據財力的運作流程特色，做正確有效的管理。要依據市場的供需來尋求動態的均衡點，要使資金的使用主要保證管理計畫的完成，因為管理會直接影響到管理工作的成效。

（三）物力

物力的管理，主要是對生產資料的管理，其包括設備、材料、儀器、能源等。在管理上要確實做到保證供應、物盡其用，防止積壓和浪費。

（四）時間

時間是一種珍貴的資源，時光如箭一去不復返，過去了就永遠不會再回來，絲毫沒有彈性，完全沒有替代性。所以，現代的管理非常重視對時間的管理。一個有效的領導者，必須管好自己的時間，在盡可能少的時間之內取得更大的效益。

（五）資訊

資訊是現代管理中不可或缺的要素，它是在管理執行中非常重要的要素，它是管理工作的基本工具。在整個管理流程中，從預測→決策→擬訂計畫→組織執行→控制，都離不開資訊，所以，管理者要學會管理資訊、利用資訊。

因此，在管理中不論是整體性管理還是局部性管理，都要對上述五個要素做好管理的工作。

管理對象的五大基本要素

1. 人

(1)是指被管理的生產人員、技術人員、以及下屬管理人員，從長遠的發展來看，還應包括預備勞力的培養教育，以及整個人力、資源的開發利用。

(2)人是社會系統中最基層的子系統，是社會的細胞，高效能的管理應該使人盡其才，才盡其用，用人所長。

2. 財

(1)包括經濟和財務，是一個組織在一定時期內所掌握和支配的物質資料的價值表現。

(2)對財力的管理就應該按照經濟的方式做有效的管理，使資金的使用保證管理計畫的完成。

3. 物

是指對設備、材料、儀器、能源，以及物資的管理，使之物盡其用，提高利用率。

4. 時間

(1)是物質存在的一種型式，呈現為速度與效率，由過去、現在、將來構成連綿不斷的系統。

(2)高效能的管理應該考量如何在盡可能短的時間之內，做更多的事情，充分地利用時間。

5. 資訊

(1)資訊是具有新內容、新知識的訊息。

(2)在整個管理流程之中，資訊是不可或缺的要素，資訊的管理是提昇管理效能的重要部分。

+知識補充站

管理的對象

1. 是指人、財、物、時間和資訊等。

2. 人，這裡指被管理的生產人員，以及下屬的管理人員。人是社會系統中最基層的子系統，是社會的細胞，高效能的管理，使人盡其才。

3. 財，在管理中必須考察如何使經濟效果成長，因為這是衡量社會系統功能的主要指標之一。

4. 物，指設備、材料、儀器、能源等，管理應做到物盡其用，即充分利用一切系統，使之為社會系統服務。

5. 時間，時間表現為速度、效率。

6. 一個高效能的管理系統，必須考量如何充分地利用時間，並在有限的時間之內，做更多的事。

7. 資訊，對資訊做管理，才能使資訊成為有用的工具。

1-3 管理的功能

管理功能是管理系統之職能、功能、職責的統稱，其隨著社會發展亦不斷有所變化。最早提出管理的各種功能者是費堯，他認為管理活動是由計畫、組織、指揮、協調、控制這五種功能組成的。繼費堯之後，許多管理者對此也做了探討，提出了多種劃分管理功能的主張，最常見的說法是計畫、組織、控制三種功能。

（一）計畫功能

計畫功能是管理的主要功能，是指事先確定目標和實現這些目標之方式的管理活動。主要分為：

1. 確定目標及其先後次序；
2. 預測對實現目標可能產生影響的未來事態；
3. 運用預算來執行計畫；
4. 提出和貫徹實現預期目標活動的政策這四個步驟。每一個階段都是不可或缺的，而且必須把它同其他階段整合起來，如此才能實現計畫功能。

（二）組織功能

組織功能是管理的重要功能，它是為了實現目標，對人們的活動做合理的分工與合作，合理地配備資源，正確地處理人際關係的管理活動。為了實現目標和計畫，必須有組織保證，組織就是把管理要素按目標的要求整合成一個整體。組織功能包括設立組織機構，建立管理的制度，制定各項規章制度，合理地篩選人員和配備人員，以及合理組織人、財、物，以取得最佳經濟效益和社會效益，是實現管理的保證和方式。

（三）控制功能

控制功能是對實現目標的各種活動做檢查、監督和調節的流程。人類各項活動具有複雜的內部和外部的關係，雖然事先制定出切實可行的計畫，但是在管理中還是會出現各種料想不到的情況，在執行計畫的流程中，仍然可能產生不同程度的偏差，因此需要控制功能加以調節，以保證目標能夠實現。

管理工作的各項功能歸屬於一個統一的整體，同一個系統化的網路，彼此之間是相互聯結的。在實際的管理工作中，它們是一種相互交叉影響的循環流程。

最常見的管理功能之分類

1. 計畫功能	對未來活動進行的一種預先的謀劃內容：研究活動條件決策編制計畫。
2. 組織功能	(1) 為實現組織目標，對每個組織成員規定在工作中形成的合理的分工合作關係。 (2) 內容：設計組織結構人員配備組織執行組織監督。
3. 控制功能	(1) 保證組織各個部門皆能按照預定要求運作而實現組織目標的一項管理工作活動。 (2) 內容：擬訂標準尋找偏差下達糾正偏差指令。

管理功能的內容

管理	是人們所做的一項實際活動，是人們的一項實際工作，一種行動。
管理功能的分類	人們發現在不同的管理者的管理功能工作中，管理者往往採用程式具有某些類似、內容具有某些共性的管理行為，例如計畫、組織、控制等，人們對這些管理行為加以系統性歸納，逐漸形成了「管理功能」這一被普遍認同的概念。
管理功能的定義	**所謂管理功能**，是管理流程中各項行為的內容的歸納，是人們對管理工作應有的一般流程和基本內容所作的理論歸納。
現代商務管理教育對管理功能的定義	管理者所行使的計畫、組織、領導和控制等功能的統稱。

+知識補充站

1. 管理功能（Management Function）管理功能又稱為管理程式，係「管人的工作」，即管理人員使部屬順利完成組織之任務與目標，故所有的經理人應執行規劃、組織、用人、領導、控制等五項管理功能。
2. 領導功能的內容為：(1) 管理者利用組織所賦予的權力去指揮影響和激勵組織成員為實現組織目標而努力工作的過程。(2) 內容：指揮功能、協調功能、激勵功能。

1-4 管理的特性

(一)管理的特性

1. 管理的雙重特性也稱管理的雙重性，是指管理具有自然屬性和社會屬性，是管理的重要性質。

2. 管理的自然屬性(Natural Property)呈現在管理具有指揮協調工作的功能，它是為了組織共同工作產生的，反映了社會工作流程本身的需求，是一系列科學方法的歸納。

3. 管理的社會屬性(Social Property)是指管理所具有的監督功能，它是由階級的關係所決定的，反映了社會形態之中統治階級的需求，受到經濟基礎的影響。

4. 管理的自然屬性呈現了管理與生產力之間的關係，管理的目的是如何更好地發展生產力；管理的社會屬性呈現了管理與生產的關係，管理的目的是如何維護其主控的地位。

5. 社會制度不同，管理的自然屬性都相同，然而管理的社會屬性具有根本的不同。

6. 就企業管理的性質而言，其自然屬性主要是從提昇工作效率和經濟利益來著眼，盡可能運用較少的資源和時間，而創造出最大的財富。

7. 社會化的大量生產首先在西方先進國家出現，許多新的管理實務也首先在西方先進國家付諸實現，累積了許多管理經驗，這是人類文化遺產的一部分。為此，我們需要學習和借鏡於先進國家進步的、適合國內的管理經驗和方法，以提昇國內的管理水準；在另一方面，在學習與借鏡的同時，又必須加以分析、批判和篩選，不能盲目地跟進，更不能一切全盤照抄。

(二)管理學的發展特色

1. 管理學的發展是從對管理中經濟人的設定到對管理中社會人設定的過程。

2. 管理學的發展是從管理流程的單一因素、單一過程和單一層面的研究到整體系統研究的過程。

3. 管理學的發展是從以質化分析為主，到質化分析與量化分析相互整合的流程。

4. 管理學的發展是從學派分化到兼容並蓄、相互借鏡、吸收融合的過程。

小博士解說

不同時期，大家對管理學特性的闡釋皆不相同，但是總而言之，逃不出計畫、控制、組織這些基本的內容。

管理特性的分析

1. 管理的二重性

(1) 管理具有自然屬性和社會屬性。
(2) 管理的自然屬性，是指管理所具有的有效指揮共同工作，組織社會生產力的特性，它反映了社會化生產流程中合作本身的要求。
(3) 管理的社會屬性，是指管理所具有的監督工作，維護生產關係的特性。
(4) 它反映了一定社會形態中生產資料占有者的意志，是為一定的經濟基礎服務的，受到一定的社會制度和生產關係的影響和制約。
(5) 學習和掌握管理的二重性，有利於深入認識管理的性質，借鏡於國外先進的管理思想和方法，並整合實際的情況，因地制宜地學習和應用。

2. 管理的科學性和藝術性

(1) 管理的科學性表現在管理活動的流程可以運用管理活動的結果來衡量，同時它具有行之有效的研究方法和研究步驟來分析問題、解決問題。
(2) 管理的藝術性表現在管理的實務性上，在實務中發揮管理人員的創新性，並因地制宜地採取措施。
(3) 管理的科學性和藝術性是相輔相成的，對管理中可預測可衡量的內容，可以使用科學的方法去測量；而對管理中某些只能感知的問題，某些內在特性的反映，則無法用理論分析或邏輯推理來估計，但是可以運用管理藝術來評估。
(4) 最富有成效的管理藝術來源於對它所依據的管理原理的瞭解和豐富的實務經驗。

3. 管理的普遍性

(1) 管理的普遍性表現為管理活動是合作活動，涉及到人類每一個社會角落，它與人們的社會活動、家庭活動、以及各種組織活動都是息息相關的。
(2) 從人類為了生存而做團體活動的分工和合作開始，管理便隨之產生。
(3) 管理的普遍性決定它所涉及的範圍。

4. 管理或管理人員任務的共同性

(1) 管理任務就是要設計和維持一種系統，使在這一系統中共同工作的人們，能夠用盡可能少的支出（包括人力、物力、財力、時間以及資訊），去實現他們預定的目標。
(2) 管理和管理人員的基本職能是相同的，包括計畫、組織、人員配備、指導與領導、以及控制。
(3) 管理人員所處的層級不同，則在執行這些職能時各有偏重。
(4) 上層主管（例如醫院護理部主任）比基層主管（例如病房的護理長）更著重於計畫功能，但是他們都需要為團體創造一種環境，使人們在其中可以努力去實現他們的目標，這便是他們共同的任務。

1-5 管理的方法

1. 行政的方法

行政方法是指行政機構和領導者運用權力，運用強制性的行政命令直接對管理對象發生影響、按照行政系統執行管理的方法。一般採用命令、指示、規定、指令性計劃、規章制度等方式對子系統做控制。行政管理方法具有權威性、強制性、階級性、穩定性、時效性、具體性、保密性和垂直性等特色。行政方法能夠使管理系統達到高度的集中化，它可以運用行政的層級、行政的方式做控制，發揮高層領導的決策、計畫功能，充分依靠政權機關的權威對各個領域做組織和指揮。行政管理方法也能較好地處理特殊問題和管理活動中出現的新情況，它可以在整體的目標之下，因時、因地、因人而採取比較靈活的方式。但是管理效果也受到領導水準的影響，不便於分權和發揮子系統的績效。水平式溝通困難，資訊傳遞遲緩等等，這些都是在運用行政管理方法時要特別注意的。

2. 法律的方法

法律方法不僅包括法律的制訂和執行，廣義的法律方法還包括由國家的各級機構以及各個管理系統制定和執行的各種類似法律性質的社會規範，例如各種條例、規程、制度等。使用法律的方法可以使得管理系統之中，各個子系統確認自己的職責、權利和義務，使它們之間的管道能夠暢通，並正常發揮各自的功能，使整個管理系統能夠自動地有效運作。法律的方法具有相當程度的穩定性，此種穩定性有利於管理系統的發展。法律方法適用於社會管理的各個領域。

3. 教育的方法

教育方法是做好各種管理之中最基本的方法，也是最重要的保證。教育的基本原則是：解決思想問題與解決實際問題的相互整合；教育工作一定要落實在各項工作和實際的管理活動中；教育要與其他的管理方法相互整合；既要有適當的表揚，又要有必要的批評與懲戒，與平等待人等原則。

4. 經濟的方法

經濟方法是指依靠經濟組織，按照市場的供需情況，運用經濟方式來管理經濟的方法。在局部的管理中採用經濟方法，就是把個人利益同他們本人工作成績的好壞整合起來，經常使用的方式有工資、獎金、罰金等。應該注意經濟方法雖是一個極為重要的有效方法，但是絕不是萬能的靈丹妙藥，必須與其他方法有效地整合起來，充分發揮各種方法的綜效（Synergy）。

5. 社會心理學方法

此種方法是將社會學、心理學研究的成果和研究方法運用到管理的實務中，以提昇管理的效率和相關人員的參與感。例如行為科學中人際關係的相關理論；馬斯洛的人類需求層級論；動機激勵相關理論、領導行為、團體行為等。這些方法對人事管理、組織管理、業務技術管理、服務管理的系統性，具有相當程度的促進功能。

管理的基本方法

	行政方法	法律方法	經濟方法	教育方法
含義	行政機構運用行政命令、指標、規定等手段，按照行政系統和層級，以權威和服從為前提，直接指揮下屬行動的管理方法。	指運用法律這種由國家制定或認可並以國家強制力保證執行的行為規範，以及相關的社會規範來做管理的方法。	組織根據規律，運用各種經濟方式，調節各方面之間的濟利益關係，以獲取較高經濟效益與社會利益的管理方法。	指組織根據一定的目的和要求，對被管理者做有目標的道德教育，啟發其覺悟，以便於自覺地根據組織的目標去調節各自行為的管理方法。
特色	權威性、強制性、垂直性、具體性	規範性、嚴肅性、強制性	利益性、靈活性、平等性、有償性	啟發性、真理性
優點	(1)有利於管理系統的集中統一 (2)有利於管理功能的發揮 (3)有利於靈活的處理各種特殊問題	(1)維護正常的管理秩序 (2)調節各種管理因素之間的關係 (3)促進民主建構與民主管理	(1)便於分權 (2)充分地激勵組織成員的士氣和主動性 (3)有利於提高經濟效益和管理效率	(1)激發人們持久的工作熱情和意願 (2)對其他管理方法的綜合應用，發揮重要的促進功能。
缺點	(1)行政方法的管理效果直接受到組織領導水準的限制。 (2)強調集中統一，不便於分權管理。 (3)扭曲經濟的價值規律。	(1)缺少靈活性和彈性，不利於處理一些特殊問題和新出現的問題。 (2)原則上適用於管理的各個領域，但是在某些領域，它顯得無能為力。	經濟方法以價值規律為基礎，帶有相當程度的盲目性和自發性。	(1)教育對於被管理者並沒有行政方法和法律方法那樣的強制性，也沒有經濟方法的誘導力。 (2)人們的思想受到社會各種因素的制約和影響，還受到傳統思想文化的影響。 (3)思想教育要真正地發揮功能，必須經過長期不懈的多方努力。

1-6 管理學的理論

(一)現代管理理論

1. **社會系統學派**:社會系統學派的創始人是賈斯特・巴納德(Chester Barnard, 1886~1961),其主要的觀點認為:

(1)組織是一個合作系統,各級組織是一個有意識地加以協調的活動或效力的系統。

(2)合作系統的三要素是合作的意願、共同的目標和資訊的聯絡。

(3)非正式組織的功能:非正式組織同正式組織互相創造條件,在某些方面能對正式組織的目標產生正面的影響。

(4)經理人的功能。社會系統學派認為經營管理的流程,就是領悟到一個整體性所組織以及與之有關的全部情況,這就是管理的藝術。

2. **決策理論學派**:決策理論學派的主要代表人物是美國的賽門(H. A. Simon)和馬區(J. G. March),他們認為:決策橫跨管理的整體流程,管理就是決策。決策的準則以「有限理性(Bounded Rationality)的差強人意滿意度(Satisficing)」準則來代替「最佳化(Optimal)」的準則,才能使決策者做出果斷的決策並在試誤(trial and error)的過程中不斷地持續改善。

3. **系統管理學派**:系統管理學派運用系統的觀點來研究企業管理,有助於提昇企業的效率,使得各個系統和相關部門和相互的聯絡網路更為清楚,更佳地實現企業的整體目標。其主要的代表人物為卡斯特(F. E. Kast)和羅森茨韋格(J. E. Rosenzweig)等人。

4. **經驗主義學派**:他們認為管理科學應該從企業管理的實際情況為起點出發,並以管理實務為對象,以便在一定的情況下,將管理實務加以一般化和理論化,而在更多的情況下,只是為了把這些經驗傳授給從事實務管理工作和研究的人。此理論的主要代表人物是美國的杜拉克(P. Drucker)和戴爾(E. Dale)等人。

5. **權變理論學派**:它的主要代表人物是伍華德(J. Woodward)和菲德勒(F. Fiedller)。該理論認為,在管理中要根據環境和內外條件隨機應變,並沒有一成不變、普遍適用的「最佳」管理方法和理論。

(二)現代管理理論的特色

隨著生產力的迅速發展,科技的不斷進步,目前管理學的發展在深度和廣度上都是前所未有的。各不同時期、不同學派的理論互相整合、互相補充,使得現代管理理論整合了現代管理科學系統中的各種理論、方法和技術,這就是現代管理理論的特色。

管理的發展趨勢

1. 非理性主義傾向與企業文化

1970年代末、1980年代初，由於經營風險的增大，競爭的激烈化，管理日趨複雜，在西方管理理論界出現了一種非理性主義傾向和重視企業文化的思潮。

2. 策略管理理論

(1)1970年代前後，世界進入到科技、資訊、經濟全面飛速發展時期，同時競爭加劇，風險日增。
(2)為了謀求企業的長期生存發展，開始注重建構競爭優勢。
(3)在經歷了長期規劃、策略規劃等階段之後，形成了較為系統的策略管理理論。
(4)安索夫（Ansof）的《公司策略》（1965）一書的問世，開創了策略規劃的先河。
(5)到1976年，安索夫的《從策略規則到策略管理》一書出版，標示了現代策略管理理論系統的形成。

3. 企業再造理論

(1)進入1970-80年代，市場競爭日趨激烈。
(2)1993年，美國麻省理工學院教授邁克爾・哈默（M. Hammer）博士與詹姆斯・錢皮（J. hampy）提出了企業再造理論。
(3)企業再造的基本含義，是指「為了飛越地改善成本、品質、服務、速度等重大的現代企業的運營基準，對工作流程（business process）作根本的重新思考與徹底翻新」。

4.「學習型組織」理論

(1)1990年代以來，知識經濟的到來，使資訊與知識成為重要的策略資源，相應誕生了學習型組織理論。
(2)「學習型組織」理論是美國麻省理工學院教授彼得・聖吉在其著作《第五項修煉》中所提出來的。
(3)「學習型組織」的基本思想認為，「未來真正出色的企業，將是能夠設法使各階層人員全心投入，並有能力不斷學習的組織。」
(4)在學習組織中，有五項新的技能正在逐漸彙集起來，這五項技能被他稱為「五項修煉」。

+知識補充站

在進入1980年代以後，隨著社會、經濟、文化的迅速發展，特別是資訊技術的發展與知識經濟的出現，世界形勢發生了極為深刻的變化。面對資訊、全球化、等新的形勢，企業之間競爭加劇，聯絡增強，管理出現了深刻的變化與全新的格局，而使管理出現了一些全新的發展趨勢。

1-7 護理行政概論

護理工作在醫院整體系統中屬於垂直整合管理執行的子系統，而且護理工作又是技術工作，所以護理管理在護理工作中占有相當重要的地位。

（一）護理管理的核心概念

護理管理（Nursing Management）是以提昇護理工作品質為主要的工作流程，世界衛生組織（WHO）為護理管理做了下列的定義：護理管理是為了提昇人們的健康水準，系統地運用護士的潛在能力和其他相關人員或設備、環境及社會活動的流程。

護理管理的任務是研究護理工作的特色，找出其一般性的規律，對護理工作的各個要素（人員、技術與資訊等）做系統性的計畫、組織、控制和協調，以提昇護理工作的效率和效果，提昇護理工作品質。

護理工作服務的對象和任務決定了護理管理應以提昇護理品質為主要目的，也就是運用最有效的管理流程，提供良好的護理服務；護理品質的高低取決於護理管理的水準。所以，護理管理是保證、協調、提昇護理工作的關鍵。

（二）護理管理的特色

護理管理具有其自身的規律性。護理學要整合人的心理和生理之互動關係的知識，以及自然科學、社會科學、人類學方面的知識，協助、指導和照顧人們保持或重新獲得體內外環境的相對平衡，以達到身心健康與精力充沛的功效。護理工作的對象是人，是有病的人，在醫學模式發展成為生物—心理—社會醫學模式的今天，護理工作出現了較大的轉變，更顯示出其獨立的特色。

護理工作的對象是病人這一特色，對護士素質提出了特殊的要求。護理人員直接為病人服務，因此護理人員需具有較好的素質與修養，而培養和保持護理人員的良好的素質是護理管理建構的重要內容之一。

護理管理也要配合護理工作之系統性和服務性的特色，護理學為獨立的學科，要綜合運用各方面的知識。現代護理理論的發展，新技術、新知識引入了護理學更加強了護理的系統性。護理工作的服務性也較強，特別是臨床上以病人為重點的護理，其系統性、服務性、技術性及時間的持續性都相當大，要相互整合理論與實際的情況，相互整合腦力和勞力的工作。

護理管理的核心內容

護理管理的定義

該定義強調了下列幾個要素：

1. 護理管理的最高目標是提高民眾的健康水準；
2. 護理管理是一個系統流程，管理的對象處於一個系統之中；
3. 護理管理的要素包括以護理人員為主的有關人力資源、物資設備資源、環境和社會資源。

護理管理簡介

1. 護理在患者的治療過程中是一個重要的關鍵，護理人員既是醫療的提供者又是醫療的協調者。
2. 在護理的過程中，產生了大量的護理資訊，護理資訊是醫院資訊系統的重要內容，它包括科技資訊、為診療服務的業務資訊和護理管理的資訊。
3. 美國護理學家Swansburg指出：護理管理是有效地利用人力和物力資源，以促進護理人員為患者提供高品質護理服務的流程。
4. 美國護理管理專家Gillies指出：護理管理是護理人員為患者提供照顧、關懷和舒適的工作過程，並認為護理管理的任務是運用計畫、組織以及對人力、物力、財力資源做指導和控制，以達到為患者提供有效而經濟的護理服務目的。

+知識補充站

護理工作的範圍相當廣泛，主要呈現在管理對象和範圍的廣泛以及參加管理的人員廣泛兩個層面。護理工作要與醫生、醫技人員、後勤人員、行政人員及病人、家屬、機構發生多方面的關係，尤其是近幾年發展起來的社區醫療護理服務、家庭醫療服務等，使得護理工作多方面的溝通協調顯得尤為重要。協調好這些溝通管道，也是護理管理的重要內容。

護理工作的持續性和性別特色對護理管理具有特殊的需求；護理工作的時間持續性相當強，工作二十四小時從不間斷，而在護理團隊中女性占絕大多數的比例，所以，護理管理也必須考量這些特色，適當地解決各種困難，從而激勵護理人員能夠安心地工作。

1-8 護理管理學的概念及研究範圍與學習護理管理學的意義

(一)護理管理學的概念及研究範圍

護理管理學是在歸納護理管理發展經驗的基礎上，整合地運用現代社會系統、自然系統和科技系統的理論與方法，研究護理管理活動的基本規律和一般性方法的系統。它是現代醫院管理學與現代護理學的跨學門整合，既是現代醫院管理學的子學門，也是現代護理學的子學門。護理管理活動的範圍相當廣泛，涉及到護理領域的所有內容。要找出現代護理管理活動的相關規律，是一個複雜的整合流程，它除了要歸納國內外的護理管理經驗，也要分析實際的情況，同時還要整合運用管理學的一般原理與方法，以及現代系統技術提供的先進方式。研究和應用現代護理管理學，有助於提昇整個護理管理團隊的素質和系統管理的水準，甚至於改善護理管理的現狀和提昇護理工作的效率及品質，推動護理學的發展。護理管理學是一種專業領域的管理學，其與管理學之間的關係相當密切，為管理學一般原理與方法在護理管理實務中的實際應用。

(二)學習護理管理學的意義

管理是有效地組織共同工作而可以開發和利用的資源。它在現代社會中具有很重要的地位和功能。系統技術決定生產力的發展水準，但是如果沒有相關管理系統的發展，則會限制住系統技術的發揮。所以有人將系統技術和管理系統比喻為推動現代社會發展的車輪，兩者缺一不可。管理的潛力比技術潛力更大，提昇管理水準是見效快且十分經濟的方法。同樣的，護理學科要想獲得迅速的發展，也離不開管理系統。良好的護理管理可以使護理系統得到最佳化的執行，提昇護理的品質。現代醫院是個複雜的系統，護理工作在醫院中占了很大的比重，而在醫學、教學、研發及預防保健工作中，護理人員都承擔了重要的任務。護理工作的優劣將直接影響到整個醫院的醫療品質和工作效率，護理管理的水準間接地反映了醫院管理的水準。因此，護理管理的系統化、現代化不僅有利於護理學本身的發展，而且對於促進醫院建構和推動醫學系統的發展都有不可低估的功能。提昇護理管理水準應該從每一位護理管理人員都能掌握系統管理知識著手，使得護理管理知識成為各級護理人才和護理管理人員必備的知識。管理工作橫跨護理工作的整個流程以及護理工作所涉及的各個層面，所以不同層級的護理人員都負有管理的責任，應該懂得管理的知識，使之與護理事業的發展相互配合。

護理管理的功能

護理管理的功能是醫院管理的一個重要部分，有下列四個層面：

1. 醫院人員的構成層面	護理人員大約占醫院總人數的三分之一，占衛生技術人員的二分之一，是醫院診療技術工作中的基本團隊，對提高醫療護理品質發揮了重要的功能。
2. 醫院管理程序和流程層面	護理人員與直接管理的部門將近占醫院所有部門的四分之三，從門診到病房，從急診室到觀察室，從手術室到供應室，從診療、檢查、處理到飲食、起居、環境，每個部位都有大量的護理管理工作，在醫院的門急診管理、病房管理、物資設備等管理工作中具有十分重要的地位。
3. 護理子系統與其他子系統的廣泛聯絡層面	護理工作與醫生之間、與醫技各科之間、與總務後勤科之間、以及與預防保健工作都具有廣泛的聯絡，並對這些系統地工作施以較大的影響。
4. 護理管理的水準層面	是衡量醫院科學管理水準的指標之一，也是整個醫院管理水準的縮影

護理管理要適應護理學的特色

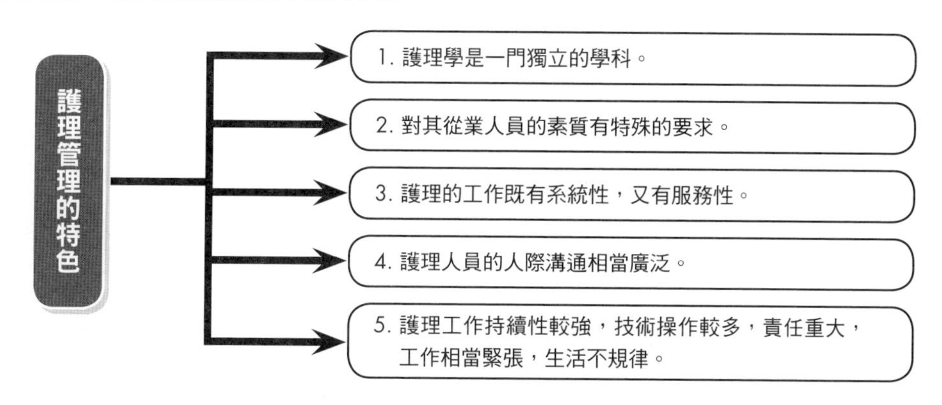

+知識補充站

實例分析

如果你是某教學醫院的護理長，所處的科別是心臟內科，有40張床位，11名護理人員，其中副護理長1人，護理長3人，護理師7人，而有一位護理師休產假，心臟內科的工作較忙，治療量相當大，有些護理師的某些操作並沒有依據標準作業流程（SOP）的要求去做，從而影響了實習學生的實習品質。護理系一年只發表了1篇論文，護理的研發工作相當薄弱，現在已將屆2015年的年中，準備做明年的工作計畫，您打算使用哪些管理的方法，如何做有效的管理，從而改變心臟內科護理工作的面貌呢？

NOTE

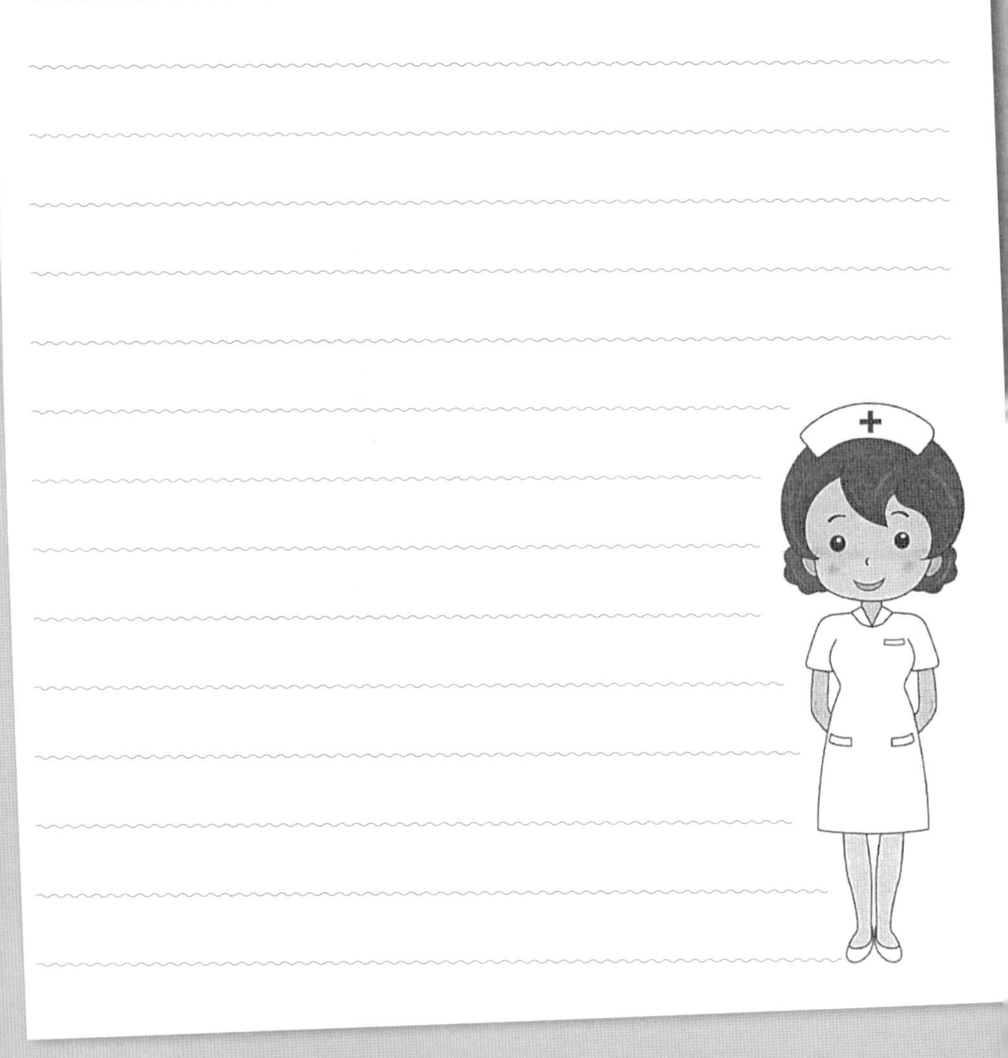

第二章
管理理論的形成與發展

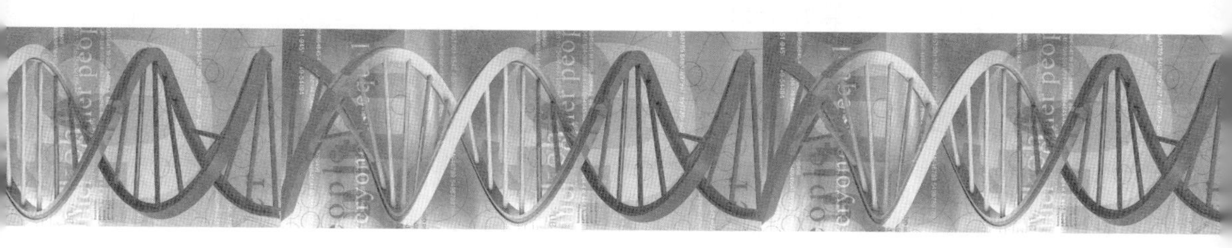

本章學習目標

1. 能夠正確說出國外管理理論發展各個階段的代表人物及其主要的思想。
2. 能夠正確敘述古典管理理論對管理實務的貢獻。
3. 能夠正確說出現代管理理論的主要學派。
4. 能夠正確說出現代管理的主要特色和發展趨勢。
5. 正確瞭解激勵理論的主要代表理論及各個理論的主要觀點。
6. 正確瞭解領導理論的主要代表理論及各個理論的主要觀點。
7. 整合相關理論論述如何在護理管理實務中激勵並領導下屬。
8. 你認為應當如何培養一名優秀的護理管理者。
9. 能說出科學管理理論的主要內容。
10. 能解釋費堯管理原則的主要內容。
11. 能說明古典管理理論對管理實務的貢獻。
12. 能解釋人際關係學說的主要觀點。
13. 能寫出激勵的概念。
14. 能敘述馬斯洛需求層級理論在管理中的主要觀點。
15. 論述何種目標對人的激勵功能最大。

2-1 國外管理思想的形成與發展（一）

回顧管理思想和管理理論的形成與發展的歷程，清楚地認識並瞭解管理思想、管理理論的形成與發展，對於準確掌握現代的管理思想和管理理論、展望管理理論的發展趨勢相當重要。

（一）萌芽階段

1. 奴隸制時期：據史料考證，早在奴隸制時期，古巴比倫、古埃及和古羅馬人在生產、生活和戰爭中已能很好地做管理的活動，但是該階段各國的生產力水準還相當低落，人們也尚未能把管理活動當作有意識的行為。

2. 文藝復興時期：歐洲文藝復興時期指西元1400～1600年，後又被稱之為「系統新發現時代」。在此期間系統得以快速發展，系統的精神和以人為本的觀念開始深入到社會的各個方面，而管理活動也迅速發展起來，管理思想也有所深入化，開始建立新的宗教倫理觀、市場倫理觀及個人自由倫理觀，一些描述管理思想的著作開始出現，例如16世紀湯瑪斯・莫爾所撰寫的《烏托邦》，尼可羅・馬基亞維利所著的《君王論》等，這些著作中大多包含了統治階級學者的一些政治主張，在現代的觀念看來，雖仍具有相當程度的局限性，但是總而言之，這些思想的出現對管理思想和管理理論的發展發揮了相當正面的功能。

3. 管理思想和實務的革命性發展：在1820年代以來，隨著資本主義社會生產力的快速發展，管理者僅僅憑著個人的經驗或獨斷的行政管理而帶來的生產工作效率低落，越發顯露出人力、物力、財力、時間等各種資源極度浪費等弊端，這類陳舊的管理方式已遠遠不能滿足社會化機器大生產的需求，迫切需要與之相互配合的新型系統的管理理論和管理模式來指導管理活動，以利於提昇工作生產效率、改善經營管理。

在此情況下，在前期萌芽階段許多管理思想和管理實務的基礎上，一些管理學家又提出了新的管理思想、理論和管理模式，管理從此進入了一個嶄新的階段：古典管理理論階段（系統管理階段）。

（二）古典管理理論階段

古典管理理論階段又被稱作系統管理階段，而該階段的管理理論被稱為古典管理理論。該階段中出現了許多著名的管理學家和管理理論，其中最具有代表性的是美國人泰勒（Frederick. W. Taylor）及其「系統管理理論」；法國人費堯（Henri Fayol) 及其「一般管理理論」（General administration），此外還有德國韋伯（Max Weber）及其「行政組織理論」。

1. 泰勒及其「系統管理理論」：佛雷德瑞克・溫斯洛・泰勒主要是以探討如何在工廠中提昇工作生產效率為基礎而做實驗和研究，他的這一研究方向與他的個人經歷密切相關。泰勒運用歸納自己多年的管理經驗和運用實驗，歸納出了一整套管理理論，並著手整合實際撰寫了大量的管理著作，主要的有《計件工資制》（1895年）、《生產線管理》（1903年）、《系統管理原理》（1911年）等，這些著作中的思想共同構成了泰勒的「系統管理理論」。

泰勒1911年所著《科學管理原理》一書的發表標示了管理思想的形成，以後大體經歷了三個階段。

西方管理理論發展的三個階段

階段	理論	代表人物
古典管理理論階段	科學管理理論 一般管理理論 行政組織理論	泰勒 費堯 韋伯
行為科學理論階段	人際關係理論 激勵理論 領導理論	梅耶 馬斯洛等 麥克雷格
現代管理理論階段		

泰勒的「系統管理理論」的基本內容

1. 工作方法標準化	標準化工作主要指制定標準、組織實施標準和對標準的實施做監督檢查。
2. 協調團體活動	團體活動重要的不是參與者的能力和技巧水準，而是在於參與度的高低。
3. 訓練工人系統化	企業面對市場競爭，人才培育早已成為企業競爭策略的重要一環。
4. 差別計件工資制度	泰勒運用研究，制定出每日標準的工作任務，提出刺激性的差別計件工資制度。 (1)運用對工時的研究和分析，制定出一個定額或標準； (2)按照工人是否完成其定額而採取不同的工資率，即按有否完成工作定額來確定不同的工資：對超額完成工作任務的工人發以正常工資的125%；剛好完成任務的工人以標準工資；而完不成任務的工人以正常工資的80%。以不同的工薪報酬促使工作效率和產量的提昇。 (3)工資的支付對像是工人本身而非職位，即應該根據工人的實際工作表現而不是根據工作類別來支付工資，泰勒不同意工會為了維護工人的團結而使同類工作的工人條件和工資實行標準化，因為這樣會挫傷工人提昇生產率的個人意願。
5. 管理功能專業化	(1)泰勒指出，應將管理的計畫功能與執行分開，設立專門的計畫部門，按照系統規律來制定計劃和做管理的工作；而管理工作又劃分為多份較小的管理功能，這樣每個管理人員可以分擔較少的專業管理功能； (2)此外在企業內部要有例外原理，即高階管理人員可以將處理日常業務的權力下放給下級的管理人員，自己則保留對重大事件的處理權和監督權，來提昇管理的效率。泰勒所指出的一些管理學的基本原理為現代系統管理奠定了基礎，對管理學發展產生了深遠的影響，他的理論得到了廣泛的應用和傳播，他後來被稱為「系統管理之父」。

2-2 國外管理思想的形成與發展（二）

2. 費堯（1841～1925）及其「一般管理理論」

費堯對管理學的主要貢獻包括：提出了十四項管理的基本原則；改善、發展了管理的概念；提出了費堯跳板原理、建立參謀機構的思想及組織的效率決定於組織內在要素的思想等。

十四項管理的基本原則：（1）合理地分工，有效地使用工作：費堯認為分工可以減少浪費增加產量，分工不僅侷限於技術工作，也適用於管理工作；適度地使用工作是在各種機構、團體、組織中做管理活動所必不可少的工作，而並非僅僅是研究人員做理論研究的事情。（2）使職權與職責相互配合：費堯認為職權與職責應相互配合，在擔任一定職權的同時必須同時承擔一定的職責，而委以相應職責之同時必然要授以相當程度的權力。只有職權而無職責或只有職責而無權力，都是不利於工作的。而一個優秀的管理人員還應該以其個人的能力對正式權力做必要的補充。（3）有嚴格的紀律：費堯認為紀律對於成功是極為必要的，紀律應該是對協定的尊重，紀律應以尊重為基礎，應盡可能公正。（4）領導的統一性：指一個組織為了同一個目的而做的一切行動，只能有一個領導和一個計畫。雙重的領導會直接影響管理的權威性和管理的效果。（5）指揮的統一性：費堯認為在一個組織內每一個人只能服從一個上級並接受他的命令，雙重命令或多重命令也會影響領導權威和工作的穩定。（6）個人的利益應該服從團體的利益：指個人利益和小團體的組織利益不能超越大團體的組織利益，當二者之間出現矛盾時，應服從大團體的組織利益。為了實現它，必須克服自私、野心、軟弱等可能導致二者衝突的個人情緒。

（7）合理的報酬：儘量使報酬激發職工的工作熱情，對超額完成工作定額者應在報酬上有所呈現，而不能完成定額的職工則得不到標準的報酬。報酬的支付方式、方法應公平、合理。（8）權力的集中：費堯認為權力集中的目的是產生最大收益，而權力的集中或分散的程度是一個比例的問題，應根據具體情況而定，並且權力的分散與集中還應當具有一定的彈性，不能一概而論。（9）有等級的制度：在一定的組織內部，要建立起明確的由低級至高級的上下級制度，它可以顯示命令下達和回報所呈送的路線，一般情況下不能輕易地違反它，當然在特殊的情況下，可以對其做一些變通。（10）秩序：指某些組織機構內部的人和物都應該有各自特定的位置，並要時常地處於自己的崗位上，才能使組織的內部井然有序，才能最大程度地發揮其功能。當然位置要按照事物的內在關係，在事先做出良好的選擇。（11）公平：主管人員對下屬要公正嚴明，不會因為關係的親疏遠近而影響其決斷力，這樣才能獲得下屬的好評和忠心。（12）人員的穩定性：在組織機構內部的人事組織建立起來以後，要儘量地保持其穩定性，過於頻繁地更換人員，將不利於工作效率的穩定提昇。（13）具有創新的精神：工作流程中不能過分拘泥，要鼓勵創新的精神，各級工作人員要大膽提出地新的想法和創意，才能真正提昇和激發各級工作人員的工作熱情，才能改進工作方法，從而提昇工作效率。（14）保持團體一致性的精神：在組織內部和管理活動流程中，必須強調團體合作，使整個組織和全體員工都為同一目標而努力工作，而這種團體合作必須是各級員工尤其是上級應當努力保持和維護的。

費堯闡述之管理的五大功能

1. 計畫	計畫是管理必要的因素或功能，一個良好的計畫，必須具有統一性、連續性、靈活性和精確性。
2. 組織	組織包含有關組織結構、活動和組織的規章制度以及職工的招募、評估和訓練等。
3. 指揮	指揮的目的是為了整個企業的利益，從該企業全體人員中獲得最大的效益。
4. 協調	協調是使組織的所有活動諧調，使工作順利並獲得效益。
5. 控制	即檢驗執行的事件是否與事先擬定的計畫、預期的目標相一致，其目的是防止、發現和糾正錯誤的出現。

+知識補充站

1. 費堯提出了「費堯跳板原理」。
2. 費堯提出了建立參謀機構的想法。
3. 費堯提出了組織的效率決定於組織的內在要素的思想。
4. 費堯在管理學上的影響極大，尤其在歐洲大陸，他的關於管理的許多原理和理論，在我們的日常管理流程中被廣泛地應用著。
5. 費堯特別強調的是，上述各條原理在管理流程中應當靈活地掌握和恰到好處地運用它，決不是死板而教條地死記硬背它。其實上述的一般管理原則，在費堯之前有的管理人員早已在管理實務中加以運用，但是費堯是第一個將它條理化，並宣導所有管理人員共同學習的人。
6. 費堯認為，經營和管理是兩個不同的概念，經營是引導或指導一個整體趨向一個目標。根據具體情況可以指船長駕駛一隻船，經理經營一個企業或政府首腦管理一個國家，經營中就包括了六種活動：技術活動、商業活動、財務活動、安全活動、會計活動、管理活動。他認為不論企業的規模大小，任何企業都有這六種功能或六種不同的基本活動（管理只是這六種活動之一）。在企業中各層級都應具備上述六種功能，只不過需要的程度不同而已。例如，其中的管理功能的重要性是隨著階層的不斷提昇而不斷增加的；而其他的功能，例如技術功能可能在高階層中重要性相對較小，而基層中重要性相當大。管理活動又包括了五個不同的功能，即計畫、組織、指揮、協調和控制。

2-3 國外管理思想的形成與發展（三）

3. 韋伯及其「行政組織理論」

行政組織理論的創立者是德國人馬克斯・韋伯（Max Weber, 1864～1920），他畢生從事於學術研究，他所涉獵的學科範圍很廣泛，包括社會學、經濟學、組織學等，尤其對經濟組織和社會之間的關係研究深入化，提出了理想的行政組織理論，其代表作是《社會和經濟組織的理論》。行政組織的英譯名詞為"Bureaucracy"，原意是指政府由官僚控制而不讓被統治者參加，因此，韋伯的「行政組織理論」又被稱為「官僚制度」，但是與現在瞭解的涵義不同的是，韋伯在使用該名詞時，並不帶有貶義，而只是用以顯示團體活動中一種能夠預見其組織成員活動並保證實現組織目標的「理想」的組織型式。

韋伯認為組織中人們所服從的權力包括神祕的領袖魅力與權力（Charismatic Authority）、傳統的權力（Traditional Authority）和理性化的、法律化的權力（Rational, Legal Authority）等三種，而只有理性化、法律化的權力才能成為管理行政組織的基礎，才能帶來最高的效率。

行政組織理論的主要內容包括下列的內容：（1）每一個組織均要確定明確的職位等級結構，而每一個職位均要明確地規定其權力和職責。（2）在組織之中，只有最高的領導者才能獲得掌權的位置，其餘各個層級的管理者均要採取委任制或契約制。（3）各層級管理者要具有相當程度的文憑且必須經過考核方能任用。（4）被委任的管理者必須將職位當作其唯一的職業，並努力地完成任務。（5）在組織機構中應該將生產資料的所有權與對其的經營管理權徹底分開。

韋伯認為，上述的行政組織型式原則上適用於各類型的組織，這樣才能取得最高的效率。

（三）行為科學管理理論階段

在該階段，管理學著重於研究組織中人的行為規律，提出應注重人的因素，研究和改善組織內部各階層中人與人的關係並採用激勵的方法來提昇人的工作積極性，以促進工作效率的提昇。而研究則從哲學、社會學、心理學、人類學、生理學等不同的方向著手做行為系統管理的研究。

1. 人際關係理論：人際關係理論（Human Relations Theory）出現於行為科學管理階段的較早期，形成於1930年代，該學說的研究目的是試圖運用改善人與人之間的相互關係，從而激勵員工更加努力勤奮地工作，以取得較好的效率。該學說的創始人是原籍澳洲的美國哈佛大學心理學專家喬治・愛爾頓・梅耶（George Elton Mayo）及其助手羅特利斯伯格（Fritz J. Roethlisberger），他們在這方面的代表作有《工業文明中人的問題》、《管理與工人》、《管理與士氣》等。

在1933年，梅耶等人將他們的理論做了歸納，發表了代表作《工業文明中的問題》一書，提出了前期的古典管理理論所不同的嶄新的觀點。梅奧認為：（1）工人不僅僅是「經濟的人」，而且還是「社會的人」；（2）企業內部存在著非正式組織；（3）工人的士氣是提昇工作生產效率的最重要因素；（4）應提昇員工的社會滿足感。梅奧等人的研究成果為管理學的發展奠定了相當程度的基礎，在其「人際關係學說」提出之後，又有許多的社會學家、心理學家、人類學家進一步對人類的團體行為做了分析和研究，從而形成了行為系統的理論。

行為科學管理理論

理 論	代表的理論	代表人
人際關係理論	人際關係學說	梅耶
激勵理論	人類的需求層級理論 雙因素理論 公平理論 期望理論 目標設定理論	馬斯洛 赫茲伯格 亞當斯 佛洛姆 洛克
領導理論	管理方格理論 X理論、Y理論 領導方式連續統一體理論	布萊克、莫頓 麥克雷格

行為科學管理理論的重點

著重在人

它關注人的興趣態度、情緒正面性等對工作及其效率的影響，從人性、心理的角度來剖析和改善參與者的主觀條件，從而帶動對客觀因素的改變，以期在整體上改善管理制度，提高工作效率，其中又特別強調對領導者的行為的研究。

管理行為是人的行為

因此可以說，行為科學管理理論是從管理的主體角度來進行的。

教育管理上的應用

管理者更加重視對教職員工在工作中的主體地位，強調教育者的積極性，重視激勵教師的工作熱情、事業心、成就感，改善教師的人際關係，增強組織凝聚力和團體意識。

+知識補充站

古典管理理論的貢獻

1. 確定了管理領域；
2. 明確了管理功能；
3. 許多的現代管理技術都是從這裡所衍生出來的。

2-4 國外管理思想的形成與發展（四）

2. 激勵理論：在1949年美國芝加哥大學的一些專家正式提出「行為系統」一名詞，將心理學、社會學、人類學和管理學的成果整合歸納起來，建立了關於人的行為的理論，其主要目的是運用研究人們的需求、行為及人與人之間關係以促進生產環境、組織機構的改善和協調人與人之間的關係，從各方面促進員工工作積極性的提昇，以提昇工作效率。

（1）人類的需求層級理論：需求是指人腦對生理、社會需求的反應。人既是生物體，又是社會的成員，為了自身與社會的發展，就必然會有一些需求，例如食物、休息、睡眠、交往、情愛，而這些需求反映在人腦中則形成了他的需求。人類之所以能夠相互聯絡而形成人類社會，也是由於有某些共同的需求。有許多的心理學家和哲學家都對需求做了研究，其中最有名的是美國的心理學家馬斯洛（Abraham H. Maslow），他提出了著名的需求層級理論。馬斯洛將人的需求根據其重要性和需求滿足的先後性劃分為生理需求、安全的需求、情感及其歸屬的需求、尊重與被尊重的需求，以及自我實現的需求等五個層級，同時還提出：①在所有的需求之中，生理需求是最重要的，只有當生理需求被滿足後，人才得以生存，後才能考量其他需求的滿足，而在生理需求中，有些需求又是需要立即和持續地予以滿足，例如氧氣；而有些需求則由於緊急情況可以暫緩，例如睡眠，但是即使是暫緩，該需求則始終會存在著；②只有當一個層級的需求被滿足之後，較高層級的需求才會出現，並逐漸變得明顯和強烈；③各個層級的需求之間可以相互影響，有些高層級的需求雖非生存所必需，但是它能夠促進生理功能，使之更加旺盛；而在這些需求未滿足時，有時也會導致疾病，甚至於致命；④隨著需求層級的向上推移，各種需求的滿足是因人而異的，受到個別的願望、社會文化因素的影響，並由個人的心身發展所決定的，而需求的層級越高，其滿足的方式則越有差異；⑤人類需求被滿足的程度與健康是成正比的，一個人只有當所有需求被滿足之後，才能達到其理想的健康狀況。

（2）雙因素理論：在馬斯洛提出其理論之後，還有許多專家也對人類的需求及其滿足方式做了深層級的研究。例如1950年代後期，美國心理學家赫茲伯格（Frederick Herzberg）就根據他在匹茲堡地區對2000多名工程技術人員的調查訪問結果，歸納提出了「雙因素理論」。「雙因素理論」認為影響人的行為和動機的因素包括外在因素和內在因素二種。外在因素又被稱為「保健因素」，包括：工薪制度、勞保福利、工作條件、工作方式、工作環境、人際關係等，赫茲伯格認為，上述這些因素只能促使員工安於現狀，而不能直接鼓勵員工工作，提昇工作生產率，而只有內在因素（也稱為激勵因素）才能真正激發起員工的工作熱情，提昇工作生產率。這些內在因素包括：①在工作中獲得的表現機會以及由工作而帶來的愉快的感覺；②由於工作的成功而帶來的成就感；③由於工作出色而獲得的上級讚揚與獎勵；④承擔該職務所帶來的責任感；⑤對事業發展的期望。赫茲伯格認為應當特別注意這些內在因素對員工的激勵功能才能更好地激發他們的工作熱情，從而獲得最佳的工作效率。赫茲伯格的「雙因素理論」得到了眾多管理學家和管理者們的認同和接受，但也有部分管理學家和管理者持懷疑或否定的意見，但是不論如何，在現代的管理實務中，「雙因素理論」仍然在被繼續廣泛地運用著。

激勵的概念

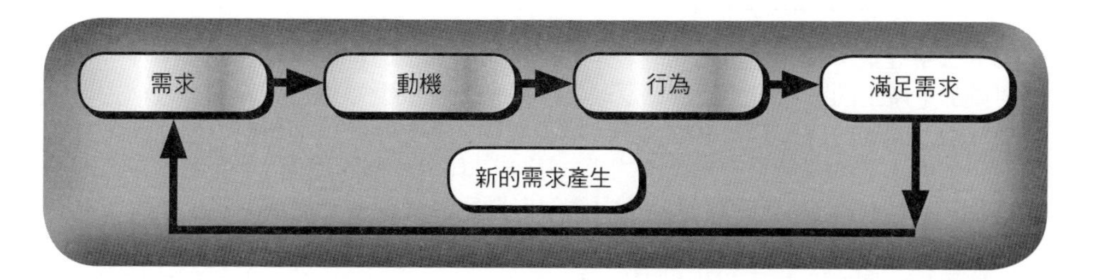

雙因素理論

外在因素（保健因素）	內在因素（激勵因素）
1. 薪資制度 2. 福　　利 3. 工作條件 4. 工作環境 5. 人際關係	1. 在工作中獲得的表現機會以及由工作而帶來的愉快的感覺； 2. 由於工作的成功而帶來的成就感； 3. 由於工作出色而獲得的上級讚揚與獎勵； 4. 承擔該職務所帶來的責任感 5. 對事業發展的期望。

+知識補充站

1. 激勵的概念：激勵是激發人的動機，誘導人的行為，使其發揮內在潛力，為所實現所追求的目標而努力的心理活動過程。

2. 雙因素理論：保健因素包括薪資制度、福利、工作條件、工作環境與人際關係。

2-5 國外管理思想的形成與發展（五）

（3）**公平理論**：公平理論是一個著重於研究工資報酬分配的合理性、公平性，以及其對員工生產正面影響的門派，它反映了「每個人都要公平地得到報酬」這種古老原則在激勵方面的功能。該理論的代表人物是美國的行為系統家亞當斯，他在與羅森鮑姆所合寫的「工人關於工資不公平的內心衝突同其生產率的關係」、與雅格森合寫的《工資不公平對工作品質的影響》及由他獨自撰寫的《社會交換中的不公平》等著作中逐漸形成並提出了「公平理論」。該理論認為，對一個員工的激勵，是對他的投入對報酬與其他員工投入對報酬比率的一種函數，即Op/Ip＝Oa/Ia，其中，Op代表員工對自己所獲報酬的感覺，當然，報酬包括物質上的金錢和福利等，也包括精神上的被賞識、受人尊敬等；Ip代表該員工對自己所投入的感覺，包括自己受教育的程度、所做出的努力、用於工作的時間、精力和其他無形的損耗等；Oa、Ia分別代表該員工對比較對象的其他員工所獲得的報酬和所投入的感覺。

一個人不僅關心自己所獲報酬和付出工作的情況，同時也關心他人所獲得的報酬和付出工作與自己所獲得的報酬和付出的工作之間的關係，並將自己過去在這方面的收支率做歷史性的比較。當他感覺到所獲得的報酬及付出的比值，與他人所獲得的報酬及付出的比值相同；或與自己過去在這方面的收支率相等時，就有了公平的感覺，因而心情舒暢，工作努力；但當他感到比例不相等，自己所獲得的偏少或現階段所獲得的偏少時，則會出現不公平的感覺，因而怨憤不平，影響工作的情緒，這時，他可能採取自我解釋、另外選擇比較基準、採取行動改變自己或其他員工的收支比率，以及發牢騷、講怪話、消極怠工、製造矛盾或棄職他就等行為以調節自己的不滿情緒。

因此，該理論提示管理者應當充分注意工作量、工作待遇、獎金分配及成績評定的公正性和公平性，力求爭取消除各種不公平的因素，才能使員工有平等競爭的環境，才能促進工作生產率的提昇。

此外，美國著名管理學家佛洛姆在1964年所出版的《工作激發》一書中提出了「期望值理論」，該理論認為一個人從事某項活動的動力大小取決於該項活動所產生成果的吸引力大小，以及該項成果實現機率這兩項因素的乘積；德國心理學家盧因提出了「場動力理論」，他認為個人行為的方向和向量取決於環境刺激和個人內部動力的乘積，只有外部刺激和內部動力強度足夠時，才能使刺激成為真正的動力。

3. 領導理論

（1）**管理方格理論**：關於領導方式的問題的研究，最具代表性的是美國人布萊克（R. Blake）和莫頓（S. Mouton）二人的「管理方格理論」。該理論認為，領導的流程中管理者常常會特別注重某方面的因素而導致管理走向某個極端，或過於注重關心生產或過於注重關心人的天性，或過於強調人際關係等等，而這些管理模式均不利於生產效率的提昇，所以他們設計了縱橫交叉的方格圖，以橫軸表示領導對生產的關心程度，而縱軸代表領導對工人的關心程度，而將對這兩個方面的關心程度均各劃分為9個等分，就形成了9×9共計81個方格，由這二個因素組成的所占比重各有不同的各種整合，從而將領導者的領導行為劃分為不同的類型。

期望理論

激勵水準取決於期望值和效價比的乘積，用公式來表示是：M = V × E

公平理論

1. 公平理論又稱社會比較理論，由美國心理學家約翰．斯塔希．亞當斯（John Stacey Adams）於1965年提出。
2. 該理論是研究人的動機和知覺關係的一種激勵理論，認為員工的激勵程度來源於對自己和參照對象的報酬和投入的比例的主觀比較感覺。

領導理論

1. 領導理論是研究領導有效性的理論，是管理學理論研究的焦點之一。
2. 影響領導有效性的因素以及如何提高領導的有效性是領導理論研究的重點。
3. 自1940年代以來，西方組織行為學家、心理學家從不同角度，對領導問題做了大量的研究。
4. 這些研究經歷了幾十年的演進，已經由一般的領導形態學（Morphology of leadership）、領導生態學（Ecology of leadership）發展為領導動態學（Dynamics of leadership）研究，導致了領導理論的誕生與發展，成為當今西方領導理論的主流。

+知識補充站

公平理論：只有公平才能產生激勵，而不公平是不能激勵人的。

2-6 國外管理思想的形成與發展（六）

3. 領導理論（續）

布萊克和莫頓認為值為1.1的管理模式對工人和生產均不關心，是不稱職的管理模式；值為1.9及值為9.1之類的管理模式分別屬於俱樂部式和任務式的管理模式，也非理想的管理模式；值為9.9的管理模式屬於團隊型的管理，既為最大程度地關心生產，同時又最大限度地呈現了對工人的關心，最一種較好的領導模式。值為5.5的管理模式也被認為是次好的管理模式。

（2）X-Y理論：美國行為系統學家、麻省理工學院教授麥克雷格（Douglas McGregor）做了關於人性方面的研究，並於1960年提出了「X-Y理論」。他將傳統管理理論中對人性的看法和對應的管理模式設定為「X」理論，而將他對人性的看法和對應的管理模式設定為「Y」理論。

X理論認為：

①人們的進取心缺乏；②往往不願意工作；③往往不願意負責任；④往往是被動的，只願意聽指揮，不願意動腦筋；⑤工作的原因是為最基本的生活安全需求。

麥克雷格則反對X理論提出了Y理論，他認為：

①人們都喜歡工作，都是勤奮的；②願意負責任，在適當的情況下，還會主動尋求職責；③在執行任務時，可以自我控制和領導；④多數人都有高度的想像力與創造性；⑤人們的潛在能力往往沒有得到很好的發揮；⑥工作往往是自我實現的方式之一。

正是由於傳統的「X」理論論和麥克雷格認為的「Y」理論對於人本性的認知，存在著兩種相反的態度和看法，故在管理流程中呈現出來的管理方式也就截然不同了。傳統的「X」理論認為，組織的目標與成員的目標是相互衝突的，所以管理者應該主要運用權威的功能而指揮和控制下級的行為，以實現組織的目標；而麥克雷格所提出的「Y」理論則認為，組織的目標與成員的目標並不是相互衝突的，因此，管理的任務即是啟發員工開發其內在原因、激發員工的工作潛能，而管理上則應強調促使員工的自我控制，而非單純依賴於上級的嚴格控制。

除了管理方格理論與X-Y理論之外，行為科學管理理論階段的相關領導理論還有：領導方式連續統一整體理論、團體動力學理論以及Z理論等眾多理論，仍為現代管理學家們廣泛運用。

就行為科學管理理論階段的研究內容而言，系統學家既研究了人的本性，也研究了人的需求，以及如何運用各種激勵因素激發員工的工作意願，還研究了如何做好領導的工作，將管理學、心理學、社會學整合在一起，豐富了管理理論的內容，同時也大為促進管理系統的進一步發展。

「X」理論與「Y」理論的比較

傳統的「X」理論	傳統的「X」理論認為，組織的目標與成員的目標是相互矛盾的，所以管理者應該主要運用權威的功能而指揮和控制下級的行為以實現組織的目標。
麥克雷格所提出的「Y」理論	麥克雷格所提出的「Y」理論則認為，組織的目標與成員的目標並不是相互矛盾的，因此，管理的任務即是啟發員工開發其內在原因、激發員工的工作潛能，而管理上則應強調促使員工的自我控制，而非單純依賴於上級的嚴格控制。

「X」理論與「Y」理論的基本內容

「X」理論

1. 多數人天生是懶惰的，他們都盡可能逃避工作；
2. 多數人大都沒有雄心大志，不願意負任何責任，而心甘情願受別人的指導；
3. 多數人的個人目標都是與組織的目標相矛盾的，必須使用強制、懲罰的辦法，才能迫使他們為實現組織目標而工作；
4. 多數人工作都是為了滿足基本的生理需求和安全需求，因此，只有金錢和地位才能鼓勵他們努力工作；
5. 人大致可以分為兩類，多數人都是符合於上述設想的人，另一類是能夠自己鼓勵自己、能夠克制感情衝動的人，這些人應負起管理的責任。

「Y」理論

1. 一般人都是勤奮的，如果環境條件有利，工作如同遊戲或休息一樣自然；
2. 控制和懲罰不是實現組織目標的唯一方法，人們在執行任務中能夠自我指導和自我控制；
3. 在正常情況下，一般人不僅會接受責任，而且會主動尋求責任；
4. 在人群中廣泛存在著高度的想像力、智謀和解決組織中問題的創造力；
5. 在現代工業條件下，一般人的潛力只利用了一部分。

行為科學管理理論階段主要的相關領導理論

- 領導方式連續統一整體理論
- 團體動力學理論
- Z理論
- 管理方格理論
- X-Y理論

2-7 國外管理思想的形成與發展（七）

（四）現代管理理論階段

在第二次世界大戰中，英國為了瞭解決防空需求而產生了作業研究（Operation research），將數量方法、電腦技術、統計判斷、線性規劃、作業研究、系統分析等方法應用在其中，後來這些技術和理論又運用於管理學上，形成一系列新的組織管理理論、方法和技術：「管理系統理論」，其基本特色是以系統的觀點，運用數學、統計學的方法和電腦技術，為現代管理的決策提供了系統的參考，而運用計畫與控制解決生產、經營流程中的各種問題。

1. 現代管理理論：美國管理家哈洛樂德．孔慈於1961年12月在美國《管理學雜誌》上發表了〈管理理論的叢林〉一文，文章中根據這些學派林立的情景，具體地稱其為管理理論的叢林。他當時認為管理理論應包括管理流程學派、經驗學派、人類行為學派、社會系統學派、決策學派、數學學派等六大學派。到了1980年，孔慈又在美國《管理學會評論》上發表〈再論管理理論的叢林〉一文，指出在他重新對管理理論的叢林做研究後，發現管理理論的叢林不但存在，而且更加發展壯大了，可以劃分為11個學派，它們是：經驗學派、人際關係學派、團體行為學派、社會合作系統學派、社會技術系統學派、決策理論學派、系統學派、數學學派、權變理論學派、經理角色學派、經營管理學派等。其實現代管理理論，遠不止這些學派所能包括的內容，為更好更加完備地認識現代管理理論，現在簡單介紹部分學派的理論如下。

（1）管理流程學派：費堯被認為是該學派的創始人。該學派認為，管理是一個讓別人和自己一起去實現共同的目標的流程；而管理的功能包括計畫、組織、配備人員、指揮和控制5項，在不同的管理階層內，5種功能都應同時存在，但是由於階層不同會出現重點不同的情況；而管理的原則都應當靈活地而非生搬硬套地運用。此一學派的內部由於對管理功能的看法不盡相同，於是出現了許多種不同的學派。例如孔慈主張管理有上述五種功能；俄威克則認為管理的功能有3項：計畫、組織、人員配備；艾伯斯提出應該有四項：計畫、組織、指揮、控制；戴爾主張有7種功能：計畫、組織、人員配備、指揮、控制、創新、代表；古利克也認為有7項：計畫、組織、用人、指揮、協調、報告、預算；希克斯又認為管理的功能應該有6項：計畫、創造、組織、鼓勵、溝通、控制。

（2）決策學派：該學派的代表人物是1978年曾經獲諾貝爾經濟學獎的赫伯特．賽門（Herbert. Simon），其代表作是《管理決策新系統》及《管理行為》。該學派認為：①由於管理人員的主要任務是決策，而決策又是管理的重要特徵，故一切管理活動均要以決策為重點，決策即是管理的同義字。②從人員的組成來看，組織的任何一個成員第一個決策即參不參加該組織，為此他必須先做比較，看究竟是他為組織做出的貢獻多還是獲得地多；如果後者多於前者，則他會加入，反之則他不會加入。③組織決策是混合性決策。由於組織是多個個人所組成的混合體，任何孤立的決策都達不到整體性的合理性和客觀性，所以組織決策往往是眾多個人或團體所組成的混合性決策。④決策的流程就是管理的流程。⑤計畫也是決策，組織、控制等都是決策，且各層級的管理人員也都在做決策。因此，決策的流程就是管理的流程。⑥決策要有經濟方面的問題，最好用數字來量化地描述。支援此一學派的學者大多數是經濟學家和數學家，但是由於決策目前不被看作單純的決策問題，而是組織內部的決策，既然涉及到組織，必然涉及人及社會，故而現在的決策也涉及到了社會心理學與心理學等眾多的學科。

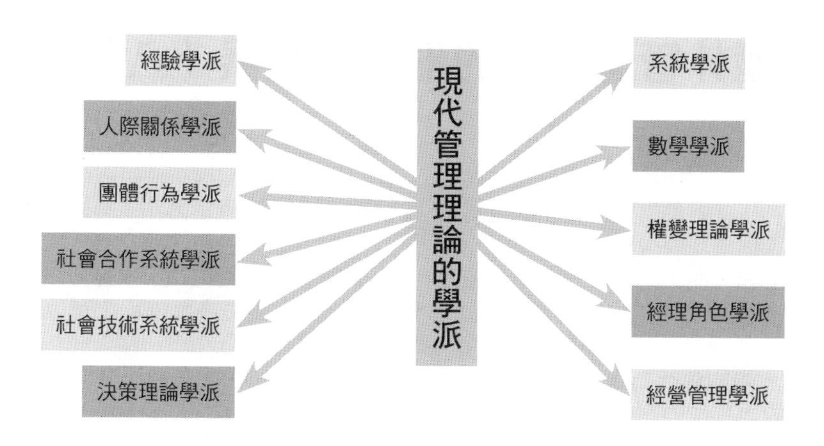

管理流程學派與管理學家的管理功能

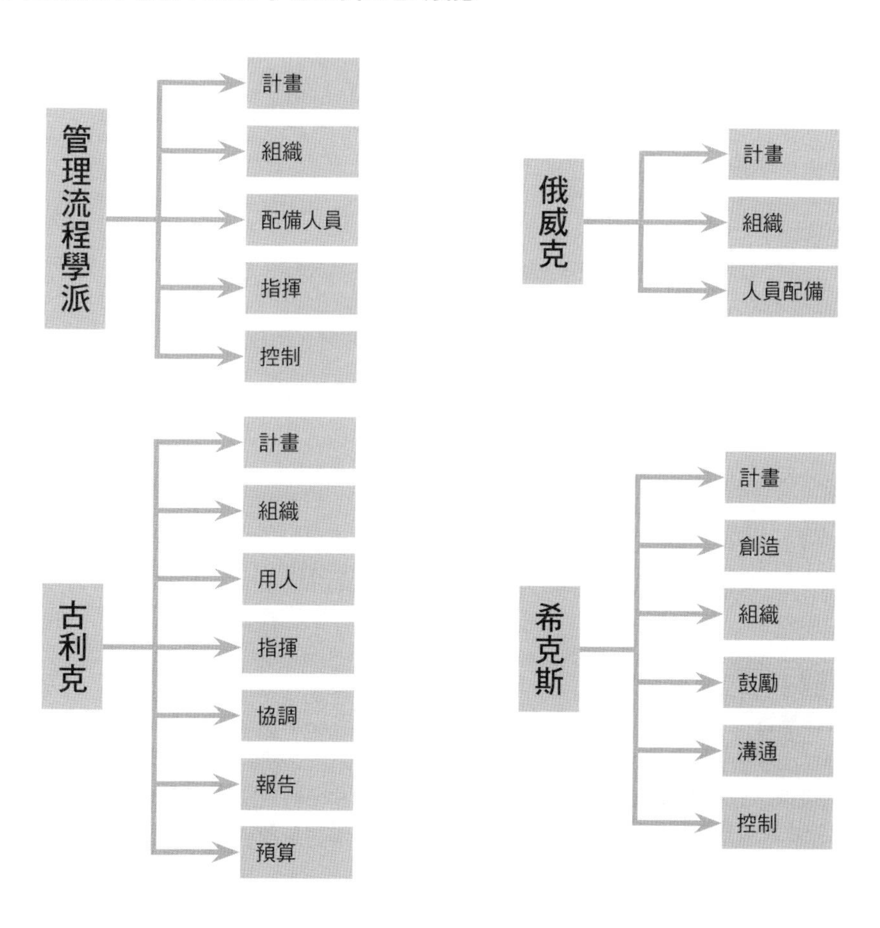

2-8 國外管理思想的形成與發展（八）

（3）**經驗學派**：這一學派的代表人物是美國的戴爾和杜拉克（Peter Drucker），其代表作是《管理理論和實務》和《有效的管理者》。該學派以一個組織或管理者的實際經驗為研究對象來分析管理，他們運用訪談、調查、參觀等方法，獲得某個組織或管理者管理成功或失敗的實際經歷，而運用對大批實例的分析，可以獲得對成功管理的正確認知，從而建立起一套完全來自於實際的理論和技術方法。這種方法特別有利於學生和從事實際工作的管理人員瞭解和掌握原理，並使之學會行之有效的管理方法。

（4）**人際關係行為學派**：該學派認為，既然管理是使別人和自己共同完成同一目標的流程，那麼與別人共同完成任務的流程中的人與人的關係就是至關重要的問題。因此，他們特別注意人的動機，以及有關激勵和領導的問題，強調處理好人與人之間的關係，該學派常用的理論有馬斯洛的「需求層級理論」、赫茲伯格的「雙因素理論」、布萊克和莫頓的「管理方格理論」等。

（5）**權變理論學派**：權變理論學派的代表人物是美國人盧桑斯。他認為活動流程中各個部分行為、系統等相整合時，產生的是不分總和與部分的東西（即權變學說），所以管理中沒有什麼一成不變的、普遍的、永恆的管理理論和方法來解決組織結構所面臨的各種問題，應當根據組織內部的實際情況來分析和處理管理問題。

所以該學派研究的對象不是個別的管理實例，而是大量類似的管理實例，運用分析、研究、尋找出適合各種特定狀況的方案系列。

權變理論對管理的貢獻就在於它指出管理沒有一成不變而適合於任何情況的計畫、結構和管理方式。

（6）**社會系統理論**：社會系統理論的代表性人物是美國人巴納德，其代表作是「經理人員的功能」。該理論認為：組織是一個由兩個或上述的人員，有意識地相互協調活動而構成的系統，而系統是有級別的，劃分級別的標準在於系統內所包含的成員數量和種類及成員，向組織所做出的貢獻大小。

一個系統可以劃分出不同等級或層級的子系統，而人類社會則是由多個系統組成的高階系統。由於這些學派都是從不同的角度探討管理流程中的部分問題，因而也就明顯地帶有相當程度的局限性。

近年來，管理系統又呈現出一種統一的趨勢：有的管理學家則企圖將不同的學派融合為一爐，創立起新的統一的管理系統理論，當然這些理論都是為管理流程提供指導地方法，只有靈活地、機動性地運用它，才能真正地使管理理論在管理流程中發揮最大功能。

小博士解說

權變理論學派

權變理論學派是研究組織的各個子系統內部和各子系統之間的相互關係，以及組織和它所處的環境之間的關係，來確定各種變數的關係類型和結構類型的一門學派。學派興起與美國1960末，1970年代初，在美國經驗主義學派上進一步發展起來的，創始人是洛什，代表人物有弗雷德・盧桑斯，菲德勒和伍華德。

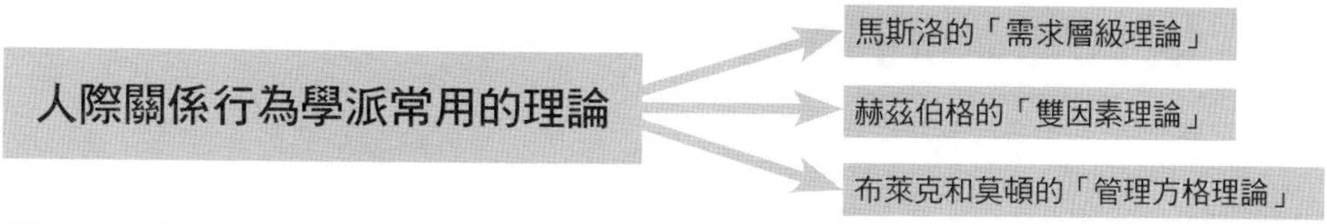

人際關係行為學派常用的理論
- 馬斯洛的「需求層級理論」
- 赫茲伯格的「雙因素理論」
- 布萊克和莫頓的「管理方格理論」

權變理論學派的指導意義

不同單位企業中的權變應用	1. 生產一線的勞工族群：這部分的工作容易監督和管理，其工作成果易於計量和檢測，對於本企業來說，計件報酬也不是一成不變，對於大批量簡單品種的生產，單件報酬應該低一些；對於小品種試製新產品的計件報酬則應高得多。 2. 技術工人、一般技術員、重要管理人員、部分研究開發產品的人員：他們的工作專業性強，不易替代，工作內容相對穩定。他們不僅著眼於目前的報酬，更關注企業發展和自身成長。工作分配要許以重任、壓以重擔，讓其使命感與責任感倍增，激發其創新潛能和工作熱情。
不同特色員工的權變運用	1. 對於以體力工作為主的工人族群，賺工資養家是主要目的。 2. 因此對其要重物質激勵，重短期激勵。 3. 對於體力腦力均衡的工作者，他們不僅考慮物質的利益，而且重視自身的發展和提昇，需要贏得管理者的重視和信任，覺得自己的能力被重視，能激發其更努力地去工作。
同一人不同時期的權變應用	1. 人是在不斷發展變化的，因此激勵方式要因人而異、要因時而異。 2. 年輕人剛參加工作時最迫切的需求是給予關心和工作上的指導。 3. 當工作已能勝任，他們則需要完善自己的工作，迫切希望能得到技術上的發展和生活水準的提昇。 4. 這時最需要的是物質激勵和給予學習提高的機會。 5. 當其走向工作成熟期，要給予他們發揮自身才能的機會，讓他們積極主動開展工作，對他們取得的成就及時給予物質精神方面的獎勵。 6. 當進人了成熟期後，工作己成為他們生活不可缺少的部分，他們會主動幹好工作。不太計較物質獎勵，需要得到尊重和精神上的滿足。

+知識補充站

實例分析

某醫院裡召開了護理長管理交流會，其中有兩個病區的護理長都對其管理的模式和取得的管理績效做了歸納。

護理長甲認為，要做好護理管理工作的關鍵是規章制度落實並帶頭嚴格執行。要嚴格獎懲制度，年終將對每個護士的工作業績做評比，以此作為晉升、晉級的唯一標準；平時的上下班都採用打卡機做記錄，遲到、早退一次罰款50圓；加班工資也按照國家規定，發給平時日工資的兩倍；發表論文一篇獎勵200圓等。在護理長甲的領導下，該護理組的工作完成得相當不錯。

護理長乙認為，要做好護理管理工作的關鍵是領導的榜樣功能。她每天提前30～60分鐘上班，在下班之後常常主動加班，還經常無私地幫助別的有困難的同事，對困難她總是一聲不吭地帶頭完成，對醫院下達的各項要求完成得總是比病區內的任何一名護士都出色，在她的帶動下，該護理組的護士們工作相當努力，工作勤勤懇懇，多次被評為優秀護理小組。

請問：你認為這兩名護理長的管理方法正確嗎？為什麼？你認為應該如何做管理？

2-9 現代管理的特色

在現代管理的實務活動中，由於組織必須面對並配合急劇變化的現代社會，單純強調運用某一學派的管理思想和理論是遠遠不夠的，必須要求管理者具有現代的管理思想和管理理念、建立系統的管理組織機構、運用先進的管理方法做管理活動，組織才能得以持續與高效率地發展。成功的現代管理活動中還應該呈現下列的一些特色。

1. **人的因素**：由於管理者是人、管理的對象中首要的對象也是人，對財、物、資訊等，其餘對象的管理均要依靠人才能夠得以落實，因此現代管理活動中人的地位是相當特殊的。而人不僅是生物的人，更是心理的人和社會的人，因此，管理活動的流程中對人的管理不僅要考量到人的生理需求，還必須考量到人的心理和社會的需求，儘量激發員工的工作熱情和共同工作的合作精神，最大程度地實現組織的目標。

2. **強調資訊的功能**：有學者已經指出「資訊也是生產力」，這充分地證實了資訊在現代生活之中的重要性。在現代管理系統中應該設立高效率的資訊系統，加強對資訊準確、及時的採集、分析、回饋和運用，使資訊發揮其「生產力」的功能。

3. **組織的績效**：樹立起現代組織不僅是單純追求單一人的工作「效率」，更重要的是從系統的觀念來啟動，從更高的層面來啟動，從整個組織的利益乃至於整個社會、人類的角度來講究組織的整體績效。

4. **強調系統分析的方法**：強調系統分析方法即是要求管理者隨時運用系統的思想和方法，以具體的管理活動，從組織整體的角度去判斷、分析、處理問題，防止受到局部、片面因素的影響而做出錯誤的管理決策。

5. **強調組織的預測能力**：現代社會和組織的發展、變革是相當迅速的，為了使組織配合不斷飛速變化的社會和環境就必須強調組織的預測能力，要求組織用系統的方法和方式對未來的事件做必要的預測，以便組織做回饋控制。

6. **強調變革和創新**：為了使組織配合不斷發展與變化的社會，意味著現代管理必須強調創新和變革，不能安於慣性運行的現狀，使組織更配合社會情況的變化。

眾所周知，管理活動最早起源於人類的社會協同工作，但真正系統的管理學的提出卻是在19世紀，它的產生和發展可以說是與許多的社會系統，自然系統的發展密切相關的。管理學研究的對象包括人、財、物、資訊、時間等五個層面，人是生物一心理一社會的整合的人，人既是管理的主體也是管理的受體，人的行為受到許多因素的影響，故管理人是十分複雜和動態的。其實不論是從哪方面而言，管理工作都是十分複雜和動態的，為了能研究得更好，管理學運用的方法更是複雜而多樣化，如此才能從各個不同的角度掌握管理的研究對象，由此方面可見，管理學也與許多學科密切相關。而現代系統管理理論更是一些新的技術和理論運用於管理學而形成的，例如數學、電腦技術、系統化、控制論、社會學、心理學、倫理學等。

管理學是一門不斷發展、既古老又年輕的學科，可以斷言的是隨著自然系統和社會系統的不斷進步與發展，管理學中對被管理者認識的深度和範圍會出現大幅度的延伸，而管理學所能利用的技術方式必將日益先進和增多，管理學也必然呈現蓬勃發展的趨勢，必定會有更高階且以先進技術為基礎的管理學子學科應運而生，而這些子學科將是管理學未來發展的方向。

現代管理方式具有下列特色

1. 更注重企業的系統性管理	要求把企業的人、物和企業的外在環境三因素綜合起來，作為一個整體來加以研究，強調局部服從整體，企業適應環境等。
2. 更注重企業整體素質的提高	強調在分工的基礎上必須注意各部門之間的溝通、協調、綜合與平衡，以系統的目標來調節部門目標，達到整體的最佳化。
3. 更注重多學科知識的綜合應用	強調運用跨學科的知識對系統做科學的、合乎邏輯的分析、計算、預測，使質化分析與量化分析相互整合，提高管理的系統性、預見性、準確性。
4. 更注重對人的研究	強調企業中的人是在一定社會環境中的「社會人」，要從多方面來激發人的主動性和創造性。
5. 更注重企業文化的培育	強調要從多方面來建立企業的文化。

管理學研究對象的五大層面

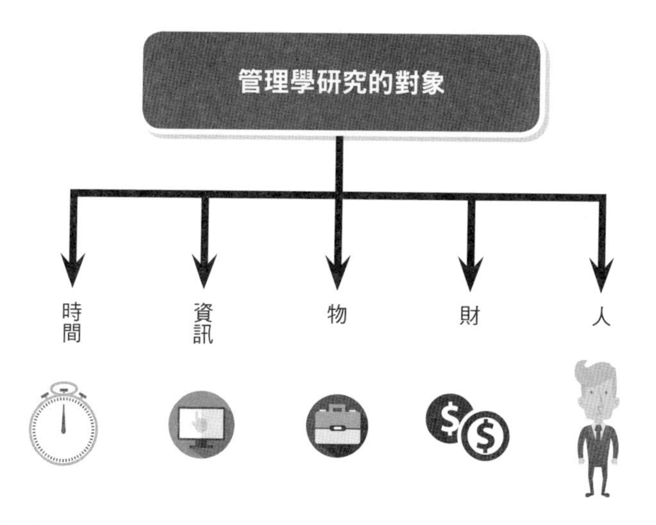

+知識補充站

現代管理思考方式的特色

一定時代的管理思想方式往往呈現在這一時代的管理觀念、管理理論、管理制度、管理技術當中，因而它也就與這一時代的政治、經濟、法律、科技、文化等密切相關。從哲學的角度而言，它也就是某一個特定歷史階段上所形成的相對穩定的規範著人們做管理活動的方向、流程和結果的典範。

NOTE

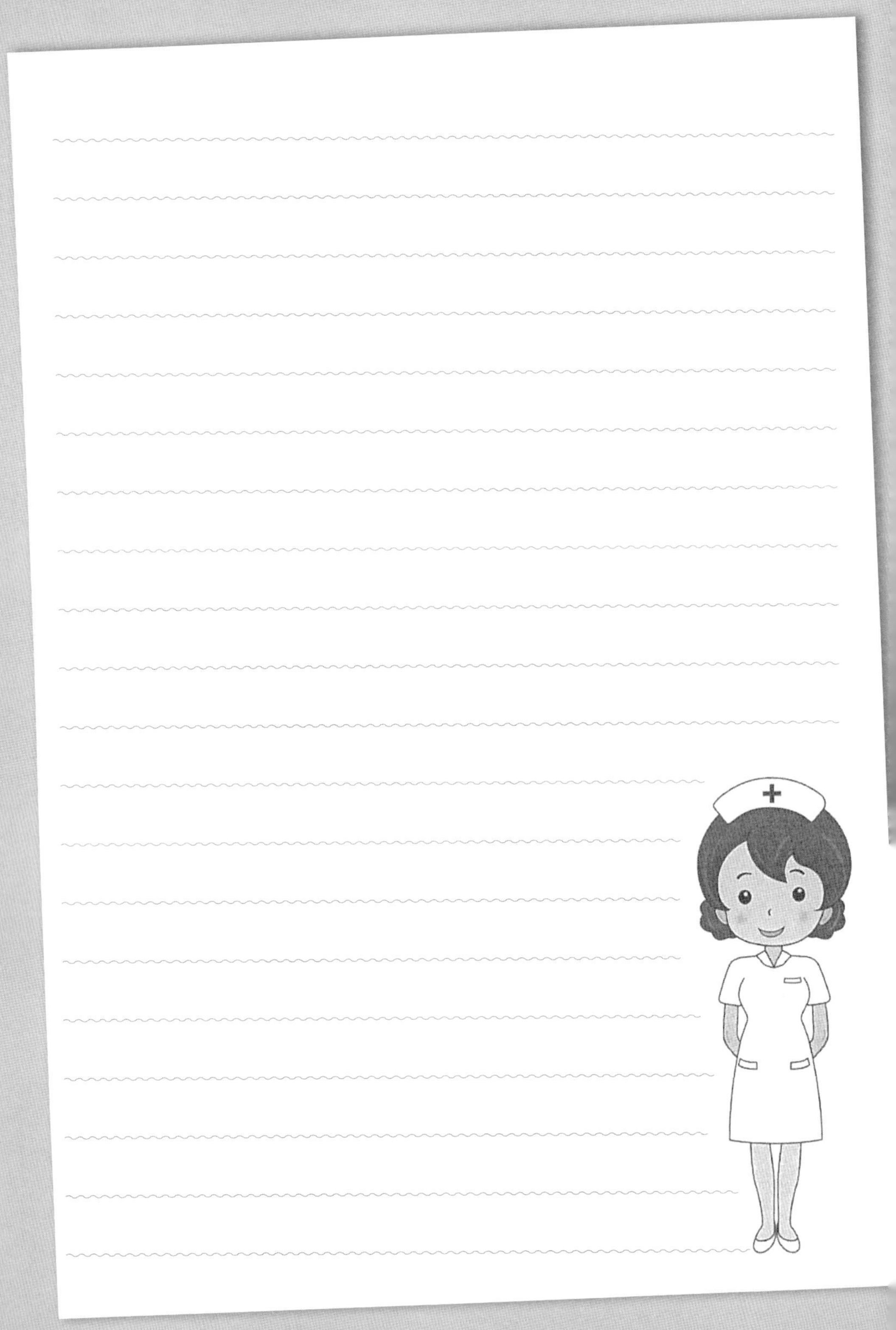

第三章
護理組織管理

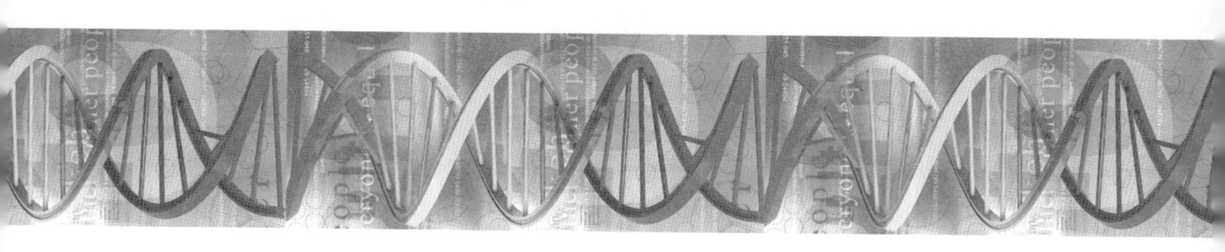

本章學習目標

1. 說出組織的概念及功能。
2. 列出組織的基本要素。
3. 說出醫院的概念及工作特色。
4. 列出醫院的種類和基本功能。
5. 簡述醫院護理管理組織系統。
6. 舉出影響護理人員編製的因素。
7. 列出護理人員的分工方式。
8. 舉例說明組織設計的含義和基本步驟。
9. 概述組織設計的基本原則和基本步驟。
10. 描述醫院的組織機構與系統及護理行政管理體制。
11. 概述護理部門在醫院中的地位和功能。
12. 概述護理人員編製的原則。
13. 舉例說明護理人員不同編製方法的特色。
14. 能簡要地區別不同護理分工方式的優缺點。
15. 使用組織設計的理論來做個別工作設計和團體活動設計。
16. 運用不同的醫院來劃分標準，識別不同類型的醫院。
17. 運用「編制原則」來衡量護理人員編製是否合理。
18. 依據工作量來計算病房護理人員的編製。
19. 說出組織工作的概念。
20. 使用排班原則來做出專科護理人員的工作分工 。

3-1 組織的概念和功能

（一）組織的概念

組織（organization）是指為了達到某些特定目標經由分工與合作及不同層級的權力和責任，而構成的人的集合。瞭解組織的概念，需要注意下列三點：

1. **組織必須具有的目標：**任何組織都是為目標而存在的，不論這種目標是明確的，還是隱含的，目標是組織存在的先決條件。醫院的目標是治病救人，大學的目標是為了培養高階的科技人才。

2. **沒有分工與合作不能稱其為組織：**分工與合作關係是由組織的目標限定的。企業為了達到經營目標要有採購、生產、銷售、財務和人力資源等許多部門，每一個部門都專門從事某種特定的工作，各個部門又要相互配合。只有把分工與合作整合起來才能產生較高的集團效率。

3. **組織要有不同層級的權力與責任制度：**這是由於分工之後，就要賦予每一個部門乃至每個人相關的權力和責任，以利於實現組織的目標。完成任何一種工作，都需求具有完成該項工作所必須的權力，同時又必須讓其負有相關的責任。僅有權力而無責任，可能導致濫用權力，而不利於組織目標的實現，權力和責任是達成組織目標的必要保證。

（二）組織的功能

組織是社會發展流程中人們的分工與合作要求的必然結果。在社會活動中，人們由於各自生理、心理及社會文化環境的限制，使每個人的知識及能力表現不同，為了提昇工作效率，必須做分工，使人們在同一時間，不同的地點從事相同的或不同的工作，或同一地點從事相同或不同的工作，但這種分工必須在協調一致的基礎上才能達到整合效益，這種分工又合作的組合就構成了組織。因此，組織具有下列幾種功能：

1. **組織是實現管理目標的工具：**任何管理活動都是有目的的活動，而組織為實現目標提供了工具。組織就是根據管理目標設計的一套由不同部門、職位、人員所組成的權責角色架構，用來保障目標的實現。

2. **組織在對外關係中具有實體的功能：**在與外界的關係流程中，管理人員都是以所在的組織代表的身分出現的，即在各種管理活動的社會關係之中，管理者都是以自身組織為實體，而不是以個人或其他方式出現的。因此，組織在對外關係中具有實體功能。

3. **組織啟動內外協調的功能：**現代管理面對的是一個不斷變化的環境，要配合內外環境的不斷變化，就必須運用組織的方式收集各種資訊資料，對各種變化做出相關的反應及正確的決策，協調各種內外關係，以實現組織的目標。

4. **組織具有塑造社會文化的功能：**社會中有各種的組織，組織構成了社會。組織在與外界關係的流程中，一方面從社會中吸收相關的社會文化要素；另一方面，組織也從自己的內部向社會輸出特定的文化要素，影響社會文化的形成、發展及改革。因此，組織文化也從一定的角度塑造了社會文化。

組織概論

是做人員配備、領導、控制的前提，醫院有業務與行政組織行政、業務小組、委員會等。

1. 組織的一般性概念名詞的意義

指二個或二個以上的個人以一定的方式有意識地聯結在一起，為了達到共同目標按照一定的規律來從事活動的社會團體。

2. 實現的目標

實現目標所必須做的業務工作加以分類並以此為依據擬定組織內各種職務，建立部門機構，選用人員，配備財物，明確職權，以保持組織生存發展管理功能上的組織是組織管理上組織的功能對人力物力財力時間資訊做有效的組合，為實現目標而做的活動組織的基本要素為：

- (1) 組織的目標（組織為實現組織目標而存在）
- (2) 任務（主流系列與支援延伸系列）
- (3) 職權與責任（組織上正式承認的權力與義務）
- (4) 技術的力量（實現組織目標的根本保證）
- (5) 適應和變化（生存：發展）

3. 組織的基本原則

- (1) 目標一致原則
- (2) 效率原則
- (3) 分工合作原則
- (4) 整體統一與分權管理相整合的原則
- (5) 管理跨度原則
- (6) 穩定性與適應性相整合的原則

4. 組織工作的功能

確定目標工作分類組合個人任務設立管理層級與部門各層級主管的職責與職權各層級之間的分工與合作關係，自己在組織中的工作關係和所屬關係組織的內部資訊溝通管道。

+知識補充站

功能型組織結構是按照企業各個單位所執行的工作性質來建構的，該組織結構一般根據人們共同的專門知識、經驗或使用相同的資源而將其組合在一起。

3-2 組織工作的概念和內容（一）

（一）組織工作的概念和內容

組織工作（organizing）是指按照組織目標來設立合理的組織架構，並使組織架構有效地運作，採取適當的行動來完成組織目標的系統流程。

組織工作包含兩種內容：1. 設計固定靜態的組織架構；2. 動態的組織運作流程，即將組織中的人、財、物、時間、資訊、技術等各種資源做有效的分配及協調流程。

1. 組織的設計：根據組織的目標，將要實現這個目標的各項活動整合歸類劃分，設定及確定必要的組織機構、層級及部門，選派適當的人員，確定職責範圍，並授予相關的權力，在合理分工與合作的基礎上，充分發揮協調配合的功能，使全體員工齊心協力的達到組織的目標。

2. 組織的運作：執行組織所規定的各部門及工作人員的工作職責，根據組織原則，制定實際的方法，並開展正常的組織活動，規定組織架構中各部門之間的運作關係，建立指揮命令的下達、檢查及回饋系統，明確協調原則及方法。

運用組織工作，可以充分發揮組織的功能，使每一位組織成員都能認識到自己所從事的工作對完成組織目標的重要性，並協調組織內部的各種分工合作關係，使組織取得更好的社會及經濟效益，促進組織的發展。

（二）組織的基本要素

組織要素是保證組織生存及發展的基本條件，包含有形要素及無形要素兩個部分。

1. 有形要素：是達到組織目標的人力、物力、財力、資訊及技術方面的要素。

（1）人力：人力是組織有形要素中的最主要因素，人力資源是其他資源不可替代及轉換的。因此，合理的人才架構及人力資源是組織生存發展的基本條件及保證。

（2）物力：是指執行組織活動的基本物質條件，包括活動場所、土地、房屋、機器、設備、原料等。一個組織要正常的運作，必須有及時穩定的物資供應。

（3）財力：即一個組織的資金情況。它是組織占據重要的市場地位的必備條件，是推動組織各項活動的動力之一。在一般的情況下，財力及物力可以根據市場的供需情況做互換，組織的部分財力要經過市場變成物力後才能進入組織活動。

（4）資訊：隨著人類社會的發展，現代科技的進步，資訊在組織中的功能越來越重要，也成為組織必不可少的要素之一。有時一條有用的資訊可以使企業迅速發展壯大，而一條錯誤的資訊可能會毀壞了一個組織。

（5）技術：技術也是組織實現自身目標、滿足社會需求的根本保證，良好的技術力量，為組織的發展提供了技術的保證。

組織工作的特點

1. 組織工作是一個過程（組織設計、組織機構建立、組織活動維持）。
2. 組織工作是動態的正式組織與非正式組織正式組織是正式組織的組織結構，成員的要求和義務均由上一級管理部門規定，正式組織成員的活動要服從所屬機構的規章制度和組織紀律；
3. 非正式組織不是由管理部門規定的，而是由成員的共同興趣和愛好而自發形成的組織，其主要功能是滿足成員的需求。

組織的要素

1. 組織要素是組成組織系統的各個部分或成分，是組織的最基本單位。組織要素決定了組織的結構、功能、屬性和特點。
2. 區分和研究組織要素及它們之間的互動關係，有利於對組織成員，組織內的類群及其相互關係的調節和預測。
3. 組織是指建立在彼得聖吉五項修煉的基礎上，透過大量的個人學習特別是團隊學習，形成的一種能夠認識環境、適應環境、從而能夠運作的作用於環境的有效組織。
4. 也可以說是透過培養彌漫於整個組織的學習氣氛，充分發揮員工的創造性思考能力而建立起來的一種有效的、高度彈性的、扁平的、符合人性的、能永續發展的組織。
5. 組織一名詞有幾層基本的含義。作為動詞，即按照一定的目的編排、組合；作為名詞，就是上述活動的結果：有組織的實體，或實體之內組成要素之間的關係。
6. 「組織」是社會科學、自然科學許多知識領域的基本概念，本條目的主題，是作為社會實體的「組織」概念，是以人為主要元素構成的系統，並具有目標、行為與活動。

+知識補充站

在社會科學領域之中，「組織」是以人為基本構成要素的社會性實體，雖然組織出現的歷史可以與人類社會的歷史相提並論，但構成當今社會主體，主宰我們生活的基本組織形態（例如企業），卻是在20世紀才大量出現的。對社會組織的研究，已經成為一個專門的領域，即組織理論。其研究主要來源於社會學、經濟學、管理學，還有例如歷史學、人類學、心理學、政治科學等，都與組織理論具有密切的關係。

3-3 組織工作的概念和內容（二）

（二）組織的基本要素（續）

2. 無形的要素：是指組織的法律、道德及精神條件，實際包括下列幾個方面：

（1）共同的組織目標：如果組織及組織中的個人能以追求共同的利益為目標，就會構成一種無形的組織資源，使組織成員自願為組織效力。

（2）良好的組織文化及道德倫理系統：良好的組織文化及倫理道德觀念是組織良性運作及發展的保證。它不是一套成文的規程，而是組織成員共同認可的價值系統，包括組織內部員工的價值觀念、信仰及道德觀念。

（3）堅強的信念：全體員工對組織的發展充滿信心，工作任勞任怨，以達到組織的目標為己任。

（4）團結及協調：全體員工團結一致，分工合作，共同完成組織目標。

（三）正式組織和非正式組織

1. 正式組織：正式組織（formal organization）是指為了有效的實現組織目標而明確規定組織成員之間職責範圍和互動關係的一種架構，其組織制度和規範對成員具有正式的約束力。正式組織的組織架構、內部成員的職責範圍及相互關係一般由管理部門制定，正式組織的活動要服從組織的章程、政策及組織紀律。正式組織關心個人對完成組織目標所扮演的角色及所需求的活動。因此，又稱為邏輯理性社會系統。正式組織具有下列幾個特色：

（1）經過了正式的組織規劃及設計流程，並有正式的機構編制，組織架構的特色反映出設計者的組織管理理念。（2）有明確的組織宗旨及目標，例如提供服務，或追求利潤，或具有多重的目標。（3）有組織賦予領導的正式權力及上下隸屬的關係。（4）有明確的組織章程及各項管理制度，以限制個人的行為，使之符合組織的目標。（5）有明確的角色關係與分工專業化。

2. 非正式組織：非正式組織（informal organization）是人們在共同的工作或活動中，基於共同的興趣和愛好，以共同的利益和需求為基礎而自發形成的團體。非正式組織是組織成員為了滿足心理需求而產生的鬆散型組織，由於其重要功能是為了滿足人的心理需求，自覺地互相幫助，又稱為心理社會系統。非正式組織具有下列特色：

（1）人與人之間有共同的思想感情，彼此吸引，相互依賴，是自發組成的團體，一般沒有明確的組織目標。（2）沒有法定的組織架構及職位。（3）有不成文的行為規範來控制成員的行為。（4）非正式組織的領導沒有法定的權力，但是具有較大的號召力及個人影響力，因為其領導權威並不是依靠職位，而是依靠個人影響力及情感吸引力而形成的。

在正式的組織架構中，存在著非正式組織，一個員工可能屬於正式組織，必須聽從組織的命令，按照組織的規章制度來行動，但他同時可能也與其他同事一起組成了某種非正式組織。對管理者而言，非正式組織的存在有其正面及負面兩個層面的意義。當非正式組織的活動與正式組織的目標一致時，對正式組織具有正面的意義；當非正式組織與正式組織的目標相違背時，會出現負面的意義。因此，管理者必須根據實際的情況對非正式組織做出正面的引導及有效的控制。

正式組織與非正式組織的特色

	正式組織	非正式組織
特色	1. 有明確的目標。 2. 講究效率。 3. 分工專門化，講究成員的合作 4. 建立職權，權力由組織賦予，下級必須服從上級。 5. 不強調工作人員的獨特性，工作和職位可以互相替換。	1. 由成員之間共同興趣愛好自發形成不一定有明確的規章制度。 2. 有較強的內聚力和行為一致性，成員之間互相幫助。 3. 具有一定的行為規範來控制成員的活動。 4. 組織的領袖不一定具有較高的權力與地位，但具有較強的實際影響力，非正式組織在管理活動中有正面的功能和負面的功能。

正式組織與非正式組織的區別

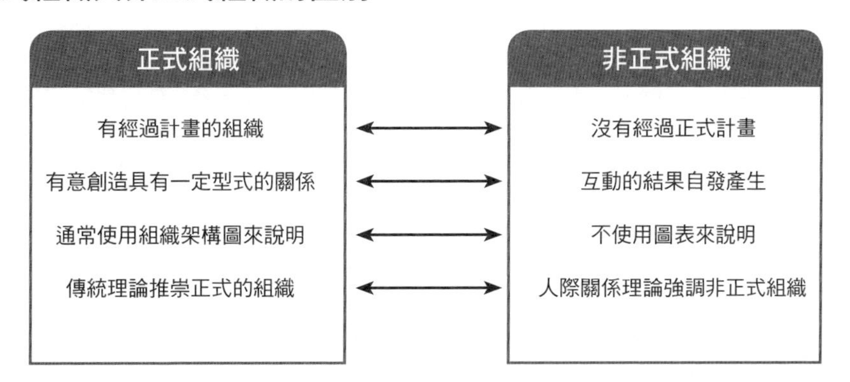

+知識補充站

非正式組織對組織目標實現所產生的影響

1. 非正式組織與正式組織相互交錯地同時並存於一個單位、機構或組織之中，這是一種不可避免的現象。

2. 在有些場合下，利用非正式組織能夠取得意想不到的益處，而有些情況下非正式組織則有可能會對正式組織的活動產生不利的影響。

3. 非正式組織對正式組織的正面功能呈現在：它可以滿足成員心理上的需求和鼓舞成員的士氣，創造一種特殊的人際關係氛圍，促進正式組織的穩定；彌補成員之間在能力和成就方面的差異，促進工作任務的順利完成；此外，還可以用來作為改善正式組織資訊溝通的工具。

4. 非正式組織的負面功能主要是：它可能在有些時候會和正式組織構成衝突，影響組織成員之間的團結和合作，妨礙組織目標的實現。

5. 管理者如何對待非正式組織：正式組織的領導者應善於因勢利導，最大程度地發揮非正式組織的正面功能，克服其負面功能。即對非正式組織必須妥善地加以管理。

3-4 組織設計（一）

（一）組織設計

1. **組織設計的概念：**組織設計（organization design）是管理者將組織管理中涉及的目標、任務、權力、操作等互動關係組合成架構，以實現組織目標的流程，是管理者有意識的建立組織中正規有效關係，以形成組織架構的流程。組織設計是有效管理的必備方式之一。運用組織設計，可以協調組織內各個成員、各個部分的關係，建立組織中明確的溝通管道，減少組織中各部門及成員之間的衝突及矛盾，使組織內目標、責任、權力等要素的組合發揮最大的效應，從而提昇組織的整體功效。

2. **組織設計的基本原則：**（1）目標明確原則：指組織的設計及建立，必須有明確的總目標，各個部門及單位也必須有明確的子目標，整個組織的活動要始終聚焦於組織的整體目標運作。（2）分工及合作原則：分工合作原則要求在建立組織架構時必須根據組織內部的職責類型、專業化要求及分工合作的需求來建立組織，並制定相關的規章制度，以保證組織的有效運作。（3）統一指揮原則：這項原則要求在設計組織架構時使組織內的權力要相對集中，一般要求執行一元化管理，即按照管理層級建立統一的命令、統一的指揮系統，使組織架構中上下級的關係必須按照一定的層級，形成從上到下的指揮管理鏈，各級組織和各級管理人員原則上只接受一個上級的直接命令及指揮，只向一個上級負責。（4）權責相稱原則：權責指職權和職責。職權是管理職位所具有的發佈命令及保證命令得到執行的一種權力；職責是對應職權應承擔的相關責任。在設計組織架構時，對每一個層級上的職位，必須明確劃分職責範圍，並賦予完成該職責所必須的權力，使單位職務與職權及職責相對應，做到責任及權力一致。（5）管理幅度適當原則：組織的管理指揮是在劃分層級的基礎上建立起來的，而管理層級是在組織規模相對穩定的先決條件下，根據管理幅度來決定的。管理層級是組織架構中從最高的管理者到基層員工之間應該劃分的隸屬管理的數量，有幾個級別的隸屬關係，就有幾個管理層級，不同的管理層級，具有不同的管理功能。管理幅度是一個管理者能有效管理下屬人員的數目。組織設計中要考量管理層級及管理幅度的關係。在一般的情況下，管理層級與管理幅度成反比關係，即管理層級少，管理的幅度寬，而管理層級大多幅度較窄。（6）動靜整合原則：要求在設定組織架構時，既考量組織的穩定性，又要注意在內外環境變化時，組織架構的調整及改革，使組織有一定的發展的彈性及配合性。（7）精簡效率原則：精簡效率原則指在健全的組織機構中，各個部門、各個部位及各個組織成員必須組合成精簡與高效率的組織架構方式。（8）彈性例外原則：是指組織設計時需要考量的一種分權原則。在組織設定時，將權力及責任的分配標準化，使上級將部分權力授予下級。這樣，各級管理者在處理日常工作業務時，能及時處理屬於自己職權範圍內的工作，不必事事請示上級，下級可以相機行事，上級對下級的工作不需求過多的干涉，只保留組織制度中沒有明確規定事項的決定權或既定制度的監督權。

小博士解說

組織設計（organization design）的概念是管理者將組織管理中涉及的目標、任務、權力、操作等相互關係組合成結構以實現組織目標的流程，是管理者有意識地建立組織中正規有效的關係，以形成組織結構的過程。

組織設計的程序

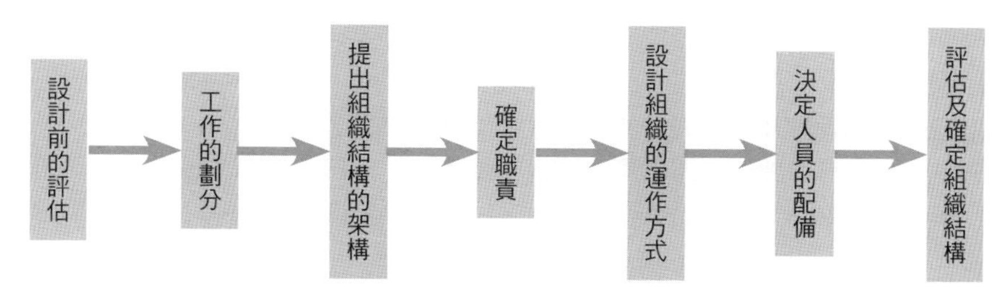

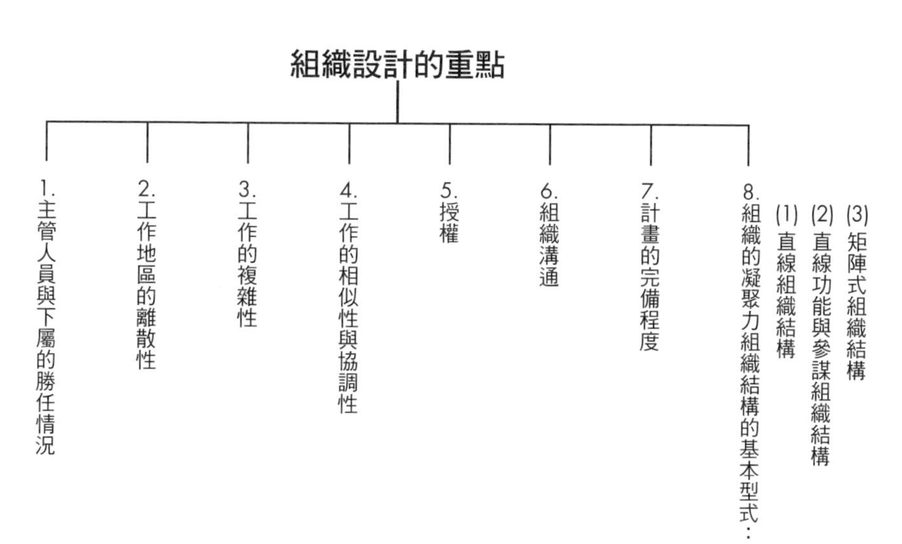

組織設計的基本原則

1. 目標明確原則
2. 分工及合作原則
3. 統一指揮原則
4. 權責相稱原則
5. 管理幅度適當原則
6. 動靜整合原則
7. 精簡效率原則
8. 彈性例外原則

基層管理幅度可以控制在15人左右

3-5 組織設計（二）

（一）組織設計（續）

3. **組織設計的程序**：組織設計的基本程序包括下列步驟：

（1）**在設計之前的評估**：即收集及分析有關資料，以確定目標。①收集同類組織架構的方式，以及他們的經營管理思想和人員配備等方面的資料；②收集外部環境的各種資料；③組織內部的狀況：組織現有的資源、規模、方式、執行狀況及存在的問題。運用對這些資料的收集及分析，以確定組織的發展趨向及基本的組織架構。

（2）**工作的劃分**：研究工作的性質和範圍，根據組織的目標，將組織的生產、經營及管理活動分成若干個相對獨立的單元，並確定其業務範圍及工作量，做部門化的工作劃分。

（3）**組織架構的提出**：即按照組織設計的要求，決定管理層級及部門架構，形成層級化的組織管理系統，這是組織設計中非常重要的一步，決定了組織的績效。在設計組織架構時，要注意認真處理好管理幅度及管理層級的關係，垂直與水準整合的協調關係，同時要注意資訊的上下傳遞及回饋。

（4）**確定職責**：即決定組織的管理中集權及分權的程度，先決定組織中各層級、各部門的職責，再對各部門內部的業務做分工，並以此為基礎確定相關的職務、單位、許可權及責任，一般採用職務說明書或單位職責等等方式表達。

（5）**設計組織的運作方式**：包括單元的工作程序、彼此之間的合作關係及資訊溝通方式。

（6）**決定人員配備**：按照職務、單位及技能的要求，來篩選配備適當的管理人員及員工。

（7）**評估及確定組織架構**：根據組織目標及設計要求對組織設計做審查、評估及修改，並確定正式的組織架構及組織運作程序，頒佈執行。組織設計是組織正常高效運作的基本保證，在組織設計完成後，必須根據組織的執行狀況及內外環境的變化，做出適當的調整，以改善組織架構。

小博士解說

1. 組織設計的基本步驟為：（1）職務設計與分析；（2）部門劃分；（3）形成組織結構職務說明書的內容：①素質能力要求；②工作內容：職責、義務、權力；③工作關係。

2. 管理層級與管理幅度：管理幅度是指一個管理人員能直接有效管理下屬的人員數，當下屬人員超過了管理幅度時，就應增加管理層的管理幅度，意味著管理層級少，管理幅度大，管理層級少的結構稱為扁平式結構；管理層級較多，管理幅度較小稱為直線結構，為決定管理幅度的因素。

組織設計的結果

組織設計的結果是組織架構，即組織中各部門之間的相對穩定的架構模式。組織架構的模式一般使用組織圖、職位說明書及組織手冊來表示。

1. 組織圖	(1) 是指以圖解的方式表達組織的整體架構、各個部門之間的職權關係及主要功能。 (2) 組織圖的垂直形態，表達權責關係；而組織圖的水準形態顯示分工與部門化的情況。 (3) 組織圖一般描述下列幾種組織架構及管理關係方面的資訊： ① 權力架構：顯示各階層的上級與下屬之間的正式權力分配關係，管轄範圍及垂直指揮關係。一般用方塊表示各個權力職位，上下關係從方塊的位置呈現，上面的權力大於下面的權力，用實線箭頭連接表示。如果兩者之間是指導關係，則用虛線表示； ② 溝通關係：顯示組織中的正式溝通關係，包括垂直溝通與水準溝通關係； ③ 管理範圍及分工情況：根據組織的規模及部門、職位的名稱，可以顯示專業化與組織分工、各部門的功能與控制範圍。水準關係表示各部門、職位的分工及必須執行的基本任務； ④ 角色架構：顯示組織中個人所承擔的職權，將個人在組織中的頭銜置於方塊之內，例如院長、護理部主任、護理長等； ⑤ 組織資源的流向：垂直關係可以顯示人、財、物等組織資源的流向。
2. 職位說明書	(1) 是說明組織內部的某一特定職位的責任、義務、權力及工作關係的書面檔。 (2) 其目的是幫助組織明確組織內各工作職務的任務及要求，一般包括下列幾個部分： ① 職位的名稱及素質能力要求：實際規定職位的名稱，擔任該職位的人員所應具有的素質、教育程度、基本知識、能力、相關的工作經驗等要求； ② 工作內容：職位的重要功能、職責及職權； ③ 工作關係：說明職位與組織內其他職位的關係，職位與其他工作人員的關係。
3. 組織手冊	是職位與組織說明書的整合，以圖形及文字的方式說明瞭組織內部各主要部門的職權及職責，每一個職位的主要功能、職責、職權以及主要職位之間的相互關係及工作關係。

3-6 組織結構（一）

組織結構（organization structure）是管理者為實現組織目標而建立的一種部門之間的相對穩定的結構模式，是組織責任、權力及資訊溝通的正式系統。組織結構的建立包括下列幾個層面：

1. **部門化**：是建立組織結構的首要部位，運用部門化，可以將組織分為一定的管理單位，以便於分工及專門處理某些方面的事情或問題。部門化的目的是確定組織中各項任務的分配及歸屬。部門化首先要將組織的總目標分成若干個實際目標及任務，然後按照分解後的實際任務設定部門。所謂部門，指在組織中，管理人員為完成規定任務而有權管轄的一個特殊的分支。部門在不同的組織或組織層級中有不同的名稱，例如在醫院中稱為部、處、科等，在企業中可能稱為公司、部、處、室等。組織的部門化，可以解決因為管理幅度的限制而限制了組織規模擴大的問題，有利於運用規定各部門的工作內容，以及上下級關係來明確組織中的權責關係；有利於組織內部的溝通交流及控制；有利於協調各部門的關係；有利於對不同的部門執行不同的管理政策，使他們根據各自不同的情況，靈活地開展工作。

2. **管理幅度（Management Span）**：又稱為管理跨度，是管理者能夠直接、有效的管理的下屬人數的多少，也是管理人員能有效的控制下屬的限度。管理者管轄的人數越多，管理的幅度越大，管理的複雜程度及工作量也隨之增加。影響管理幅度的因素有下列幾個方面：**（1）管理人員的能力**：如果管理者具有較強的領導能力、組織能力、瞭解能力、協調能力，能夠與下屬融洽相處，並受到下屬的信任、尊重及愛護，善於處理各類問題，從而減少了上下級之間的頻繁的接觸時間，則管理幅度可以適當增加。反之，管理幅度應該縮小，以防止在管理中出現差錯；**（2）下屬人員的素質及能力**：下屬受過良好的訓練，工作中自我控制的能力較強，不但所需要的協調及監督、控制減少，而且與管理人員接觸的次數也會減少，使管理幅度加大；**（3）授權是否明確**：管理人員的部分負擔是由於組織結構設計不善和組織關係的混亂造成的。混亂的原因之一可能是任務不明確，需求下屬多次的請示。也可能是許可權不明確，或授權與下屬的能力不符合，迫使上級事必躬親，事事指點，管理幅度縮小；**（4）政策的穩定性**：政策越穩定，工作的程序性及重複性會越強，則管理幅度可以適當加大。反之，如果政策不穩定，變化快，程序不明確，下級不能及時處理問題，事事需求上級的指導，則管理幅度必須減小；**（5）計畫是否周密**：良好的計畫，可以使每個工作人員都能瞭解各自的目的及任務，減少管理人員指導和控制的時間，使管理幅度加大；**（6）溝通管道的暢通**：如果溝通的管道暢通，溝通效率高，則管理幅度可以適當加大；**（7）考核是否明確**：如果有比較明確的考核及評估標準，獎懲分明，則不需求事事研究協商解決，則管理幅度可以適當的加大；**（8）組織內部的凝聚力**：如果組織內的凝聚力強，大家相互瞭解，配合默契，則工作效率增加，管理的幅度可適當加大；反之，管理幅度要適當減小。管理幅度的確定，一般認為，一個上級能夠有效管理下屬的人數是8～12人，即8～12人是理想的管理幅度。從護理管理的角度看，一個護理長有效的管理幅度是12～15名護士。現代管理認為，管理幅度應根據實際的情況來確定，管理幅度應該是一個彈性的資料，而不是通用或規定的資料。在確定管理幅度時，應該整合考量各種影響因素對管理幅度的功能。

醫院的護理組織架構

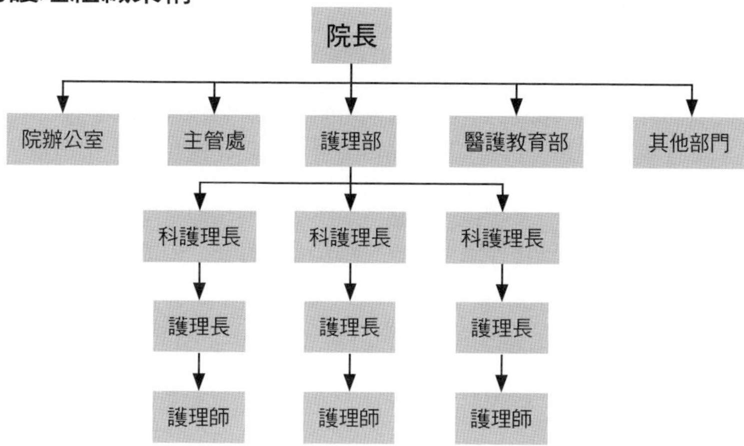

醫院的直線式組織架構

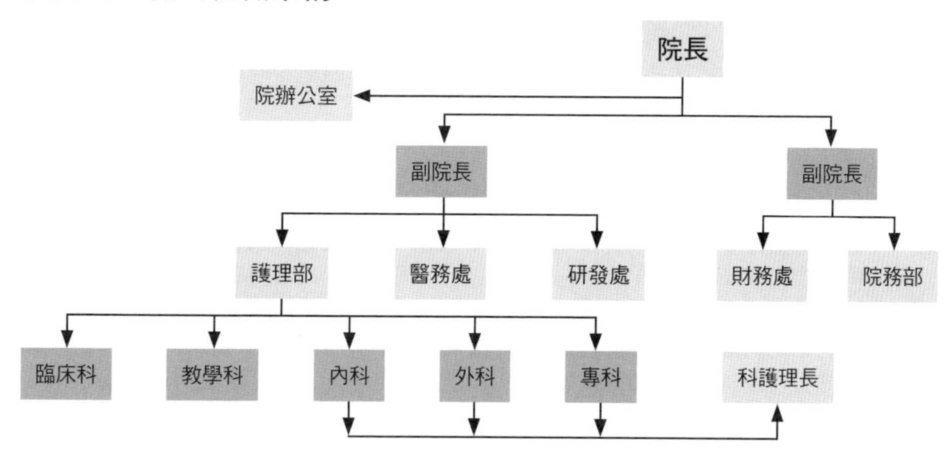

直線式組織結構的優缺點

優點	1. 結構簡單，命令統一； 2. 責權明確； 3. 聯絡方便，易於適應環境的變化； 4. 管理的成本較低。
缺點	1. 若組織規模大，業務複雜，管理功能集中一人承擔，難以應付，也有違專業化分工的原則； 2. 權力過分集中，易於導致權力的濫用。

3-7 組織結構（二）

3. 管理的層級：管理的層級是組織從最高層管理者到最底層管理者之間，所形成具有相對獨立功能的有秩序系列。一般組織中的管理層分為三層：高層、中層、基層管理者，例如在護理管理系統中，護理部為高層、科護理長為中層、護理長為基層管理者。組織結構的管理層級與管理幅度關係成反比，管理幅度越大，管理層級越少，組織結構為扁平方式。反之，管理幅度越小，管理的層級越多，這時的組織結構呈現高聳式。扁平式的組織結構管理層級較少，控制幅度較大，管理費用較低，垂直式溝通較快，被管理者具有較大的自主性，有寬鬆的感覺，下屬的工作滿意感增加。其缺點是部門之間的溝通較難，也不利於協調。高聳入雲式的組織結構具有管理嚴密、分工明確、上下級易於協調等特色，但是層級較多，費用增加，上下級之間的溝通時間長，容易出現溝通障礙。同時由於控制嚴密，可能會影響下屬人員的意願及創意，減少了下級人員的工作滿意感。

4. 人員的結構：適當的人員結構是保證組織正常運作的基礎。由於組織成員的素質、知識與能力不盡相同，要在組織之中，根據層級原理，適度的劃分人員的能級，而且需要不同層級的人員具有適當的組合。組合不恰當會造成人力資源的浪費。相關的實務證實，穩定的人員組織結構應該是正立的三角形。上面是經營決策層，中間是功能管理層，下面是操作執行層。從人員的結構來看，高層管理者最少，中層管理者較多，基層管理者最多。

5. 委員會：委員會是組織結構中的一種特殊型式，是一種以團體活動為主要特色的組織方式。委員會的主要目的是為了集思廣益，達到團體管理的目的。委員會常以常委會、工作組等方式出現，例如政府中的常務委員會、護理部門的持續教育委員會、護理危機處理委員會、護理研發委員會、臨床護理專家委員會等。由於委員會的類型不同，會出現不同的功能，有些委員會是決策組織，有些是執行組織，有些是參謀諮詢的組織。委員會運用團體討論及研究，達到了集思廣益，防止個人濫用職權的目的；委員會的討論由於有來自各方面的人員參加，在決策時會充分考量各方面的利益，有利於實現組織整體上的統一及團結；委員會的設定推動了參與管理的發展，有利於動員更多的人來關心組織的發展，為組織培養了管理人才；有些委員會是為瞭解決專門的問題而設定的，可以對問題做專門的研究，使問題得到妥善的解決。

6. 直線功能與參謀組織結構：直線功能與參謀組織結構是在直線組織結構基礎上發展形成的。其特點是為各層管理者配備了功能結構或人員，充當管理者的參謀和助手，分擔一部分管理工作。隨著組織規模的擴大，管理工作更加複雜化，處於直線位置上的管理人員無法把一切工作都承擔下來，於就設立了若干功能部門或配備一些專業人士充當助理。此種組織型式適合於大、中型組織。直線功能與參謀組織結構優點與不足直線功能與參謀組織結構的優點是：功能機構和人員按照管理業務的性質來分工，分別從事專業管理。例如醫院的財務部門、護理部、醫務部門、總務部門、研發部門等就是按照業務範圍來做分工管理的。這樣可以發揮具有專業技術業務知識人才的特長，彌補了直線組織機構形成的不足，減輕了高層主管管理的負擔。直線功能組織型式的不足是：組織內各個部門之間資訊溝通比較困難，管理者需花費較多的時間來做協調，直線部門和參謀部門之間易因目標不統一而產生衝突，整個組織適應性較差。

組織的結構

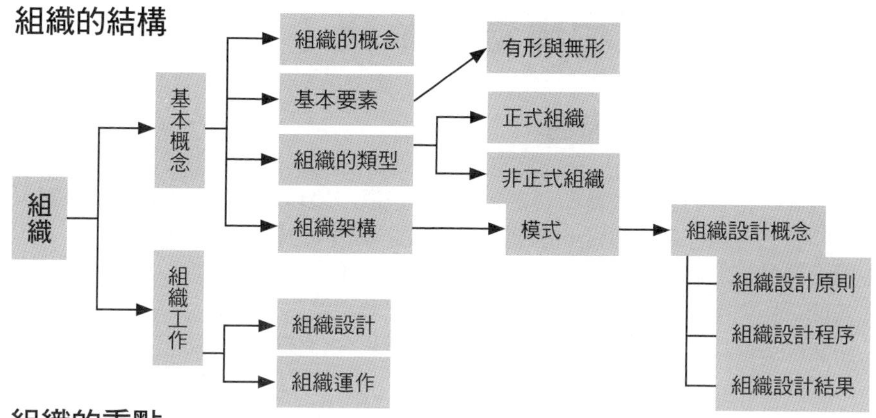

組織的重點

1. 矩陣式組織結構	(1) 此種組織結構即保留了直線功能結構的型式，又設立了按照專案劃分的水平式領導系統，矩陣組織結構在功能機構方面按照業務管理的性質來分設，水平式溝通配合較為不易。為了完成組織目標，有時需要跨部門的專業合作，組織內成立專案小組就十分必要。 (2) 例如醫院在一定時期之內有核心的工作，例如開展器官移植、技術革新等，都要求多個功能部門通力合作才能完成，這時就需要設置臨時性和常設性的機構。 (3) 這些機構由各功能部門派出有關人員參加，由此形成矩陣組織結構。 (4) 矩陣組織結構優點中的各小組人員既接受功能部門主管，又接受水平式機構的主管。 (5) 水平式機構主管的重點是組織小組成員完成所給任務，功能機構主管的重點則是為工作小組完成任務而給予支援。 (6) 由於水平之間可以發生聯絡，增加管理的靈活性。 (7) 現代醫院應是既有直線參謀，又有水平式聯絡的矩陣組織結構。
2. 委員會組織	(1) 委員會組織是指來自不同領域的人聚集在一起研究管理或學術問題，常與上述組織相整合形成委員會或組織。委員會可以是比較永久性的，也可以暫時需要而建立。 (2) 它的優點是：集思廣益，協調較好，防止權力過分集中，下級參與管理，代表團體利益，促進主管人員成長等。 (3) 它的缺點是：耗費時間和成本，妥協與猶豫不決，職責分離、一個人或少數人占有支配的地位。
3. 組織的功能	(1) 組織工作為一項管理功能是指在組織目標已經確定的情況下，將實現組織目標所必須做的各項業務活動加以分類組合，再分配成個人任務，並根據管理跨度的原則劃分出不同的管理層級和部門，確定各部門主管人員的職責和職權，規定各層級的組織結構，而構成整體組織系統。 (2) 一般組織的功能包括下列的內容：①確定組織目標；②將必要的業務工作做分組歸類，並把工作分成各種職務，使組織中的每個成員充分認識自己的工作責任；③將各種職務組成部門，為組織成員提供工作環境，確定各部門機構的職責範圍，賦予相應的職權；④聯絡組織內上下左右各部門單位，明確各層級、單位之間分工合作的關係，使組織成員瞭解自己在組織中的工作關係和所屬關係；⑤建立組織內的資訊溝通管道；⑥與其他管理功能配合，保證組織內各項活動正常有效運轉，實現組織高效率。 (3) 組織工作的作用是避免工作中的混亂排除組織中的成員在工作和職責方面的衝突建立相互合作、發揮各自才能的良好環境，並有利於組織的發展，使組織中的成員為實現組織目標而做出貢獻。 (4) 組織工作有兩個特色：一是組織工作是一個流程，其次是組織工作是動態的。

+知識補充站

組織架構是構成組織的各要素之間的相對穩定的關係模式，它是表現組織各個部分排列順序、空間位置、聚集狀態、聯絡方式以及各要素之間的互動關係的一種模式，是執行管理和經營任務的制度是為組織提供一種實現工作目標的架構。組織能否順利地達到目標，能否促進個人在實現目標過程中做出貢獻，很大程度上取決於這種結構的完備程度。

3-8 醫院的護理組織管理系統（一）

（一）醫院的概念和工作特色

1. **醫院的概念：**醫院是對民眾或特定的族群做出防病與治病的場所，備有相當數量的病床設施、相關的醫務人員和必要的設備，是運用醫務人員的團體合作，以達到對住院或門診患者執行系統的和正確的診療、護理為目的的醫療事業機構。

上述概念對醫院的服務對象、功能、基本條件、合作特色、機構性質作了高度的歸納。醫院的工作對象主要是患者，醫院對患者的生命和健康負有重大的責任，因此，構成一所醫院必須具備下列的基本條件：（1）醫院以執行住院診療為主，並設有門診部。（2）要有正式病房和相當數量的病床等設施（按照醫院分級管理標準，不得少於20張），要具備基本的醫療、休養環境及衛生管理設施。（3）要有能力對住院患者提供合格的護理和基本生活服務，例如營養飲食服務等。（4）應有基本醫療設備，設有藥劑、檢驗、放射、手術及消毒供應等醫技診療部門。（5）應有相關系統的人員編製，包括醫務人員、行政人員、後勤人員，構成整體的醫療功能。（6）應有基本的工作制度，例如查房、值班、交接班、病歷書寫、各種技術操作、消毒隔離等醫療護理制度，以保證醫療的品質和患者的安全。

2. **醫院工作的特色：**醫院工作的特色是，以服務對象為重點，組織醫務人員運用醫學知識與技能，診斷、治療、預防和護理病人，為病人與社會人群服務。這是醫院系統區別於其他系統本質的特色。離開對病人的醫學服務，醫院就沒有存在的必要。只有按照醫院工作的特色，做好管理工作，才能管好醫院。在管理上必須注意下列幾點：

（1）醫院工作以病人為重點、醫療為主軸，一切皆是為了病人：醫院的一切部門都要聚焦於病人做工作。要保證病人安全，強調醫療品質和醫療效果，如預防醫院內感染、減少併發症、儘量保持病人生理、精神上的功能等，加強醫務人員職業道德和技術水平，不斷提昇醫院服務品質。同時在診療流程中，提供病人的基本需求，包括舒適衛生的環境、身心安全的護理、保證營養的飲食等，這些工作由醫院醫療、護理、醫技、後勤等各部門相互配合協調，共同完成。

（2）醫院工作的系統性與技術性較強：醫院是以醫學系統技術為服務方式的，而病人又是一個非常複雜的整體，因此要求醫務人員按照生物—心理—社會的現代醫學模式去工作，既要有紮實的醫學基礎知識和熟練的技術操作能力，更要有團結合作的精神和良好的服務態度，熟悉人文系統、心理學、社會學和流行病學等知識，重視人才培養和訓練提昇，發揮儀器設備效應。

（3）醫院工作的隨機性較大、制度性較強：醫院各科的病種相當複雜而繁多，病情千變萬化，需要臨時調配人員來加強觀察和處理，加上突發事件和很難預測的災害等，搶救任務相當繁重，醫院工作的隨機性很大，必須具有隨機應急能力。同時醫院的醫療行為又是關係到人的生命安全，因此醫院必須要有嚴格的規章制度，明確的單位責任制，在醫療工作程序、技術操作上達到標準化，符合品質的標準。視人才訓練和技術建構，並注意設備的更新和管理。

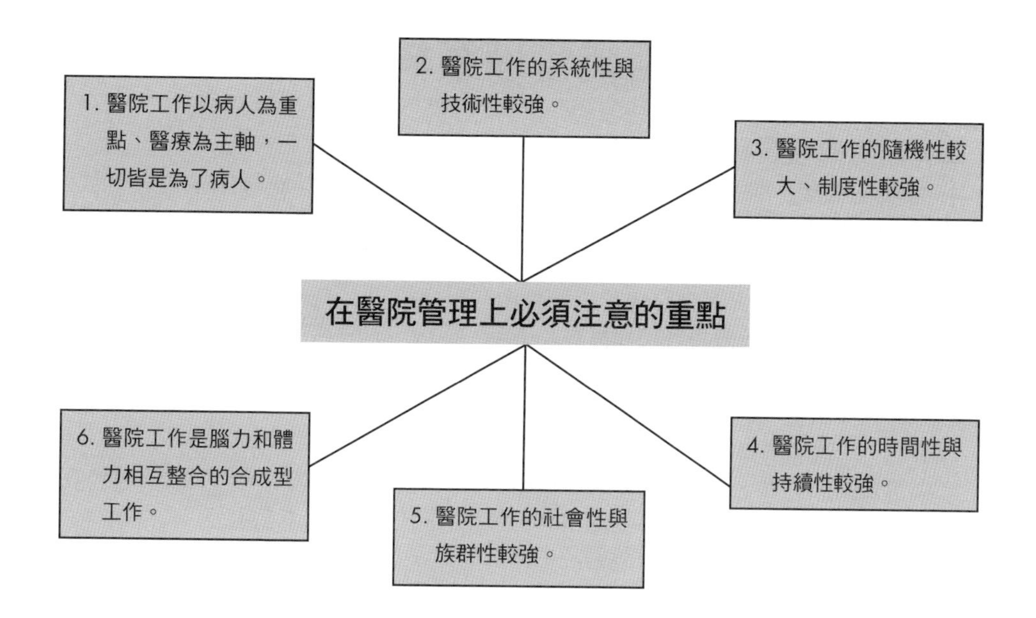

醫院管理的關鍵事項

1. 醫院工作的時間性與持續性較強	(1) 醫院在診治搶救工作中必須分秒必爭。 (2) 搶救時間就是搶救生命，搶救及時能夠挽救病人的生命，在搶救流程中，要嚴密與持續地觀察病情的變化，因此，醫院的工作是長年累月，日夜不斷。
2. 醫院工作的社會性與族群性較強	(1) 醫院是一個複雜的開放系統，也是社會系統中最複雜的組織之一。 (2) 醫院工作必須滿足社會對醫療的需求。 (3) 醫院工作的服務範圍相當廣泛，它關係到社會、家庭和個人，每個人的生、老、病、死都離不開醫院，需要醫務人員發揚救死扶傷的人道主義精神；然而醫院工作又受到社會條件的限制，做好醫院工作離不開社會的支援，需要激勵各方面因素為醫療服務，以民眾為主，以社會效益為主，做好醫院的經營管理工作。
3. 醫院工作是腦力和體力相互整合的合成型工作	(1) 醫院的工作需要求掌握醫學知識和技能的腦力與體力相互整合的工作來完成，是一項創意的工作。 (2) 要提昇系統的技術水準，發揮醫院醫技人員的意願。

3-9 醫院的護理組織管理系統（二）

（二）醫院的種類和基本功能

1. 醫院的種類：醫院有各種類型，不同類型的醫院規模、功能均有所差別，可以從不同的角度，對醫院採用不同的分類方法。

（1）按照收治的範圍來劃分

①綜合醫院：（a）綜合醫院是指設有相當數量的病床，分為內科、外科、婦產科、兒科、五官科、皮膚科等各種專科及藥劑、檢驗、放射等醫技部門，並有相關的人員和設備的醫院。由於現代醫療特色往往需要多重專科合作做診療，而且患者是動態的整體，往往需要多種專科的會診治療，綜合醫院能夠適宜這些需求。（b）現在的兒童醫院、中醫醫院實際上是兒童綜合醫院或中醫綜合醫院。

②專科醫院：專科醫院是為診治各自的特種疾病而設立的醫院，例如收治法定傳染病的傳染病醫院、收治精神患者的精神病院以及結核病院、口腔醫院、眼科醫院、腫瘤醫院、胸科醫院等。設立專科醫院有利於集中人力、物力、發揮技術設備優勢，開展專科疾病的診治和預防。

（2）按照特定的任務來劃分：有榮民醫院、企業醫院、醫學院校附屬醫院等。他們各有特定的任務和特定的服務對象。①有些醫院過去由於過分強調特定服務對象和任務，容易造成人、財、物的浪費，並影響醫院自身的發展。②近幾年來，實行對外部開放，水平式合併辦醫院，擴大醫院管理的自主權，上述的缺陷已經大有改善。

2. 醫院的基本功能

（1）醫院的功能即醫院的任務。

（2）醫院的任務是「以醫療為重點，在提昇醫療品質的基礎上，保證教學和研發任務的完成，並努力提昇教學品質和研發水準。同時做好擴大預防、指導基層和計劃生育的工作。」

（3）醫院的基本功能有：①醫療：（a）醫療是醫院的主要功能。（b）醫療工作以診療和護理兩大業務為主軸，醫療輔助業務部門密切配合，形成一個整體性的醫療，為患者服務。②教學：（a）任何的醫院均具有此種功能，即訓練醫務人員和其他人員。（b）醫學教育的一個顯著特色是：學校教育只是教學的一部分，必須經過畢業後教育才能培養成為一個合格醫護人員。（c）隨著醫學的發展，醫護人員的終身在職教育也使醫院必須具有訓練教育功能。③研發：（a）研發是醫院提昇業務水準的需求，也是發展醫學系統的需求。（b）臨床醫療實務中蘊藏著無數的研發課題。

（4）預防和社會醫療服務：醫院不僅治療患者，而且要做預防保健的工作，開展社會醫療服務，成為民眾健康服務的活動重點。要擴大預防，指導基層，還要做健康諮詢、門診和體檢、疾病普查、婦幼保健諮詢、衛生宣導教育等等。醫院必須運用臨床預防醫學工作對社會保健做出貢獻。

上述四項功能是互動關係、相輔相成的。醫院要以醫療為重點，醫療與其他三項功能相互整合，聚焦於醫療工作的整體性安排，整體性地完成各項任務。

國內醫院護理管理制度架構圖

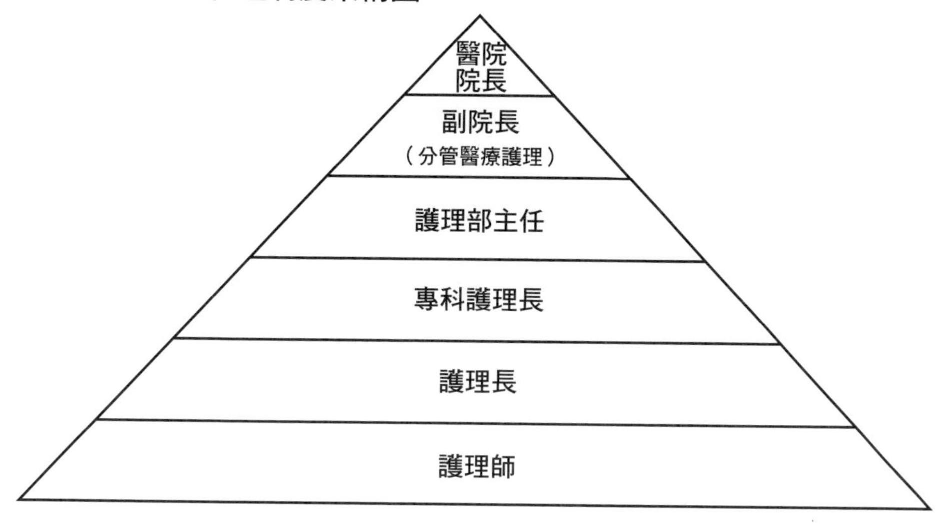

護理部的管理功能

護理部在醫院管理中的地位決定了它的主要工作功能有：

1. 在院長、分管護理工作的副院長的領導下，負責全院護理工作，擬定護理工作的近、遠期計畫，實際組織執行，並定期做檢查及歸納。
2. 制訂全院護理管理標準，包括護理規章制度、品質標準、規章制度、工作職責、排班原則等，督促檢查各級護理人員的執行情況。
3. 制訂護理技術操作規程和護理文書書寫標準（含護理病歷、各種記錄單、表格、交班報告等），做好護理資料的登記工作。
4. 加強對護理長的領導與培養，提昇她們的業務水平和管理能力，對重、危、難患者的護理流程做技術指導。
5. 調配院內的護理力量，適度地使用護理人員，發揮護理人員的意願；協調處理與專科主任、醫技、後勤等部門的關係。
6. 負責全院護理人員的業務訓練、技術考核、教學、進修等工作，建立護士技術檔案；提出晉升、任免、獎懲意見；動員全院護理的查房；領導護理人員學習先進護理經驗，積極地鼓勵護理人員鑽研業務，有計劃地造就一支高素質的護理團隊。
7. 負責領導護理研發工作，組織制定規劃，選定課題，提出措施，掌握落實的工作；根據實際情況有計劃地開展護理新業務、新技術，不斷提昇護理品質。
8. 組織護理長定期分析護理品質，採取措施減少護理差錯，嚴防護理事故發生，並負責護理方面的醫療糾紛與事故的處理。
9. 負責提出有關護理物品、儀器、設備等的增加配備意見。

3-10 醫院的組織機構與系統

(一)醫院的組織機構與系統

1. 醫院的組織機構：為了保證高層管理人員的整體高效能管理，在醫院組織機構設定方面，要減少管理的層級，達到職責分工明確，指揮靈活、運作快速，精練、高效率的系統化管理。

2. 醫院的組織系統：根據醫院組織中不同的功能功能，組織系統分為；

(1)行政管理組織系統：包括院長辦公室、醫務科、警衛科、護理部、設備科、財務科、總務科、飲食科、資訊科、門診部等部門。

(2)臨床業務組織系統：包括內科、外科、婦科、兒科、眼科、耳鼻咽喉科、皮膚科、中醫科、ICU、麻醉科等業務科室。

(3)護理組織系統：包括門診、急診科、各病區、手術室、供應室及有關醫技辦公室護理單位。

(4)醫技組織系統：包括藥劑科、檢驗科、理療室、核磁共振檢查室、心電圖室、同位素中心實驗室、營養中心等部門。

在500張床以上規模較大的醫院組織系統中，還可以增設對院區主任有參謀作業功能的決策智囊團，例如專家委員會、院務委員會等。

(二)醫院的護理管理組織系統

根據行政院衛生署的規定，醫院護理管理組織系統設定情況如下：300張床位以上的醫院都要設護理部，實行在分管醫療護理工作或專職護理副院長領導之下的護理部主任、專科護理長、護理長三級負責制；300張床位以下的醫院實行總護理長、護理長二級負責制。

護理部主任或總護理長由院長聘任，副主任由主任來提名，院長來聘任。

(三)護理部的地位、功能與管理功能

1. 護理部的地位和功能：(1)護理部是醫院的一個管理功能部門，是醫院護理指揮系統的中樞，在醫院管理中相對獨立，自成系統。護理部主任直接進入醫院領導層，參與整個醫院的管理活動，並具有相關的責任和權力。(2)現在，護理部與醫院行政、醫務、醫技、後勤等部門處在並列的地位，相互配合共同完成醫療、護理、預防、教學、研發等工作。(3)護理部在護理副院長或業務副院長的直接領導下負責計畫、組織、指揮、協調、控制全院的護理業務、行政管理、在職教育、系統研究等工作，在醫院護理整體流程中始終發揮了主導的功能。

小博士解說

專科護理組織工作

根據行政院衛生署規定，100張床位或3個護理單元以上的大科別，以及醫院中任務繁重的手術室、急診科、門診部設科護理長，由護理部主任提名聘任。科護理長在護理部主任的領導下，全面負責所屬專科的護理管理工作。

護理長是醫院病房和其他基層單位(例如門診、手術室、供應室、產房等)護理工作的管理者。病房護理管理實行護理長負責制，在護理部主任或(總護理長)、專科護理長督導和專科主任業務指導下做工作，負責本病房的護理管理工作。

醫院護理管理組織系統

護理管理組織架構基本要求	300張病床以上的醫院	300張病床以下的醫院	100張病床以上的醫院、 3個護理單元以上的大科、 任務繁重的手術室、急診室、門診部
	實行護理部主任、科護理長、病房護理長之三級責任制	實行科護理長、病室護理長之二級責任制	設科護理長1名，在護理部主任和科主任任業務指導下，整體負責本科的護理管理工作，有權在本科範圍內調配相關人員。

我國目前醫院護理管理制度主要有下列三種

1. 在院長的領導下	護理副院長—護理部主任—科護理長—病房護理長，實施垂直式管理。
2. 在醫療副院長的領導下	護理部主任—科護理長—病房護理長，實施半垂直式管理。
3. 床位不滿300張，規模較小的醫院	不設立護理部主任，只設立總護理長。

醫院護理部的地位、功能及管理功能

護理部是醫院護理工作專業管理功能部門，它與醫院行政、醫務、醫技、科技及後勤等部門處在並列位置，相互配合共同完成醫院的醫療、護理、預防、教學、科研等工作。護理部承擔了占全院人員總數1/3的護理人員和分佈在3/4部門的護理管理工作。		
護理部發揮功能主要呈現的幾個層面	1. 護理部在醫院管理中的功能	是醫院管理工作的重要部分，從護理工作在完成醫療任務、在教學研發中的功能以及護理專業自身的系統性、服務性等特色來說，良好的護理管理是做好整個醫院工作的關鍵，護理管理水準的高低很大程度上影響了醫院的管理水準。
	2. 護理部在完成醫療護理任務中所發揮的功能	(1) 醫院的醫療工作以診療、護理兩大業務為主體，並與醫療輔助業務密切配合，形成以病人為重點的現代醫療衛生服務整體。 (2) 護理工作既要與醫生配合完成診療任務；又要完成對病人的身心兩方面的護理，應加強部門管理，制訂與醫院工作效率和品質符合的護理工作標準，使護理服務及管理達到標準化、程序化、系統化。 (3) 同時通過建立各種護理制度、操作規程、各項護理品質標準等，使醫院護理工作得到各方面的支援和配合，提昇護理人員士的士氣。 (4) 達到為病人提供最佳服務的目的。
	3. 護理部在教學、研發、預防保健工作中的功能	(1) 醫院除了完成醫療工作之外還承擔不同層級的醫、護、藥、技等專業學生的臨床實習和在職專業人員的訓練進修任務。 (2) 護理部負責護理科系的臨床實習計畫、組織、執行和檢查考核。

+知識補充站

護理部的管理職能包括下列的內容：(1)在分管護理工作的副院長領導下，負責全院護理工作。(2)制定全院護理工作發展規劃，包括工作計畫、品質標準、工作制度和考查評價護理管理標準。(3)按照上級主管部門的要求，制訂護理技術操作規程和護理檔書寫標準。根據醫院分級管理標準，達到護理品質評估指標的要求，做好護理資料統計工作。(4)加強對護理長的領導和訓練，提高護理人員的業務水準和管理能力。對急重症病人的護理流程做技術指導，並做臨床護理工作及護理服務安全管理。(5)協調和處理與科主任、醫技、後勤等部門的關係，合理調配護理人員。協同人事部門做好各級護理人員的任免、考核、獎懲、晉升等工作。(6)領導護理教學和研發工作，建立護理人員技術檔案。做好業務學習和開展護理查房，使用護理新技術，不斷提昇護理的品質。

3-11 護理人員的配備（一）

（一）護理人員的編製

人員編製是人力資源規劃的重要部分，包括依據工作性質和工作量確定護理人員的數量和品質，然後篩選合適的護理人員，充實到相關的單位上，賦予其責權利。在這個流程中，管理者要遵循基本的編製原則，考量影響編製的因素，掌握相當程度的編製方法。

1. 護理人員編製的基本原則：護理人員編製是指經過系統的方法，安排護理人員於組織中各護理單位的工作流程，涉及組織結構、護理目標、單位功能等因素。在護理人員的編製之中要遵循下列的原則：

（1）配合目標的原則：人員編製配合組織目標就是指所配置的護理人員在數量、品質、整體結構等方面，滿足護理服務對象的需求，有利於組織目標的實現。人員編製的目的是為了實現組織的目標，所以配合和滿足組織目標對人員的需求是人員編製的首要原則。（2）適度結構的原則：在人員編製流程中，不僅要看個人的素質和能力，還要特別注重整體和系統的效應，也只有這樣護理人員個人的潛能才有可能在各單位上發揮出來。編製流程中要考量醫護比例、護理人員和床位比例，不同學歷、年齡護理人員的適度構成等。（3）責任與權利一致的原則：護理人員與單位整合的同時，就意味著賦予其責任與權利。護理工作中各單位職務的要求是護理人員的責任，即護理人員應當完成的任務，恰當的權利使護理人員能主動執行工作計畫，擔當起所負的責任，同時，與責權相配套的利益與待遇，也是必不可少的保障因素。因此，管理者在護理人員編製時要做到責權利三者統一。（4）動態發展的原則：適度的人員編製必然是動態的。隨著護理服務需求的變化，護理專業的發展，衛生服務系統、政策等的改革，使得護理的組織目標在不斷地發展變化，所以人員的編製應是動態的，同時，護理人員自身發展的需求變化，也使得人員流動成為編製的方式之一。因此，人員編製應有預見性，在發展中達到動態的平衡。

2. 影響護理人員編製的因素：護理人員的編製總是在特定組織中，並且在一定環境下做。管理者在遵循上述編製原則的基礎上，還要充分考量影響編製的因素，才能使護理人員適度編製有基本的保證。影響編製的因素主要有下列幾方面：

（1）服務的需求：服務需求是影響編製的主要因素。隨著醫學和護理學的發展，護理服務範圍在擴大，服務內容也在增加，服務需求則不斷發展變化，因此對護理人員的數量、素質兩方面提出新的要求，管理者在護理人員編製時要充分考量服務需求的變化。（2）人員的素質：護理人員的素質包括職業道德素質、知識技能素質、心理素質和身體素質，這些都直接影響人員的編製。若護理人員訓練有素，能力較強，並能夠充分地發揮功能，可以使得編制短少精悍；反之，素質、能力與工作職責不相稱，必然會影響工作的效率，人力需求就會增加。（3）管理的因素：管理是使人、財、物發揮績效的基礎，人員編製的整體流程都受到管理因素的限制。從整體上，政府的現行政策、制度影響編製，從局部上護理管理者的組織、計畫、決策能力也會影響編製。在政府政策允許的範圍之內，護理指揮系統的組織，適度地使用人力資源，才能夠提昇工作效率。

研究性學習目標的方法與要求

1. 研究性學習目標

(1) 你所調查的專科目前護理人員編制?按照工作量計演算法是否達到標準?
(2) 護理人員的分工方式有哪幾種?你所調查的專科護理人員是如何分工的?你有什麼改進意見?
(3) 瞭解你所調查的專科一周的排班情況?屬於哪種類型的排班?是否符合排班原則?有什麼特點和優缺點?你有什麼改進意見?
(4) 在完成項調查工作的過程中你有什麼體會?

2. 方法

(1) 在課後自學課本的內容 。
(2) 分組到醫院各專科調查護理人員的分工排班。
(3) 小組彙報。
(4) 課堂討論 。

3. 要求

(1) 以小組為單位來進行。
(2) 利用業餘時間完成。
(3) 醫院、專科不限。
(4) 以小組為單位準備5分鐘的彙報,彙報的方式不拘。

護理人員和助產士的配備

項目	比例
1. 病房護理人員承擔的工作量不包括發藥及治療工作量在內,發藥及治護理人員與病床之比為	1:100～1.2:100
2. 門診護理人員與門診醫師之比為	1:2
3. 急診室護理人員與病床之比為	1:100～1.5:100
4. 注射室護理人員與病床之比為	1.2:100～1.4:100
5. 設有觀察床的護理人員與觀察床之比為	1:2～1:3
6. 助產士與婦產科病床之比為	1:8～1:10

+知識補充站

制定護理人員編制的主要根據護理人員編制與數量,主要是根據醫院的級別、床位、醫護人員的合理比例。

3-12 護理人員的配備（二）

2. 影響護理人員編製的因素（續）

（4）**環境條件**：影響人員編製的環境可以分為硬體環境和軟體環境。硬體環境是指護理服務所需求的建築、設施、設備、後勤保障等條件。例如醫院建築佈局的分散與集中，工作條件自動化、現代化程度等。軟體環境是指護理服務所面對的社會環境，包括服務對象的教育程度，經濟發展科技進步，醫院等衛生服務部門的競爭等。

3. 護理人員的編製方法

醫院是護理人員需求量最大的場所，其編製的方法大多是以醫院護理人員的編製為研究對象，現在介紹下列幾種方法。

（1）「編制原則」規定整合醫院床位與工作人員之比，按照醫院規模和所擔負的任務分為三類：①300張床位以下：1:1.30～1:1.40；②300～450張床位：1:1.40～1:1.50；③450張床位以上：1:1.60～1:1.70

（2）「編制原則」規定整合醫院各類人員比例為：行政管理和出勤人員占總編制的28%～30%，其中行政管理人員占總編制8%～10%；衛生技術人員占總編制的70%～72%，其中醫師占25%，護理人員占50%，其他的衛生技術人員占25%。

（3）「編制原則」規定病房和非病房護理人員編制為：

①病房護理人員包括護理師和護理人員。護理師和護理人員之比以3:1為宜。每名護理人員擔當的病床工作量，見右表。病房護理人員擔當的工作量不包括發藥和治療工作在內，發藥及治療工作每40～50床位配備護士3～4名。

②非病房護理人員的編制為：門診護理人員與門診醫師之比為1:2；急診室護理人員與醫院總床位之比為1～1.5:100；觀察室護理人員與觀察床之比為1:2～3；注射室護理人員與病床之比為1.2～1.4:100；住院處護理人員與病床之比為1～1.2:100；嬰兒室護理人員與嬰兒床之比為1:3～6；供應室護理人員與病床之比為2～2.5:100；手術室護理人員與手術臺之比為2～3:1；助產士與婦產科病床之比為1:8～10。

病房和非病房各單位，每6名護理人員（助產士）增加替班1人。

③護理管理系統的編制：

（a）300張床位以上的醫院設護理副院長，兼護理部主任1人，副主任2～3人；床位不足300張，但是醫療、教學、研發任務繁重的專科醫院，設護理部主任1人，副主任1～2人；300張床位下列的醫院設總護理長1人；100張床位上述的科室設科護理長1人，門診部、急診室、手術室等任務重、工作量較大的科別也各設科護理長1人。

（b）「編制原則」目前仍是國內公立醫院做人員編製必須遵循的準則，但是隨著系統技術的進步，醫院管理系統的改革，醫療保險制度的變化，醫療衛生服務對各專業技術人員的需求有了新的變化，醫院如何使人員編製配合新形勢，提昇服務品質值得進一步的探討。

每名護理人員擔當的床位工作量

	每名護理人員所擔當的床位數		
	日　班	小夜班	大夜班
內科、外科、婦產科、結核科、傳染科	12～14	18～22	34～36
眼科、耳鼻喉科、口腔科、皮膚科、中醫科	14～16	24～26	38～42
小兒科	8～10	14～16	24～26

影響護理人員編配的因素

1. 任務輕重和工作量大小 → 不僅數量不同，人員配備也不同。

2. 人員數量與品質 → 工作量與人員數量成正比，但是要保持品質，因此人員素質較為重要，編制要少而精，盡可能雇用技術、品德、心理素質較高的人才。

3. 人員比例和管理水準 → 比例是否達標，編制是否達標，直接影響護理工作效果，護理指揮系統能夠系統地組織，使用人力資源，並有效地協調好各部門的關係，則可以節省人力並提高效率。

4. 社會因素和條件差異 → 國家政策：公休日、產假等，護理服務對象的經濟狀況、教育背景等，公費醫療制度均為社會影響因素，護理人員的合理編製要符合國內的實際狀況，不同的地區、不同的自然條件的醫院需要的人力也不相同。

+知識補充站

醫院人員編制原則

1. 功能需求原則　2. 層級對應原則　3. 合理結構原則
4. 精簡高效率原則　5. 動態管理原則　6. 適度流動原則

3-13 護理人員的配備（三）

4. 按照工作量之計算演算法

按照工作量計演算法編製護理人員的計算公式很多，各有其特色，但是在實際的使用中，由於受到多種因素的影響，很難完全地執行。

各級護理所需的時間總和

公式Ⅰ：應編的護理數＝每名護理每天工作時間＋機動數

例如某病房患者總數為40人，其中一級護理4人，二級護理12人，三級護理24人。一級護理每名患者每天直接護理所需時間4.5小時，二級護理2.5小時，三級護理0.5小時。間接護理時數每一位患者每天大約20分鐘。機動的數目一般按照20%～25%來計算。

$$\text{應編制的護理數}=\frac{4.5\times4+2.5\times12+0.5\times24+13.3}{8}\times(1+20\%)=11(\text{人})$$

公式Ⅱ：應編制的護理數＝

$$\frac{\text{病房的床位數}\times\text{床位使用率}\times\text{平均護理時數}}{\text{每名護理每天工作時間}}+\text{機動數}$$

公式中：平均的護理時數＝各級患者護理時數的總和/該病房患者總數

$$\text{床位使用率}=\frac{\text{占用床位數}}{\text{開放床位數}}\times100\%$$ 一般按照93%來計算

每名護理人員每天工作時間以有效的服務時間來計算，即除去法定公休和上學的時間，一般按照每名護理人員每天工作時間大約400分鐘來計算。

上述舉例按照公式Ⅱ來計算如下：

平均護理時數 ＝（4.5×4＋2.5×12＋0.5×24＋13.3）/40 ＝ 1.83（小時）

$$\text{應編制的護理數}=\frac{40\times93\%\times110}{400}\times(1+20\%)=12.3(\text{人})$$

按照工作量編製護理人員是一項複雜而具有系統性的工作，特別是在開展整體護理之後，如何計算護理人員的工作量，如何衡量心理護理、患者評估、健康教育等工作的所需時間等問題都有待在實務中探討。

5. 按照「患者分類系統」來確定護理人員的方法

1960年代以來，為系統量化護理人員的工作和患者護理等級，更恰當的配備人力資源，國際上許多專家學者發展出各種不同的「患者分類系統」，即根據患者在特定時間內所需護理活動的多少為標準對患者予以分類。

（1）患者分類的依據：自1950年代以來，護理專家提出了根據患者在特定時間內所需護理活動的多少為標準對患者予以分類的方法。通常依據患者所需求的護理活動，經過量化之後分類；而量化是以每名患者每天所需的護理時數而定。

護理人員的編制計算

$$應編護理人數 = \frac{編制床位數 \times 床位使用率 \times 每名病人每日平均所需護理時數（分）}{每名護理每天工作時間（分鐘）} + 機動數 = 人$$

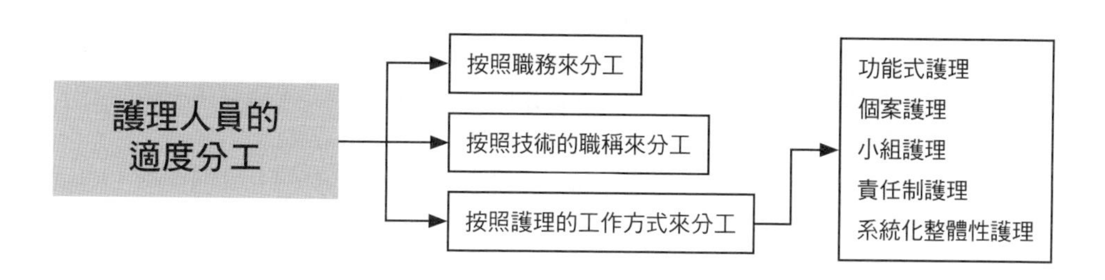

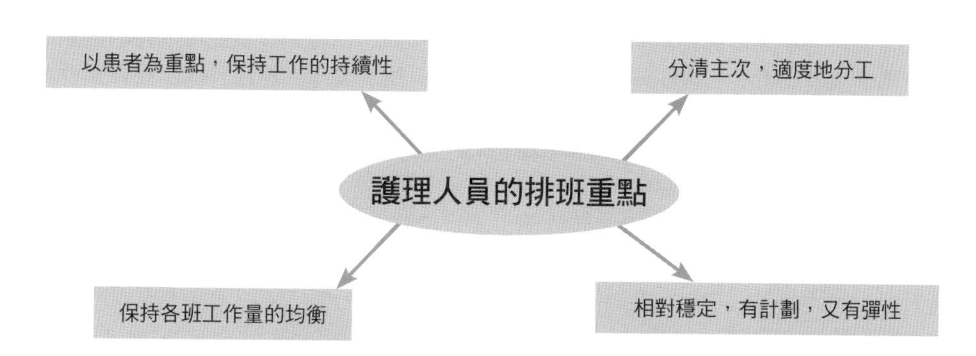

按照工作量計算護理人員編制

直接護理項目	1. 是每日直接為病人提供護理服務的護理活動。 2. 例如：晨間護理、肌肉注射，測T.P.R等。
間接護理項目	1. 是為直接護理做準備的專案，以及溝通協調工作所需要的護理活動。 2. 例如：抄寫處理醫囑，交班，配液等。
根據國內分級護理要求的內容，計算每名病人在24小時內所需要的直接護理和間接護理的平均時數，根據「平均護理時數」為依據計算工作量。	1. 一級護理病人每日所需護理時數為4.5小時。 2. 二級護理病人每日所需護理時數為2.5小時。 3. 三級護理病人每日所需護理時數為0.5小時。 4. 間接護理40張床日均護理時間為13.3小時。

3-14 護理人員的配備（四）

（2）**患者分類方法**：分類方法有原型分類和因素分類，原型分類是按照患者身體、心理、社會功能不同，將患者分為不同的等級。例如國內按照原型分類將患者護理分為一、二、三級和特級。原型分類法簡便、省時、易於掌握，但評定級別的信度不易一致。因素分類是將與護理有關的因素分為幾個大範圍，每一個範圍包括相當程度的護理活動。此種方法通常使用患者分類量表對患者做分類，而且各種量表製成電腦軟體，作為正確監測和決定患者個別性護理需求的依據，可以確定患者需求照顧的工作量及複雜性，從而對患者做分類，也可以此計算護理人員的編制數。

（3）**羅斯麥迪可斯量表—患者分類系統**：羅斯麥迪可斯量表—患者分類系統（Rush Medicus Tool-patient Classification System RMT-PCS），該量表是美國聖路加醫學中心與麥迪可斯電腦公司合作發展的軟體，至今已在美國幾百家醫院使用。

榮民總醫院整合實際的情況，將患者分為四類，將護理活動從原表的37項修改為34項。表內各項護理活動均有其定義的標準，以保證每位護理人員在使用時均按照其統一標準來確立患者的護理項目。例如「大小便失禁或盜汗」適用於大小便失禁者，包括部位不易護理或常滲漏者的腸造廔，但是不包括已有導尿管的患者。也適用於嚴重盜汗的患者，或在高濕度氧氣帳內需經常更換床單的患者（至少每班2次），但是不包含未經大小便訓練的嬰兒。

表內的各項護理活動均做過工時的測定，以瞭解各項活動平均需花費多少護理時數。在設計量表時，專家們共同擬訂出計算人力的方式，並按照工時的不同，將各項護理活動經過量化來確定「點數」，「點數」是由所需護理時數轉化而來的時間因素，例如可以將5分鐘確定為1點。

使用RMT-PCS量表，首先確定患者所需要的護理活動專案，然後將各個點數相加計算出總點數，再按照總點數將患者分為四類。

在使用RMT-PCS量表之前，必須瞭解下列有關的名詞：

①嚴重度指數：是依照患者所需護理時數多少與其他患者等級衡量之後所得到的指數。患者嚴重度指數的第一類患者定為0.5，第二類患者為1.0，第三類患者為2.5，第四類患者為5.0；即護理時數第一類患者最多需要2小時，第二類患者最多需要4小時，第三類患者最多需要10小時，第四類患者需要10小時以上。

②工作量指數：是將每一類患者人數乘以嚴重度指數所得之和為工作量指數。如某病房30位患者，其中第一類和第二類患者各10位，第三類患者8位，第四類患者2位，則：工作量指數＝$10 \times 0.5 + 10 \times 1.0 + 8 \times 2.5 + 2 \times 5.0 = 45$

③平均患者嚴重度：平均患者嚴重度為工作量指數除以患者總數，例如上例中的工作量指數為45，患者總數為30人，則45除以30得1.5。依據RMT-PCS的分類，該病房患者的嚴重度在0.75～1.74之間，是屬於第二類的患者，即該病房30位患者雖有一到四種等級，但是平均患者嚴重度說明患者平均為第二類患者。

患者的分類表

類別	24小時之內所需要的護理時數	平均患者的嚴重程度	總點數
I類	0～2小時	0.5～0.74	0～24
II類	2～4小時	0.75～1.74	25～48
III類	4～10小時	1.75～3.74	49～120
IV類	＞10小時	3.75～5.00	＞120

羅斯麥迪可斯量表的應用

1. 瞭解患者的種類及護理工作量

護理人員每日上午10時以前必須使用量表勾選患者所需護理活動項目，將項目和點數由登錄人員輸入電腦，經過計算得出每日每位患者所需的護理時數，即能計算出病房各級護理的患者數、護理工作量指數及患者的嚴重度，作為人力編制計算的依據。

2. 預測每班分配多少比例的人力

(1) 可以運用各班所需的工時計算出來。例如24小時內觀察，白天班8小時患者所需護理時數為80小時，小夜班為48小時，大夜班為32小時，故24小時內共需160小時。
(2) 依據工作量比例為10：6：4，因此，白班可以按照50%的人力配備，小夜班30%，大夜班20%。

3. 能計算出每班需求多少人力

(1) RMT-PCS是以各家醫院每位患者每日所需的護理時數，來計算所需要護理的總時數。
(2) 標準護理時數在各醫院是不同的，因為患者嚴重度不同，所需要的護理亦不相同。

4. 計算出總護理人力

(1) 計算總人力時應減除護理人員公休和假期的天數。即一年365天減去法定假日、公休假、平均病事假、在職學習日等，得出實際上班天數。
(2) 以365日除以實際上班天數即為休假係數。
(3) 任何一個量表要達到相當程度的信度和效度才能夠適度地使用。
(4) 患者分類量表中每一項護理活動所花費的時間是否正確，以及這些項目是否已包含了百分之百的直接護理和間接護理活動，均為在建立此表時，應該重點研究的問題。
(5) 羅斯麥迪可斯量表在患者分類、測定護理工作量方面確有應用價值，值得國內的同行加以研究。

3-15 護理人員的配備（五）

（二）護理人員的適度分工

護理人員的適度分工是保證執行組織管理的重要措施，分工適度就能充分激勵每一個人的意願，使人人按照組織的目標來做工作，從而保證組織目標的實現。

1. 按照職務來分工：包括按照行政管理職務和技術職務分工。行政管理職務包括護理副院長、護理部主任、副主任、科護理長、護理長。技術職務包括主任護理師、副主任護理師、主管護理師、護理師、護理人員。

2. 按照護理的方式來分工：護理方式是指護理人員對服務對象做護理的工作模式。不同的護理方式有不同的分工方法。隨著醫療衛生事業的進步和護理專業的發展，國內護理工作主要經歷了下列幾種護理的方式：

（1）個案護理：個案護理（case nursing）是指由一名護理人員負責一個或幾個患者的全部護理。在醫院中這種方式多用於護理長安排專門負責病情較重的患者的護理，也有患者聘請特別護理人員來給予完全的照顧。此種方式的優點是：護理人員可以和患者直接交流，護理人員與病患的關係融洽；負責的護理人員有相當程度的自主權，可以把護理內容和護理方法協調得更好；易於明確責任、任務，有利於保證工作的品質；護理人員的工作責任心較強。其缺點是：需要較多人力，花費較大。

（2）功能式護理：功能式護理（functional nursing）是以工作為重點來做單位分工，例如護理分工有治療護理、藥物治療護理、生活護理等，對患者的護理工作是由各單位的護理人員相互合作共同完成，護理師按照操作規程和工作標準來工作，較少考量患者的心理因素及管理等有關問題。這種護理方式的優點是：節約人力和經費，節省時間；護理人員操作熟練週期短，任務明確便於組織工作；單元護理患者所需的儀器較少。該方式的缺點是：護理人員對患者缺乏整體性的瞭解，易於忽視心理、精神、社會等因素對患者的影響；對患者護理的持續性較差；機械性、重複性的護理工作較多，不易發揮護理人員的創意和主動性。

（3）小組護理：小組護理（team nursing）是指由一組護理人員負責一組患者的護理。小組一般由3～4名護理人員組成，負責若干名患者的護理。小組負責人要有相當程度的管理經驗和較強的技能，小組的成員可以由護理師、護理人員所組成。此種護理方式的優點是：護理人員的責任心較強，對患者的情況掌握較為整體性，可以由小組根據患者的情況來制定護理計畫，並適度地協調執行。此種護理方式的缺點是：需要較多的人力和設備；對患者的護理仍不夠整體性。

（4）責任制護理：責任制護理（primary nursing）是在生物—心理—社會醫學模式影響下所產生的一種新的護理方式。這種護理方式強調以患者為導向，由責任護理師按照護理程序為患者提供身心護理方案，患者可以得到整體、持續、協調、個別性的護理。在責任制護理中，責任護理師是主軸，可以直接向醫生報告工作，並與其他醫務人員、家屬等溝通。一般一名責任護理師負責3～6名患者，8小時在班，24小時負責，當責任護理師不在班時，由輔助護理師代為負責。此種護理方式的優點是：護理人員的責任感增強，處理患者問題更直接迅速；護理工作的持續性、整體性加強。此種護理方式的缺點是：人力、物力需求增多，經費消耗大，常會受到編制、人員素質等方面的限制。

整體性護理

整體性護理（holism nursing care）是近年所發展起來的一種護理方式，是以人為重點，以現代的護理觀為指引，以護理程序為重點為服務對象提供系統的整體性護理。

1.系統

其系統包括護理哲理、護理程序、護理職責與行為評估、患者入院及住院評估、患者標準護理計畫及標準護理教育計畫、護理記錄和護理品質保證等內容。

2.優點

(1) 採取較為靈活的分工方式，每班將患者分配給護理負責，交班之間運用護理表格來做密切的銜接，從而實現24小時的持續負責；
(2) 要求護理嚴格地按照護理程序來工作，使得護理工作評估標準和護理人員職責管理更加標準化、實際化；
(3) 更加注重人的整體性，護患的關係、醫護的關係得到良好的發展，患者得到包括生理、心理、社會、精神、文化多方面的護理服務及健康教育。

3.缺點

(1)人力、物力需求增多；
(2)經費消耗大；
(3)常受到編制、人力素質等影響。

+知識補充站

1. 適度的排班：護理工作中的排班問題是護理人員分工的實際呈現方式，也是護理管理者的基本管理功能。
2. 上述各種分工方式各有其理論原則和適用性：在實際工作中，要根據所在單位的性質、人員、經費及患者等實際情況來篩選。

NOTE

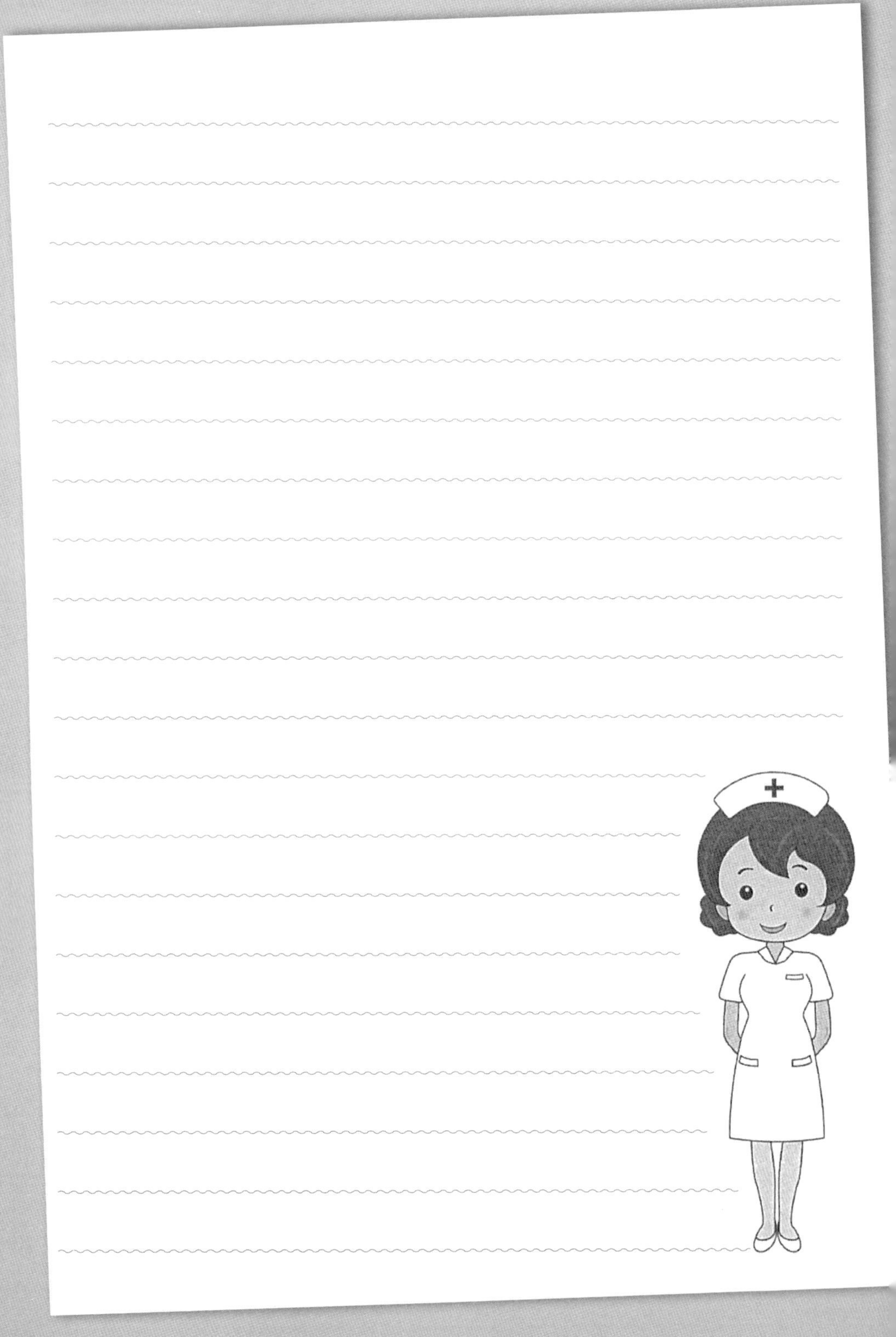

第四章
護理團體的人際關係

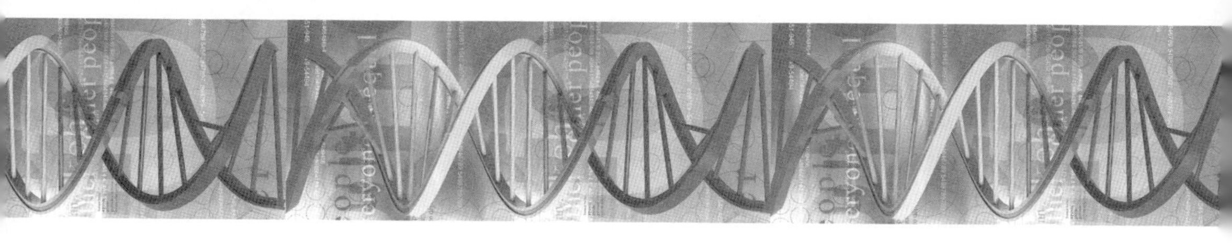

本章學習目標

1. 說出團體、內聚力、人際關係等概念。
2. 列出影響內聚力的因素。
3. 說出人際關係的分類。
4. 解釋團體內聚力與工作效率的關係。
5. 概述影響人際關係的因素。
6. 舉例說明護理團體中的人際關係。
7. 運用人際關係理論來分析影響護理與病患關係的因素。
8. 運用人際關係平衡理論來分析護理管理者如何管理團體中的人際關係。

4-1 概論（一）

團體的一切活動，是運用人與人之間相互交往而得以實現的，人們在交往中，形成了各式各樣的人際關係。人際關係的好壞直接會影響團體的氣氛，會影響員工的工作情緒和意願。護理管理者掌握護理團體中人際關係的特色和規律，對於有效地做護理管理相當重要。任何的組織都是由若干大小不同的團體所組成的。管理者直接面對的對象不僅僅是個人的行為，而且是團體的行為。只有瞭解團體對組織功能及對個人的影響，才能更好地激勵人們的意願，發揮團體的功能。

（一）團體的概念

團體（group）是指由若干個人因為某些心理的、社會的原因，以一定的結構組合在一起做活動的互動整體族群。

團體不是若干個人的單純集合，幾個人偶然一起乘坐電梯，素不相識的人在馬路上圍觀某一事物，憑自由買票進入同一影劇院的一群人，都不能稱其為團體。團體應該是一個整體，應該是建立在其成員的互動的基礎上，並有特定的團體目標。美國心理學家霍曼斯經過研究指出，在任何一個團體中，都有三個互動關係的組成「元素」，即情感、活動和互動的功能，一個團體的存在是離不開這三個因素的。首先，團體成員是以一定的方式聯結在一起的，其中感情和心理的關係是極為重要的因素，在心理上沒有什麼關係的族群不是團體。其次，團體必須有活動，否則團體的存在也就失去了意義。無論是學習活動、生產活動、軍事活動、文化活動、商業活動還是學術活動，都必須以分工合作為基礎，在活動中發揮各自的智慧、才能和力量。第三，團體內的成員為實現共同利益和目標必然會相互配合、互動、相互依存、相互影響。當然上述這三個要素並不是孤立的，而是具有互動關係的。團體成員在活動中必然要互動，在互動功能中又產生思想和感情的溝通關係，思想與感情的關係又會進一步地影響活動和互動功能。

（二）團體的內聚力

1. 團體內聚力的概念：團體的內聚力（group cohesiveness）又稱為凝聚力，是指團體對其成員的吸引力，或團體之內成員的心理親和力，其實際的表現是成員對團體忠誠，有很強的「我們」意識，成員之間有相互合作的親情，有一致性的價值觀念，有相近的心理感受等。它是團體成員之間或成員與團體之間關係的一種反映和表現。團體的內聚力具有重要的價值，它會使團體的成員自覺地產生為團體效忠、努力的主動投入傾向，它是維持團體存在的必要條件。如果一個團體喪失了內聚力，對其成員沒有吸引力，團體就如一盤散沙，這個團體就難以繼續存在下去，即使名義上還存在，而實際上已經喪失了團體的力量和功能。團體內聚力是增強團體績效，實現團體目標不可缺少的條件。高度內聚力的團體一般具有下列幾個特色：團體成員之間的資訊暢通、交往頻繁、關係融洽、氣氛和諧，團體的成員具有較強的歸屬感和安全感，願意參加團體的活動，團體的成員會主動地出謀劃策維護團體利益，願意承擔團體更多的責任來促進團體的發展。

高度內聚力的團體一般具有的特色

- 團體成員之間的資訊暢通、交往頻繁、關係融洽、氣氛和諧
- 團體的成員具有較強的歸屬感和安全感，願意參加團體的活動
- 團體的成員會主動地出謀劃策維護團體利益，願意更多地承擔團體的責任來促進團體的發展。

影響內聚力的因素

1. 團體內部的一致性：指團體成員之間的相似程度，例如興趣、愛好、需求、動機、目標利益，信念等方面的一致性或相似性。	一般來說，一致性越高，內聚力也就越高，其中，共同的利益和目標是最主要的凝聚因素。
2. 與外部環境的關係	一個團體與外界相對地比較隔離，比較孤立，這個團體內聚力就較高。當團體面臨外界壓力，遭受外部威脅，或與其他團體處於競爭狀態時，會促使內部成員密切整合起來，共同抵抗外力，從而增加了團體的內聚力。
3. 團體的目標結構與目標的達成	(1) 目標對團體行為有凝聚功能，在目標結構上，單純地強調個人目標或單純地強調團體目標，二者毫無關聯性，就會降低團體的內聚力。 (2) 如果個人目標和團體目標有效地整合起來，就有利於增強團體內聚力。 (3) 有效地達成目標會使成員產生自豪感、自信心，歸屬感，會進一步地增強內聚力，而內聚力增大反過來又會促進目標的達成。
4. 獎勵的方式	(1) 在獎勵方式上，如果單純獎勵個人，就會增強競爭因素，擴大團體內的差異性，從而削弱團體內聚力，但是如果僅僅獎勵團體，又不能鼓勵先進的個人，而造成平均主義，先進者會不服氣，中間者與後進者也不會受到激勵，同樣會削弱團體的內聚力。 (2) 只有實現個人與團體相互整合的獎勵方式，才有利於增強團體內聚力。
5. 領導的方式	(1) 不同的領導方式對團體內聚力有不同的影響。 (2) 心理學家勒溫運用實驗發現，實行「民主型」領導方式的團體之內，成員的思想活躍、團結與友愛、主動性較強、工作效率較高、凝聚力較強。在「專制型」領導方式下，團體成員缺乏自覺性，上下級之間感情冷漠，甚至相互敵視，因此內聚力較低。 (3) 至於在放任型領導方式的團體之內，有組織的行動和以團體為重點的行動量減少，對主管也無好感。 (4) 相關的實驗證實不同的領導方式，對團體的內聚力有較大的影響。
6. 團體的規模：團體成員的多少會給團體內聚力帶來相當程度的影響	一般認為，在保證任務完成的先決條件下，小規模團體有利於增強團體的內聚力。

4-2 概論（二）

2. 團體的內聚力與工作效率

（1）團體的內聚力在組織管理中的主要意義呈現在它與工作效率的關係上。

（2）是不是通常像人們所說的，團體內聚力較高、員工士氣和滿意度較高、就一定會提昇生產率呢？管理心理學研究認為，團體內聚力與生產效率之間並不存在這種正相關的關係。

（3）凝聚力較高，可能會提昇生產效率，也可能會降低生產效率，這裡的關鍵要看這個團體的規範的性質和水準。

（4）對此，沙赫特做了重要實驗，以顯示內聚力與工作效率的關係。

（5）沙赫特在嚴格控制的條件下檢定了團體內聚力和對團體成員的誘導對於生產效率的影響。在實驗中以內聚力和誘導為因變數（Independent variable），而以生產效率為應變數（Dependent variable），被試者除了設定對照組做對比之外，還將實驗組分別給予四種不同的條件，即高、低內聚力和正面與負面的誘導等四種不同的整合。

沙赫特實驗的結果證實：

①無論內聚力的高低，正面誘導都提昇了生產效率，而且內聚力較高的團體，生產效率更高，負面的誘導明顯地降低了生產效率，而且內聚力高的團體，生產效率更低。這就是說，高內聚力條件比低內聚力條件更受到誘導因素的影響。

②團體內聚力越高，其成員就越遵循團體的制度和目標。因此，如果團體傾向於努力工作，爭取高產能，那麼，高內聚力團體的生產效率就會更高。可是，倘若團體的內聚力很高，卻傾向於限制生產，甚至與其他團體鬧摩擦，結果就會大大地降低生產效率。可見團體的規範是決定團體內聚力與生產率關係的重要因素之一。

③對團體的教育和引導是關鍵的一環，不能只靠加強成員之間的感情關係來提昇團體的內聚力。

管理者必須在提昇團體內聚力的同時，提昇團體生產指標的規範水準，加強對團體成員的教育和指導，克服團體中的負面因素，使團體內聚力真正成為促進生產率提昇的動力。

小博士解說

1. 團體內聚力不僅是一個十分重要的理論課題，而且是一個正受到關注的社會現實問題。

2. 團體內聚力直接影響著團體成員的士氣，影響著團體的生產力和工作效率，影響著團體生活的品質，影響著團體本身的存在與發展。

3. 社會心理學家沙克特（S. Schachter）的實驗曾專門研究過團體凝聚力與生產效率之間的關係。其所得的結論對於我們瞭解上述的關係問題具有啟發性。

沙赫特實驗有關內聚力與生產率關係的結果

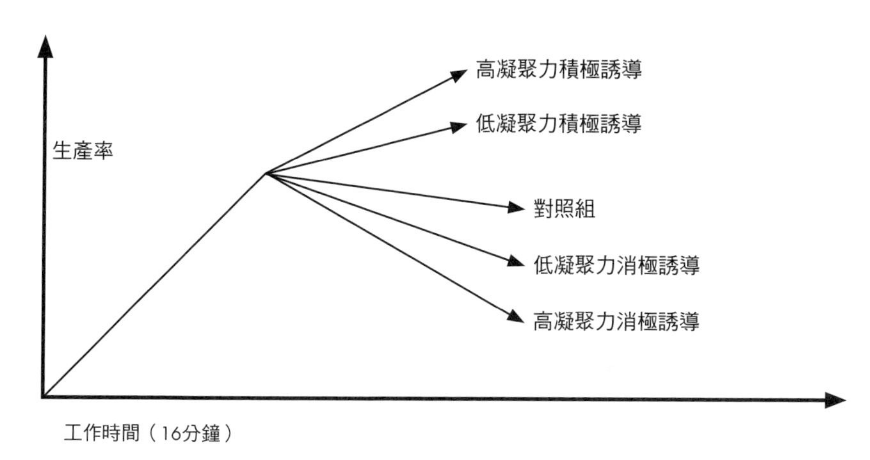

團體凝聚力與生產效率的關係

1. 相關的研究與實務證實

團體凝聚力與生產效率之間存在著較複雜的關係，團體的凝聚力較高可能會提高工作的生產效率，也可能會降低工作的生產效率。

2. 團體凝聚力與生產效率為什麼會成反比？

因為生產效率並非由凝聚力單一因素所決定的，團體目標與組織目標的一致性也是一個重要因素。

3. 團體凝聚力與生產效率的關係

(1)如果團體目標與組織目標一致，則凝聚力與生產效率之間成正相關，凝聚力高，生產效率也較高；

(2)反之團體目標與個人目標不一致，凝聚力高，反而團體成員會來抵制組織目標，其生產或工作效率反而越低。

(3)有的研究還證實，高凝聚力的團體成員更加遵循自己所在團體的工作規範，因而成員的工作表現沒有什麼差異。

+知識補充站

1. 沙克特在有嚴格控制條件的情況下，檢驗了團體凝聚力與對團體成員的誘導（即團體目標與組織目標的一致性）對生產效率的影響。

2. 實驗的因變數為凝聚力誘導，應變數是生產效率。假設一個對照組，四個實驗組，即高凝聚力和正面與負面的誘導組；低凝聚力和正面與負面誘導組實驗結果證實：四種不同的條件，對生產效率的影響是不相同的，高凝聚力積極誘導組生產效率最高；低凝聚力積極誘導組次之；低凝聚力消極誘導組再次之；高凝聚力消極誘導的生產效率最低。

4-3 人際關係（一）

（一）人際關係的概念及分類

1. 人際關係的概念：人際關係（interpersonal relationship）是指人與人之間在直接交往中所形成的心理關係。人際關係的概念包括三層含義：

（1）人際關係是人們社會關係的一個層面：人生活在社會中，在物質生產交往和精神生活交往中會發生各式各樣的互動關係，例如經濟關係、政治關係、法律關係、倫理關係等等。現實生活中的每一個社會成員都是處在一定的社會地位，以一定的角色身分與別人做交往，特定社會的經濟、政治、法律、倫理諸關係，一定要反映到人們交往活動中來，並對交往關係產生制約的影響，因此說人際關係是人們社會關係的一個層面；

（2）人際關係的延伸是角色關係：人們在工作和生活中直接交往的關係多半都是在各種角色之間做成的，例如領導關係、同事關係、師徒關係、同學關係、同鄉關係等等。由於每一個社會成員都扮演著多重社會角色，這就帶來了人們直接交往關係的複雜性。譬如，兩個員工之間可能既是領導與下屬的關係，又是同學或同鄉關係；

（3）人際關係的內涵是心理的親疏關係：人們不論以什麼樣的角色交往，交往雙方最後都會產生親密（心理距離近）或疏遠（心理距離遠）的感受。從這一層級上來說，人際關係的形成是認知、情感和交往行為三方面心理因素互動功能的整合，其中認知因素是指對與某人交往關係的認知和評估；情感因素是指交往者在感情上對交往對象的好惡和滿意程度；行為因素是指實際交往行為。在這三個因素之中，情感因素發揮了著主導的功能，它制約了人際關係的親疏和穩定程度。

2. 人際關係的分類

（1）按照公私來分類：①公務關係：即工作關係，是由組織結構規定的正式關係，包括領導與被領導、成員之間的分工合作關係等，是管理系統中的職務關係。例如護理部主任與各科、室護理長的關係，護理長與護理的關係。②私人關係：在團體中，人與人之間存在一種由自發的心理需求而產生的私人關係。此關係存在於員工與員工之間，也存在於員工與領導者之間。在管理系統中，沒有脫離私人關係的純公務關係，私人關係會對公務關係發生影響。如：護理長要求護理執行某項任務，如果私人關係融洽，護理會心情愉快地認真完成，反之如果關係緊張，護理會拖延執行任務或藉口拒絕接受任務。

（2）按照個人與不同對象之間的關係來分類可以分為三類：①兩個人之間的關係：例如護理與患者個人之間、護理與醫生個人之間、師生之間、護理長與護理個人之間等等。②個人與團體之間的關係：例如護理與護理團體之間的、實習生與全班同學之間的、護理與醫師團體之間的關係等。③個人與組織之間的關係：例如護理與醫院之間的、實習生與學校之間的、護理會員與學會之間的、護理與病房之間的關係等。

（二）影響人際關係的因素

在團體中，各成員之間總會建立各種各樣的人際關係，有些人之間容易建立並保持密切的關係，而有些人的關係則較疏遠。

小博士解說

感情相悅：想做皇后，應先把丈夫當國王；愛人者，人恆愛之；敬人者，人恆敬之。

按照人際關係中的表現來分類

荷尼（Horney）依據個人與他人關係中的表現把人際關係劃分為三種類型：

1. 順從型

(1) 其表現的特色為在交往中「朝向他人」。
(2) 無論遇到何人，這種人必先想到「他喜歡我嗎？」，這類人往往以從事社會、醫學、教育工作的居多。

2. 進取型

(1) 其表現的特色為在交往中「對抗他人」。
(2) 這種類型的人往往想知道別人力量的大小，或別人對他有無用處。
(3) 常常以從事商業、金融、法律方面工作的人居多。

3. 疏離型

其表現的特色為「疏離他人」。此種類型的人常想別人是否會干擾或影響他，以從事藝術、系統研究方面的工作者居多。

影響人際關係的因素

1. 人際吸引

人際吸引是建立人與人之間交往關係的重要因素。

2. 時空上接近

一般而言，生活中經常接近的人們比較容易發生人際交往關係，這主要指的是時空上的接近。

3. 交往互應

(1) 態度、價值觀一致與相互類似；(2) 需求互補；(3) 感情相悅

人際吸引影響較大的因素

1. 外表

一個人的體形外貌是由先天遺傳素質形成和發展起來的，它並不是以個人的主觀願望來決定。

2. 能力與才華

一般說來，比較聰明、特長突出、才華出眾的人往往有一種吸引力，容易受到人們的敬佩，使之願意與他接近。

3. 人格

個人的人格特色也是影響人際吸引力的重要因素。

交往互動

1. 態度、價值觀一致與相類似

一般而言，外表吸引、時空接近在人的交往初期會產生較大的力量。

2. 需求互補

需求互補是指雙方在交往流程中獲得互相滿足的心理狀態。

3. 感情相悅

熟識是促成友誼的一個重要因素，但是常見面只是友誼的必要條件而不是充分條件。

4-4 人際關係（二）

（三）人際關係的平衡

人際關係的建立除了交往雙方以外，還要涉及第三者。美國心理學家紐科姆提出「A–B–X」模式來表達此種關係。紐科姆的「A–B–X」模式用一個三角形表示。這裡的A和B代表人際關係的雙方，X為第三者，它可以是某個人，也可以是某件事。紐科姆認為，A和B之間是否會形成親密的關係，與他們對X的態度是否一致密切相關。如果對X的態度一致，他們的關係就協調而平衡。如果對X的態度不一致，他們的關係就緊張、不協調，這種緊張、不協調的關係，會給他們帶來心理壓力，而這種心理壓力又會產生消除緊張、恢復平衡的動機。A和B之間的關係越親密，或X對於他們越重要，或他們各自的個性越強，他們的緊張感就越嚴重，從而也就產生了越加強烈的消除緊張、恢復平衡的動機。在「A–B–X」模式中，如果三角形三邊的符號相乘為正，人際關係即處於平衡狀態；如果三邊符號相乘為負，人際關係就處於不平衡狀態。不平衡帶來的結果，可能是A或B改變對X的態度，保持兩者親密的關係，或是A和B之間的友好關係破裂。管理者利用控制關鍵因素X，可以使A、B間良好的關係達到鞏固，也可以促成A、B間不良關係的分裂，達到管理團體人際關係的目的。

（四）人際交往的分析

人際交往分析是貝爾尼提出的一種提昇人際交往能力和促進資訊溝通的理論。它主要由兩部分所組成：1. 自我狀態；2. 人們之間互動功能的分析。

1. 自我狀態：在人們的交往中，每個人在心理上都有三種「自我狀態」，即「父母自我狀態（Parents）」、「成人自我狀態（Adult）」、「兒童自我狀態（Children）」，分別以P、A、C表示。每個人三種自我意識的分佈都不同，構成了人們各不相同的人格特徵。（1）父母自我狀態：是指父母對待子女的態度及行為而言，它以權威和優越感為指標，通常表現為統治人、訓斥人以及其他權威式的交往作風。（2）成人自我狀態：其特色是注意事實和理智的分析。一個人能站在客觀的立場面對實際情況，做冷靜的、合乎邏輯的分析，他就處於這種心理狀態。（3）兒童自我狀態：泛指一切像孩子似的態度和行為，表現為特別好奇，愛衝動，易動感情，忽而逗人喜愛，忽而亂發脾氣，惹人討厭，有時又表現為服從和任人擺佈的交往作風。

上述三種心理狀態匯合成人的個人心理特色，並蘊藏在人的潛意識中，在每個人身上比重各不相同，在相當的條件下會不自覺地表現出來。不同心理結構具有不同的行為特色，在管理人員中，由P、A、C三種不同比重的心理狀態構成六種行為特色。

2. 互動功能：人們互動功能有下列兩種類型：（1）互動交流溝通：這是一種符合正常人際關係的自我狀態下的反應，也是為人所期望的反應。即當甲處於某種自我狀態與乙交流時，乙以甲所期望的相關的狀態予以反應。在這種情況下，交流會順利地做下去。（2）交叉交流溝通：在交流中，如果沒有表現出適當的反應或預期的反應，就可能成為交叉交流溝通。此種互動功能是交叉式的，溝通容易中斷停止，甚至發生爭吵。

自我狀態

1. 父母自我狀態（Parent）	★指父母對子女的一種心理狀態。 ★特徵：權威式、命令式、優越感
2. 兒童意識（Child）	★指以自我為中心的一種天真爛漫的兒童似的態度和行為。 ★特徵：好奇、富想像力、衝動、情緒不穩、服從、任人擺佈
3. 成人自我狀態（Adult）	★指以理性判斷、冷靜思考為基礎的成人心理。 ★特徵：重視思考，客觀理智，慎思明斷；待人接物較為冷靜，尊重別人。

管理人員的P、A、C結構和行為特色

PAC	行為特色
高低高	喜怒無常、難與共事、個人支配慾強，有決斷、喜歡被人捧場、照顧、歌頌。
高低低	墨守陳規、照章辦事、家長作風、養成下屬依賴性。
低低高	有稚氣，對人有吸引力，喜歡尋求友誼，用幼稚的幻想做決策，是討人喜歡但不稱職的管理者。
低高低	客觀、注重事實，工作刻板、待人冷漠、難與共事、只談公事、不講私交，別人不願意和他談心。
高高低	容易把「父母」的心態轉化到「成人」的心態，若經過相當程度的學習和經驗累積，即可以成為成功的管理者。
低高高	成人和兒童的心態整合在一起，對人對事都能做好，是理想的管理人員。

交叉交流溝通

平行式互動交流溝通

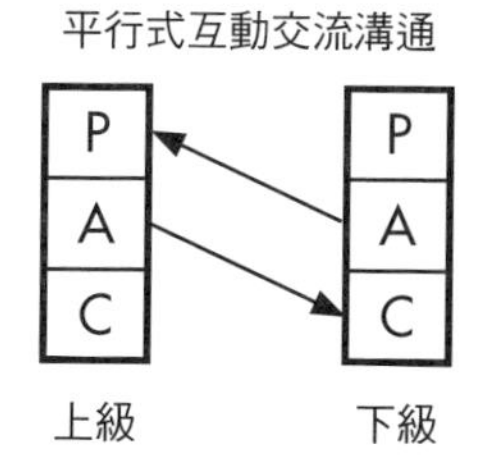

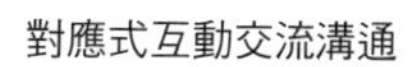

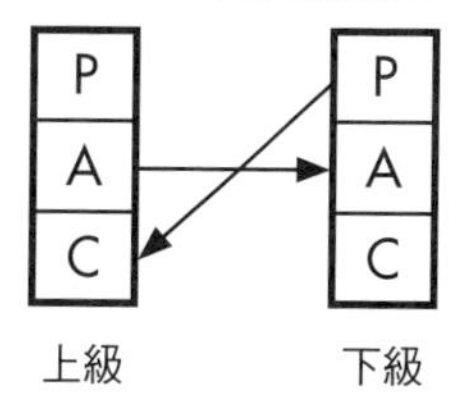

+知識補充站

人際交往分析理論的應用

1. 掌握了人際交往分析理論，就能在交往中有意識地觀察自己和對方所處的自我狀態，做出適當的反應，避免發生交叉性交流溝通，改善人際關係。

2. 身為護理管理者，可以應用人際交往分析理論對護理施以訓練，使其瞭解在與他人交往中，自己和對方的行為出自哪一種心理狀態，然後爭取消除資訊交流中的心理障礙，減少衝突，建立互相信任的關係。

4-5 人際關係（三）

（五）改善人際關係的途徑

1. **領導者的功能：**領導者、管理者應主動引導團體朝著正面的人際關係方向發展。

（1）**加強領導者的自身建構：**領導者的作風對組織內的人際關係具有重要的影響。領導成員大公無私、辦事公道、關心民眾，能促使整體組織樹立友好、和諧的人際關係。護理管理者要注意下列幾個方面來加強自身建構：

①提昇自身在儀表、談吐和威信方面的吸引力：護理管理者的儀表、談話常為病人與護理所注意，同時又潛移默化地影響下級。例如運用護理長在工作時，衣冠整齊、精神抖擻、動作輕盈敏捷、談話音調柔和清晰，以及護理長個人的才智、技術、品德、能力以及與人交往中的表現，從而提昇威信，樹立起護理長的良好形象，增強護理長對人的吸引性，並且此種吸引性是持久而穩定的。

②主動地接近民眾，增強交往的深度：護理管理者應該平易近人，善於與各種人交談。例如護理長與病人及家屬，護理長與護理人員及其它醫務人員，要主動接近，並且能根據其不同經歷、不同教育程度深入淺出地交往。向患者講解健康常識、關心患者疾苦並傾聽意見、指導和協助護理護理急重症病人、瞭解護理的困難與需求、指導與幫助護理解決實際問題等。運用深入而主動的交往，使感情融洽、消除隔閡、關係密切，保持良好的人際關係。

③提昇自身的素質，擴大興趣面，增加與交往對象的相似性：護理長與護理人員，同為護理病人和促進人民的健康服務，這是專業上的相似性。同時，教育背景、學歷程度、信念、價值觀等也會影響人際關係。護理管理者除對下屬做繼續教育，提昇護理素質及專業技術水平，提昇團體的相似性之外，要加強自身的建構，學習知識，提昇素質，擴大興趣面，增加與患者及下屬人員的相似性。

（2）**做好精密的道德修養認同的工作，因人施教，「對症下藥」：**道德修養認同的工作是在團體內建立良好的人際關係的重要方式。道德修養提昇，明理順氣，感情融洽，有助於形成良好的人際關係。護理管理者首先要充分地瞭解每一位成員的個性和氣質，根據成員的情況，採取相關的工作方法。若有的護理多次出現差錯，多次提出批評而無效，則要對其做嚴厲的批評，協助其改正錯誤；有的成員對工作若有不滿的情緒，要適度地給予疏導；有的成員在工作中若有實際的困難之處，要協助其解決問題，使每個成員能夠互相瞭解，提昇認同感，以收到良好的效果。

（3）**營造有利的團體環境和交往氣氛，促進團體成員之間的互動交往：**

①人際交往的頻率及品質對人際關係具有重要的影響。

②護理管理者要利用組織的力量，營造適宜的團體氣氛來促進成員的互動交往。

③一方面鼓勵大家分工合作、團結共處；另一方面，加強互動交往，加深瞭解，減少誤會。

④可以動員必要的休閒活動及其它的社交活動，增進感情交流，活躍氣氛，為建立良好的人際關係奠定基礎。

改善人際關係的途徑

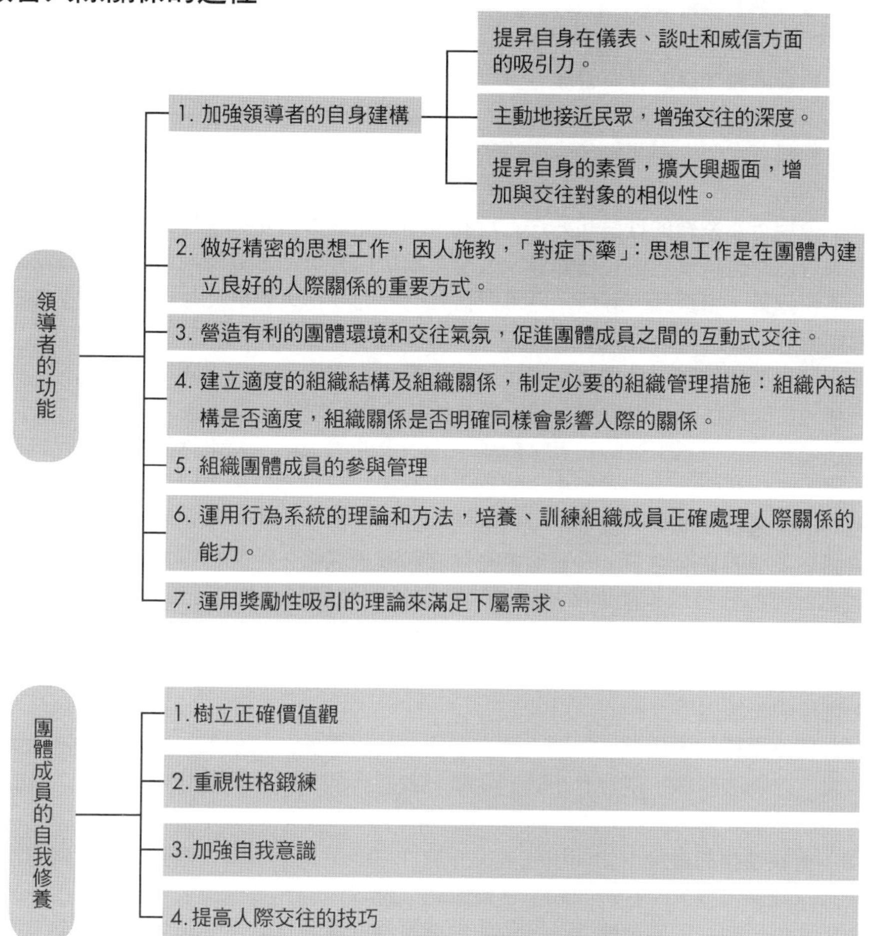

+知識補充站

1. 建立適度的組織結構及組織關係，制定必要的組織管理措施：組織內結構是否適度，組織關係是否明確同樣會影響人際的關係。機構及單位設定不適度，互動不良，會影響關係，關係合宜，關係明確，每一位成員在各自單位上可以發揮所長，協調工作，有利於人際關係的和諧。

2. 此外，還應該建立必要的管理措施，對不符合道德規範的人際關係，例如無事生非、破壞他人威信等行為，要按照組織的措施來處理。

4-6 人際關係（四）

（4）組織團體成員的參與管理：參與管理，可以使成員瞭解管理的狀況、增強對組織與工作環境的認識，減少不滿情緒，滿足成員參與的心理需求。運用參與，使管理者與被管理者之間人際關係獲得加強和改善。如授權護理輪流排班（按照統一的基本原則），可以提昇護理對護理長的瞭解，密切關係，提昇護理滿意度。

（5）運用行為系統的理論和方法，培養、訓練組織成員正確處理人際關係的能力：管理者可以對組織成員做心理輔導、人員互動功能分析和訓練等，不斷提昇團體的心理水準和修養，培養其瞭解他人需求與情感的能力，在人際的交往中，減少不必要的誤會與衝突，維持和諧的人際關係。

（6）運用獎勵性吸引的理論來滿足下屬的需求：在管理者與下屬交往中，若能滿足其需求，使成員在交往中得到互補，則有利於建立和改善人際關係。

①護理管理人員對下屬的物質、精神、生活上的需求給予經常性的關心，對適度的要求給予支持和積極地加以解決，能夠發揮改善和建立和諧的人際關係功能。②根據護理的工作來表揚進步、授予某項負責任的工作機會，獎勵工作和學習中的成就等，均會滿足護理的實際需求。③管理者在建立和改善團體人際關係中具有重要的責任。④對執行方法，可以不斷地歸納經驗，自覺地引導團體朝向正面的人際關係方向發展。

2. 團體成員的自我修養：團體成員自身加強修養，使團體內建立和改善人際關係。實際的方法如下：

（1）樹立正確的價值觀：一個人樹立了正確的世界觀、價值觀，對社會、對團體、對人與人之間的關係，就會有正確的認識，就能客觀的、系統的分析人與人之間的衝突，冷靜地、妥善地處理人際關係。

（2）重視性格的鍛鍊：如前所述，良好的性格能改善與增強人際關係，不良的性格會使人際關係緊張。①心胸開闊、性情開朗、嚴以律己、寬以待人，為建立良好的人際關係提供了有利的心理條件。②例如性情暴躁的成員比較容易與人發生衝突，造成人際關係緊張。③注重性格的淬煉，對於個人修養和增進人際關係十分重要。

（3）加強自我意識：自我意識就是能夠正確認識自己，有自知之明，能夠正確地對待自己的行為，有意識地控制自己的動機與情緒。自覺地發揮自己的長處，克服不良性格與作風，正確地做到與他人的交往，建立良好的人際關係。

（4）提昇人際交往的技巧：①人際交往的技巧很多，但是交往中一個主要的原則是：給予和索取要大致相等。②人和人的關係是一種精神上的交換，雙方公平適度，才能使關係持續下去。如果交往中只想到索取而很少給予，則會使關係失去平衡而惡化。③護理管理者與下屬交往，最好能夠給予大於索取，這將有利於維持良好的上下級關係。我們反對庸俗的「關係學」，但是適當的交往技巧是應該提倡的。

自我修養

1. 自我修養的定義	(1) 自我修養是指一個人按照一定社會或一定階級的要求，經過學習、磨練、涵養和陶冶的工夫，為了提昇自己的素質和能力，在各方面所做的自我教育和自我塑造，是實現自我改善的必由之路。 (2) 自我修養是指個人道德修養能力的培養和自我道德改善的過程。
2. 自我修養的內容	(1) 自我修養包括自我道德教育：建立在道德的主動性和創造性的基礎上。 (2) 自我修養包括自我道德教育、自我道德鍛鍊和自我道德改造等各個過程。 (3) 自我修養是個人道德活動中的重要方面。 (4) 現代社會自我修養的主要內容有：思想政治修養，道德修養，文化修養，審美修養，心理修養。

自我修養的主要途徑

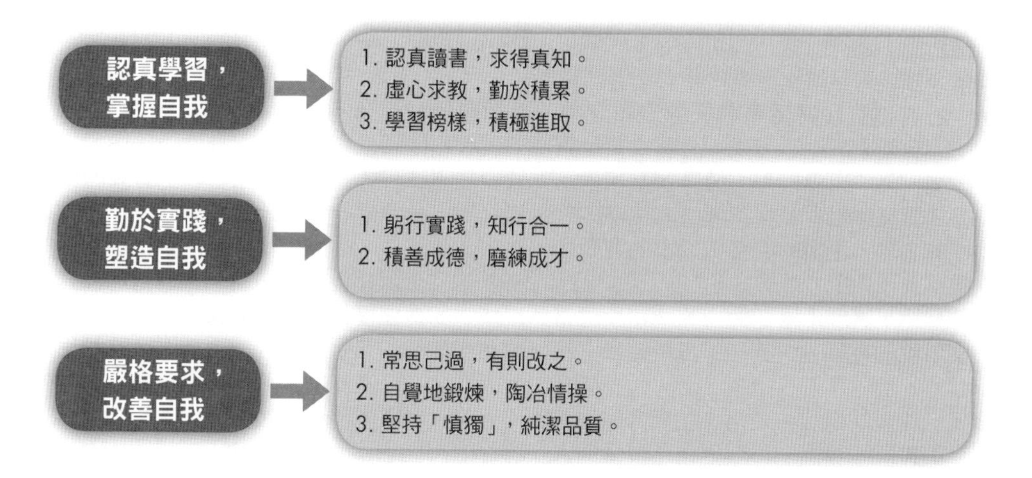

+知識補充站

1. 團體人際關係的建立和改善，要靠管理者、領導者實行必要的措施並加強管理者的自身建構，以增強影響的能力；

2. 另一方面，也要靠團體的成員做自身的調節，加強成員的自身修養和適宜的人際關係技巧。

4-7 護理團體中的人際關係（一）

護理團體中的人際關係是指護理人員在從事護理工作流程中與病人、醫生、護理等不同族群之間的人際關係。相關的實務證實，人際關係融洽，在互動之間就會產生一種協調和諧的心理氣氛，能互相幫助、支持、鼓勵，則有利於人們的學習和工作。反之，則會出現緊張的心理氣氛，彼此之間就會互相對立、互相排斥，不利於工作和學習。

（一）護患的關係

1. 護患關係的含義與特色：護患的關係是指護理人員與病人運用特定的護理與被護理的護患交往和關係，而形成的人際關係，它是護理工作中眾多人際關係的主要層面。護患關係除了具有一般人際關係的共同點之外，還具有其自身的特色。

（1）護患關係是兩個系統之間的關係，即協助系統與接受協助系統之間的關係：協助系統包括醫生、護理及其他醫務人員；接受協助系統包括病人、病人家屬及其親朋好友等。護理人員與病人之間的關係呈現了這兩個系統的關係。護理為病人提供協助，實際上是執行協助系統的職責；而病人接受協助，也呈現了病人及其家屬的需求。（2）護患關係並不是兩人或兩方面的單純相遇，而是雙方之間的相互影響與互動功能：建立此種互動功能的良好關係，在相當程度上受到護患雙方的個人閱歷、感情、知識的累積和對事物的看法等的影響。

2. 在建立良好護患關係的流程之中，護理自身應具有的素質

（1）健康的生活方式：護理人員是護理提供者和健康教育者，其本身就是一個角色模範，護理人員自身的健康習慣和生活方式對被照顧和被教育的對象會產生直接的影響。護理應學習並保持健康的生活方式，提昇對自身健康的責任感和警覺感，保持良好的心態，平衡的飲食，適當的運動和休息，並會評估、計畫、執行和評估自己的健康狀況，利用各種機會和方式促進自己的健康。（2）保持健康的情緒：由於情緒具有傳播性，護理不應把個人的情緒反應帶到工作中。護理情緒反應的流露會直接影響周圍環境的氣氛，尤其是不良情緒會直接影響到病人的心緒狀態，因此護理應注意利用轉移、淡化等方法控制自己的負面情緒，保持健康的情緒。（3）真誠地對待和瞭解病人，尊重其權利和人格：①無條件地尊重病人：良好護患關係的建立和保持有賴於雙方的瞭解和尊重，護理應完全接受病人，容忍或接受患者的不同觀念、習慣等，對所有患者一視同仁。②移情作用：指設身處地瞭解病人，使病人相信自己內心的感受和情感被護理所瞭解，使病人感覺到護理在真心協助他，這對建立良好的護患關係非常有利。③真誠：其呈現方式為護理真心實意地協助患者，能坦率地向患者說明能給予和不能給予的，能用適當的方式表達自己真實的感受。護理人員對病人愈真誠，護理的協助功能就愈大。（4）不斷地更新知識的結構：一位優秀的護理人員除了加強護理專業知識的學習之外，還要不斷地學習有關的人體、自然、社會和行為系統的知識，不斷地改善自身的知識結構，更有效地執行整體護理。同時，還要利用一切可以學習的機會更新自己的知識和技能，培養終生學習的良好習慣，以配合護理學的迅速發展。（5）靈活地運用溝通的技巧：護理應加強溝通技巧的學習和訓練，例如交談的技巧、傾聽的技巧、非語言溝通技巧等，這是與病人做有效交流，建立良好護患關係的有力工具。

建構和諧護患關係的基本原則

1. 尊重並平等對待患者。
2. 富有同情心。
3. 加強溝通與互信。
4. 強化業務學習，提昇專業技能。
5. 護理人員需要做到：樹立正確的服務理念，加強護理人員情緒智商的培養，加強護理人員的禮儀訓練，掌握護理人員的溝通技能。

護患關係的特色

1. 護患關係是在患者就醫過程中形成的、相對短期的護理與被護理關係。
2. 護患關係的實質是滿足患者的需求，一旦患者的這種護理需求結束了，護患關係也就暫時結束了。
3. 在護患關係形成的過程中，護理人員處於相對主動地位，護理人員的態度和行為對護患關係的建立與發展發揮決定性的功能。
4. 身為專業技術人員的護理人員在護患關係中應扮演主導性的功能。
5. 護患關係的最終目的是減輕痛苦，保持、恢復和促進健康，提昇生活的品質。
6. 在不同的醫療機構中，護患關係的緊張狀況差異相當顯著。
7. 護患雙方是在特定醫療機構中形成的一種人際關係。
8. 由於不同性質和不同類型醫療機構醫療條件、醫院文化、診治範圍和能力差異很大，相應地護理人員的構成、護理服務的內容和品質要求以及患者類型也差異較大。
9. 不同醫療機構中的護患關係的緊張狀況也呈現出較大的差異。
10. 在同一家醫療機構內部的不同臨床各科中，護患關係的緊張狀況也會有較大的差異。
11. 通常急診科室、外科和精神病科的護患關係相對地緊張。

+知識補充站

所謂護理人際關係，是指護理人員在工作、學習、生活等方面透過交流與互動而形成的心理關係。.主要包括護患關係、醫護關係和護際關係等。身為一名護理人員，做好人際溝通，是做好護理工作不可缺少的工具，是最基本的素質.與病人良好的溝通是做心理護理和健康教育的必備條件。加強青年護理人員的溝通能力，有利於提高護理的整體性水準，提高青年護士的溝通能力對提高護理品質的影響相當深遠。

4-8 護理團體中的人際關係（二）

（二）醫護關係：

是指在醫療護理工作流程中，醫生和護理人員之間的人際交往關係。在醫務人員的交往關係中，醫護的關係具有十分重要的地位和功能，良好的醫護關係有利於護理人員發揮自己的角色功能。

1. 醫護關係的模式：醫護關係的模式現在正從歷史的「主導一從屬型」向現代的「並列一互補型」方向轉變。

（1）主導一從屬型：①關於醫生和護理人員的關係，歷史上，有一個發展變化的流程，但是長期以來，醫護關係一直是主導一從屬型模式。②在早期，護理寓於醫療工作之中，未形成獨立的學科。③隨後，由於病人集中收治，護理從醫療中分離出來，但是只是為病人提供各種生活護理，護理人員無需專門訓練，他們也未納入醫務人員的行列。④隨著近代醫學的進展，護理人員開始擔任一部分的治療處置任務，他們已不是看護身分，而是醫務人員團隊中的一員，但是護理人員工作是醫生工作的附屬，護理人員從屬於醫生，護理人員的工作只是機械地執行醫囑，護理人員並不直接對病人負責，而僅對醫生負責，醫護關係只是一種支配與被支配的關係。⑤由此可見，主導一從屬型模式是和醫學發展的歷史沿革、傳統的醫學模式分不開的。

（2）並列一互補型：①醫療與護理兩者密切的關係缺一不可：醫療護理是兩個並列的要素，各有主次的關係，各有其著重點，構成了治療疾病的整體流程。醫療和護理是互動回饋的，沒有醫生的診斷治療，護理工作就無從談起，沒有護理人員的治療護理，醫生的診斷治療也無法落實。②醫療與護理兩者相對獨立不可替代：在醫療工作中，護理人員雖然參與了某些工作，但是醫生發揮了主要的功能，在護理工作之中，護理人員根據病情和診治方案，以病人的整體需求為導向，制訂出完整的護理方案，其中既包括了醫護合作性工作，也包括了護理人員獨立性工作，例如心理護理、生活護理、環境護理、飲食護理、健康諮詢等等。護理人員執行醫囑只是醫護整合的一種方式，而更多與更廣泛的專業職責和社會功能是不能互相替代的。③醫療與護理兩者互相監督，互補功能的不足：由於兩者的關係既為密切的關係，又相對獨立，就為互相彌補提供了可行性。在臨床上，醫生的差錯常會被護理人員所堵住，而護理人員的工作漏洞被醫生提醒的事情屢見不鮮。

2. 改善醫護關係的途徑：身為一位醫生，應瞭解護理的進展情況，護理人員，不僅要掌握本專業的理論知識和技能，還要虛心地向醫生求教，從更深的理論角度來掌握疾病的診療流程，求得醫療與護理正面互動，互相啟迪，推動醫學系統的不斷發展。例如對醫生的用藥處置等應有相當程度的瞭解，以便對患者做衛生宣導，或者解答患者提出的問題；在協助患者做有關化驗檢查時，要瞭解這些檢查的有關制度及其必要性，以便配合並向患者解釋。在發生爭議時，要冷靜對待，分析原因，妥善處理，要善於做自我心理調適，避免盲目衝動。切忌在患者面前與其他醫務人員發生爭論，更不應在患者面前議論醫生或其他醫務人員的是非長短，這些對於醫護關係都是十分有害的。

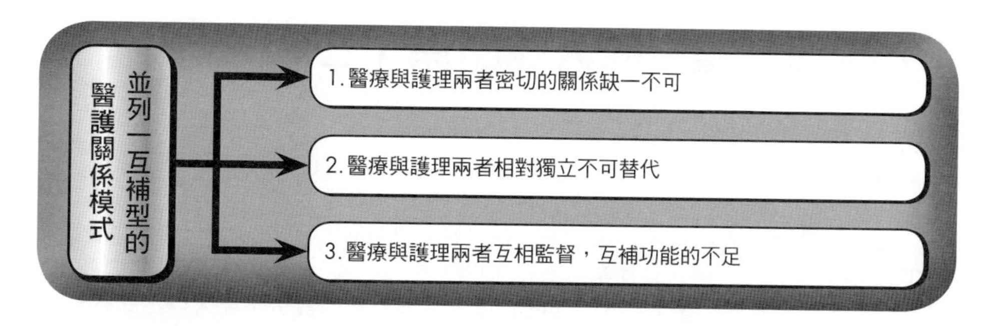

影響醫護關係的因素

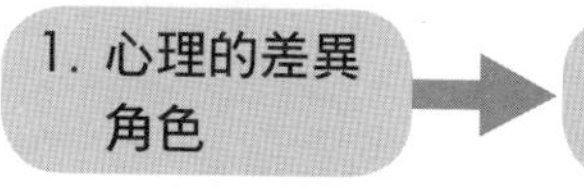

即發生互動關係時，雙方在心理上分別處於上、下位，例如師生關係、主雇關係、父子關係

2. 角色壓力過重

護理人員及其他醫務人員在健康服務團體中均有各自獨立的角色功能，並在各自的工作範圍內承擔責任。

3. 欠缺對角色的瞭解

健康服務團體中不同專業的醫學教育一般都在獨立的、與其他專業分離的情況下做，不同專業互不瞭解，這也會影響醫務人員之間的合作關係。

4. 角色權利的爭議

醫務人雖然按照分工，在自己職責範圍內應該是有自主權的，但是在某些情況下，醫務人員常常會覺得自主權受到侵犯，因而產生衝突。

醫護關係的正面功能

1. 介紹與宣傳工作

(1) 護理人員要主動介紹和宣傳護理的專業特色，以得到其他醫務人員的瞭解和協助。

(2) 例如，整體性護理在許多醫院剛剛起步，這就需要宣傳與介紹，除了醫院有組織地宣傳之外，護理人員在日常工作交往中，也應該隨時與其他醫務人員做溝通，實際解釋其特色和必要性，以免因為其他醫務人員不瞭解整體性護理而發生衝突。

2. 互相尊重，互相學習

(1) 醫護之間在溝通交往中，要互相尊重，以誠相待。

(2) 護理人員在工作中既要遵從醫囑完成治療和護理工作，又不要盲目地依賴醫生，應該共同為病人服務，共同對病人負責。

3. 瞭解與合作

健康服務團體中不同專業的醫學教育一般都在獨立的、與其他專業分離的情況下做，不同專業互不瞭解，這也會影響醫務人員之間的合作關係。

4-9 護理團體中的人際關係（三）

（三）護理人際關係

為了避免出現互不協調的現象，不影響護理工作，就需要研究護理人員之間的人際關係。

1. **護理人員之間的交往心理**：各類護理人員由於職責分工、知識水平、工作經驗等的不同，在人際交往中，往往產生不同的心理。

（1）**護理人員與實習護理人員的交往心理**：護理人員與實習護理人員之間既是師徒的關係，又是同事的關係。帶領的護理人員希望實習護理人員工作主動、多問、多學、多做，盡快掌握護理操作技術；實習護理則希望帶領的護理醫德高尚，業務熟練，待人熱情，帶領有耐心。護理人員與實習護理人員之間的人際交往一般較好。但有時也會有一些衝突。帶領的護理人員往往喜歡勤快、聰明的學生，而對一些接受能力較差的實習護理人員往往較沒耐心，批評指責較多，甚至操作也不放手，不僅使她們失去學習的興趣和信心，而且產生師生之間的衝突。有的實習護理人員傲慢，不虛心，似懂非懂，不尊重帶領的老師，造成一些差錯與事故，給帶領的老師增加心理的壓力，出現不願意帶學生的心理狀況。

（2）**看護與護理人員的交往心理**：就目前醫院情況來看，看護大多數是一些並未經過正規訓練的人員，有的是待業青年，有的是家屬臨時工。她們不僅缺乏護理知識，而且對護理工作的重要性認識不足，體驗不深，在與護理人員的交往中，往往處於被動地位。根據角色期望心理，她們希望護理人員能教她們一些基本的醫學知識，希望尊重她們的工作，提昇她們在病人面前的威望，不願意讓人隨意指使。護理人員則希望看護能掌握一些臨床護理基礎知識，在做好病區衛生、供應好飲食工作之外，能夠協助護理人員做一些護理的工作，減輕護理人員的工作負擔。多數看護和護理人員之間都能做到互相關照，密切配合，但也有少數看護與護理人員會分工不合作，有時甚至出現互相挑剔與互相指責的情況。

（3）**新舊護理人員之間的交往心理**：中老年的護理人員大多熱愛護理的工作，將時間大多花在工作上，希望青年護理人員盡快地掌握護理的技術和知識，對她們的要求相當嚴格，看不慣少數年輕的護理人員害怕吃苦，工作馬虎、沒有敬業精神。青年護理人員則嫌中老年護理人員觀念落後，說話囉嗦，愛管閒事，於是便產生人際交往的衝突。青年護理人員之間的人際衝突較多地呈現在工作上的互不合作或互不服氣、互相嫉妒。青年護理人員都是相同的年齡層，有的還是同學，有的工作能力較強者，瞧不起工作能力較差的，而工作能力較差的，又嫉妒工作能力較強的，加上年輕人一般個性較強，往往為一些小事發生爭執，影響彼此之間的人際關係。

（4）**護理人員與護理長的交往心理**：護理長與護理人員交往，希望護理人員能夠較好地貫徹自己的工作意圖，妥善安排好自己的家庭和生活，順利完成各項護理工作任務。護理人員則希望護理長能在業務上關心下屬，一視同仁，多給予下屬以指導和協助。在工作中，有時會出現護理長與護理人員之間的衝突，若有的護理人員不體諒護理長工作的難處，服從的意識較差，強調個人的困難多，考量辦公室的工作少；少數護理長對老年護理人員不夠尊重，對長期請病假的護理人員冷淡與反感，對工作能力強的護理人員偏愛親近，對工作能力差的護理人員一味指責，或只顧工作，不關心護理人員的需求等，這些均會造成護理人員與護理長之間的人際關係相當緊張。

護理人員之間的交往心理

1. 一般性心理問題對所有患者都適宜，所有護理人員都應瞭解、掌握

(1)首先，要建立病友之間的良性交往，可以讓康復期患者向剛人院的同類患者講述自己治癒疾病的感受和體驗，可以發揮醫護人員難以發揮的正面功能。
(2)其次，要爭取家屬、親友和同事的支持與配合，創造良好的醫療休養環境，充實患者的休養生活，滿足他們的生理、心理需求。
(3)同時要將心理護理寓於基礎護理中，急患者所急，想患者所想，盡力為患者排憂解難。

2. 根據心理生理學的理論做好心理護理

(1)首先，盡量設法減少和緩解患者外因刺激，改變不良個性，提高應對挫折的能力，每一個患者對不良刺激的易感性、承受力和抵抗力不同，要動之以情，曉之以理，提高患者的心理免疫力。
(2)其次，協助患者重塑良好的行為，糾正不良的行為模式，建立適當的生活方式，更好地適應環境。患者患病之後臨床症狀輕重不一，表現繁多，其中很多與患者錯誤的認知評估導致的繼發性障礙有關，提高患者的認知水準，能有效地改善某些臨床症狀。
(3)最後要注意調節、控制、疏導、宣洩患者的負面情緒，情緒因素是心理因素的主要部分，在疾病的發生、發展、轉歸中發揮重要的功能，心理護理就是設法調整患者的情緒，改善情緒來維持神經生理，神經內分泌和神經免疫功能的平衡與協調，促使病情的好轉。

3. 重視語言藝術和溝通技巧

多用安慰、支持、鼓勵、正面的暗示、果斷、明確的解答等治療性語言，避免使用諷刺、嘲弄、刺激、消極、暗示、猶豫、粗暴、含糊其辭的解答等傷害性語言，同時重視語調、表情、姿勢、動作、態度等非語詞性溝通技巧。

護理人際關係

1. 護患關係

(1) 護患關係指護理人員與醫生、護理人員與病人、護理人員與家屬，最重要的是護理人員和病人之間的人際關係。
(2) 護患關係是整個護理服務流程中的關鍵部位之一，是一種幫助與被幫助的人際關係。

2. 護患關係的基本模式

(1) 主動一被動型模式（activity-Passivity model）
(2) 指導一合作型模式（guidance-cooperation model）
(3) 共同參與型模式（mutual-Participation model）

+知識補充站

護理人際關係與溝通

在健康服務過程中涉及多方面的人際關係。人際關係是建立在個人情感基礎上的人與人之間相互吸引及排斥的關係，反映人與人之間在心理上的親疏遠近距離。表達方式為喜歡、信賴、接近、厭惡、迴避或仇恨等。

4-10 護理團體中的人際關係（四）

2. 改善護理人際關係的途徑

（1）對一些急重症病人高難度而複雜的護理

①護理人員之間要互相協調，密切配合：急重症病人的護理，涉及到神智和生命徵象的觀察、體位的安置、大小便的排泄、褥瘡防治、飲食安排、液體出入量的管理、手術前的準備等一系列護理工作，絕不是一個人所能完成的，需求若干護理人員之間的合作（通常由一個護理小組來完成）。②更重要的是護理人員之間還要有主動合作的精神，例如搶救急重症病人時，有些護理分工事先未曾預料，在搶救中出現了漏洞或空白，只要發現，不管是份內或份外的事，每一位護理都應該主動地去做；另外，有些護理事項雖非自己分工所為，但是其他的同事出現了困難也應主動協助，而不能認為已分工給別人負責，與己無關，聽任給病人造成損失；協同工作中有時也可能因為分工不盡恰當，己之所長未能發揮，或應該承擔主要的任務而未能承擔時，都不應該計較。③合作關係能否處理好，關鍵是護理是否都把注意力放在病人健康利益這一基礎之上。

（2）正確而認真地執行交接班的制度

①護理交接班制度是護理工作最基本、最重要的制度，也是維持護理工作正常運作和處理好護理人員之間關係的重要部位。②因此，護理必須系統嚴肅地對待交接班，一絲不苟，在值班中已完成或未完成的護理工作，病情的新變化等都必須毫無遺漏地交待清楚，絕不能因為重複瑣碎、周而復始就簡單草率；不能因為護理之間關係的親疏遠近而影響到交接班的工作。

（3）正確地對待和處理護理工作中的差錯

①與任何其他工作一樣，護理工作中出現一些差錯是難免的，若應該停服的藥物並未停服、藥物劑量和用法發生了錯誤，熱水袋燙傷病人等等，問題的關鍵在於如何對待這些差錯。②護理人員之間的團結友愛精神，出現在對待困難和差錯問題上最為顯著，每個人都應該嚴於律己，首先自己承擔責任，而將方便留給別人，為其他同事的工作服務。③切忌在病人面前談論其他護理人員工作中的差錯。④有的同事自覺或不自覺地在病人面前談論某某護理工作中的缺點，自覺或不自覺地抬高自己，貶低別人；有的隨意議論別人個人生活中的私事，將醫生與護理之中不應該向病人介紹的情況暴露給病人，這是對團結十分不利的。⑤一個有修養、識大局、顧大體的護理人員，絕不會在病人面前議論醫生與護理人員的長短，絕不可能在病人面前吹噓自己，誹謗同事，這是處理同行之間關係的大忌，對團結十分不利。

小博士解說

充分發揮護理長在協調互動關係中的關鍵性功能：護理長不僅是病房護理和管理工作的組織者與指揮者，而且是護理互動間關係的協調者，是護理人員團體人際關係的重點。為此，護理長必須瞭解自己的下屬，瞭解每一位護理的長處和不足，以及她們的個人情況。護理長應該頭腦清楚，有秩序地組織各項工作，處事公平，辦事公道，充分發揮每一位護理人員的意願。

協調護理人員之間的關係

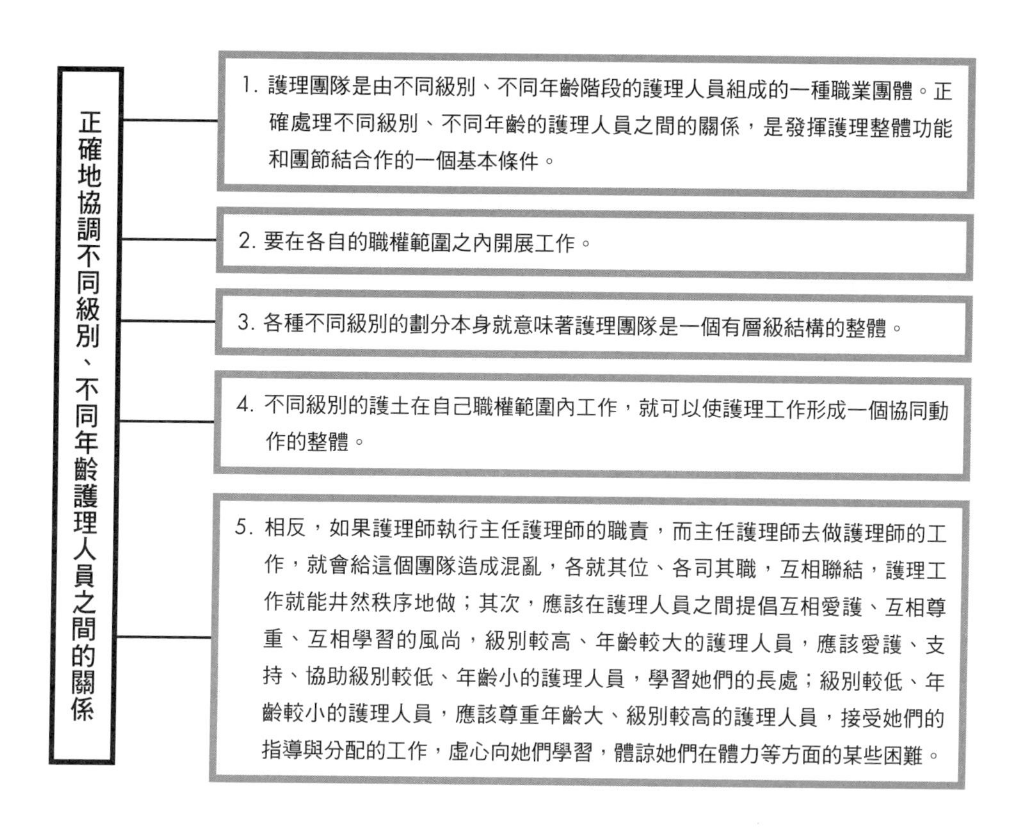

+知識補充站

實例分析

王某是心臟外科病房的護理長，近來，她的工作陷入了危機。王某性格固執、脾氣暴躁。自擔任護理長以來，在工作上獨斷專行，護理人員對她必須絕對服從，這使病房裡的護理人員感到非常壓抑。此外，她與本科之中的醫生關係也很緊張，特別是當她在病人面前批評李醫生所開的醫囑不當時，進一步激化了這種緊張的關係。現在，同事們都孤立她，對她的工作和心理造成了很大影響。

問題：

1. 請根據所學知識，分析造成王某人際關係緊張的原因？
2. 假如你是這位護理長，你如何改進自己的人際關係？

NOTE

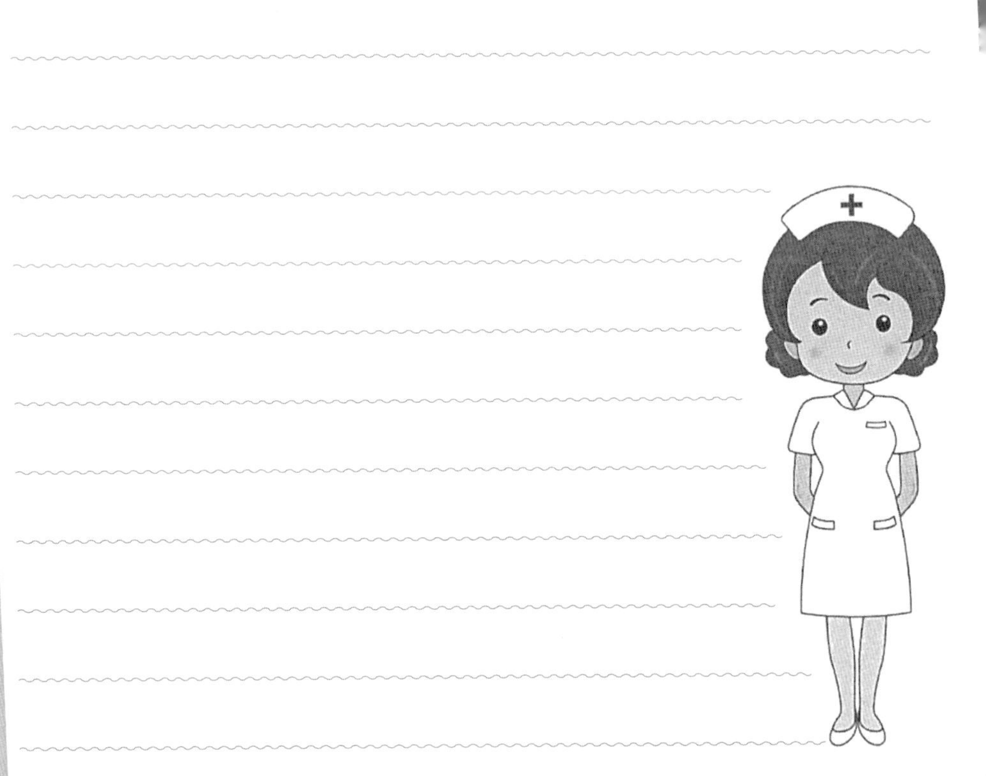

第五章
護理領導

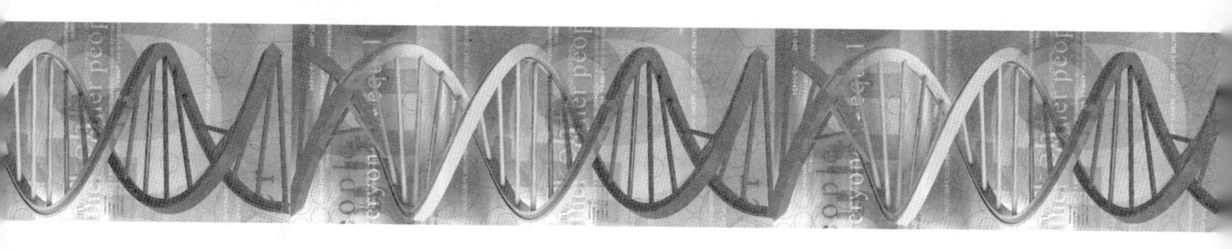

本章學習目標

1. 說出領導的概念和特色。
2. 列出領導者的素質與才能。
3. 列出衝突的概念和分類。
4. 解釋下列的術語：影響力、權力性影響力、非權力性影響力、激勵、溝通。
5. 概述權力性影響力與非權力性影響力的構成因素。
6. 舉例說明授權的意義、原則、方法及影響因素。
7. 描述溝通的基本流程和方式。
8. 舉例說明衝突的流程。
9. 應用領導理論，分析實際實例，找出適合的護理領導方式。
10. 整合實例，分析授權流程中常出現的問題。
11. 整合實例，運用溝通的基本原理來分析造成溝通障礙的因素，並找到有效溝通的方法。
12. 運用衝突處理方法來制定解決衝突的方案。

5-1 領導的概念

領導工作是管理的功能之一，領導功能在管理活動的有效性方面發揮了重要的功能，因此，近年來對它的研究逐漸形成了一門新的系統：領導系統。研究護理管理領導功能的目的在於選拔和培養有效的護理領導者，促進護理管理水平的提昇。

領導的功效是在管理流程中為計畫、組織、人員配備及控制等功能的執行提供保證，對組織中的全體人員給以指導、溝通，充分發揮組織及人員的潛力，以利於組織目標的實現。

（一）領導的概念：

領導（leadership）是指在一定的組織或團體之內，指揮和引導一個團體或個人實現某個特定目標的行動流程。根據此一定義可以將領導歸納為三層含義：

1. 領導活動必須有領導者與被領導者的參與；
2. 領導是一個動態的流程，此流程由領導者、被領導者和所處環境之間互動的功能所構成；
3. 領導的目的是指揮和引導團體或個人來完成某個特定的目標。

領導是管理功能的一部分，是從管理中分化出來的高層級管理活動，它與一般的管理並不相同。管理主要是處理一般性的問題，優秀的管理者運用制定的正式計畫，設計標準化的組織結構以及監督計畫執行的結果，而使組織達到秩序化且一致性的狀態。相反的，領導主要處理變化的問題，領導者運用預見未來的前景而確定前進的方向，然後與組織內其他人員做交流，並激勵他們克服障礙達到這一目標。

領導所起的功能是誘導、引導人們，使人追隨。在組織達到最佳的效果之中，領導和管理同等重要，兩者缺一不可。但是大多數的組織過於強調管理而忽略了領導的重要性，因此我們應更注重開發組織中領導的功能。

（二）領導者與管理者的區別：

領導者與管理者在產生的方式、職權以及影響力等方面均有所不同。

1. 管理者：管理者（manager）是由上級所指派而產生的，有正式職位及特定的職權，此職權即所謂職位上的合法權力，例如護理部主任可以行使計畫、組織、控制等工作職權。
2. 領導者：領導者（leader）的職位是經由上級任命或是由團體內部自然產生的，領導者運用其影響力、領導才能與藝術，指導、影響民眾完成組織目標，並不需要以正式的職位元為基礎。

身為管理者而不是領導者的情況是可能存在的。因為僅由組織提供給管理者某些正式權力並不能保證他們執行有效的領導，即職務本身並不能夠使一個人成為領導者。

護理事業需要領導才能和管理才能夠恰當地整合，將管理者與領導者兩個角色有效整合的高效能管理人才。

領導與管理的內容

1. 瞭解領導才能，問題解決、決策、衝突、溝通在護理管理中的功能及關係。
2. 掌握領導常見的影響力和運用領導理論、溝通技巧用於護理管理之中。
3. 領導者與管理者的區別與關係，領導是一種能力，能夠影響個人或群體達到目標的一種互動程序。

領導者的特點

- 1. 當權者：領導者的權力包括五個方面：①強制權；②法定權；③獎勵權；④專長權；⑤個人影響權。
- 2. 負責人：一個組織或團體的領導者，肩負著一定的責任，是對領導行為的要求。領導者的責任包括：①政治責任；②工作責任；③法律責任。
- 3. 服務人員：領導者應為被領導者的利益服務。

領導者與管理者的區別

領導者的特點

1. 職位是經上級任命或由團體內部自然產生的。
2. 運用影響力、人際關係、領導才能與藝術，指導、幫助民眾完成組織的目標，並不需要以正式職位為基礎。
3. 在民眾中非常突出，對冒險的事情會有興趣，會在工作中尋求新方法，有創造力。
4. 領導者的目標完成時才有成就感，覺得被獎勵。

管理者的特點

1. 有正式合法的官方指定之職位和地位。
2. 擁有特事實上的職權（影響力和權力），可以依法行使規劃管理，領導等事宜。
3. 執行既定的政策、規定及條文等，以協助完成任務。
4. 在組織的任務或目標完成時，感到被獎勵。領導者的類型和不同的領導方式依據激勵的方式分為獎勵型和懲罰型；依據權力運用的方式可以分為集權型、民主型和自由型；按照工作作風可以分為工作導向型和部屬導向型。

+知識補充站

領導是一種指揮和引導下屬的行為過程，是從管理中分化出來的高層級組織管理活動。

5-2 領導者的影響力

影響力（power）是指一個人在與他人交往中，影響和改變他人心理和行為的能力。領導者的影響力，是指領導者影響與改變被領導者的心理和行為的能力。領導者的影響力被下屬所知覺而產生的心理評估就是人們通常所說的「威信」。若領導者影響力較大，則在下屬心目中的威信會較高，能夠達到「一呼百應」的效果；反之，若領導者在下屬心目中威信較低，就會出現「令不行，禁不止」的情況。

（一）影響力的類型：

領導者的影響力按照其性質可以分為權力性影響力和非權力性影響力。

1. 權力性影響力：權力性影響力是由社會賦予個人的職務、地位、權力等所產生的影響力。其特色是對別人的影響帶有強制性，不可抗拒性，以外推力的方式來產生功能。

構成權力性影響力的主要因素有：（1）傳統的因素：傳統的因素意指人們對領導者的一種傳統觀念。自古以來，人們形成了一種觀念，認為領導者不同於普通人，他們有權力、有才幹、比普通人強，從而使人們產生了對他們的服從感。這是傳統觀念附加給領導者的力量，只要是領導者就能自然的獲得這種力量。例如護理師們會認為既然醫院任命某人為護理長，想必她有能力，是稱職的，我們應該服從她。（2）職位的因素：職位因素意指個人在組織中的職務與地位。具有領導職務的人，社會賦予他一定的權力，這種權力對被領導者產生一種控制力量，使其產生敬畏感。領導者職務越高，權力越大，則人們對其敬畏感也越大，影響力也越強。這種影響力以法定職位為基礎，與領導者本人的素質沒有直接關係。實際生活中，職位因素的影響是很深刻的，是行使權力的有利條件。（3）資歷的因素：資歷意指領導者的資格和經歷。資歷反映一個人過去的情況，人們對資歷較深的領導者會產生敬重感，資歷愈深，影響力愈大。資歷主要與過去所任的職務有關，產生的影響力主要是屬於強制性影響力範圍。例如某位新來的護理部主任曾從事過多年的護理管理工作且擁有管理的碩士學位，將有利於確立其在護理人員心目中的敬重感。

2. 非權力性影響力：非權力性影響力是指由於個人的自身品德、才能、學識、專長等因素而對他人形成的影響力。其特色是自然性，在此種影響力的運作下，人們的心理和行為表現為自覺自願與積極主動。構成非權力性影響力的主要因素有：（1）品格的因素：品格因素指領導者的品行、人格與作風等。領導者品質高尚、完美會使下屬產生敬愛感，並誘使人們模仿與認同。無論多高職位的領導者，如果品格不好，就會威信掃地，失去影響力。（2）才能的因素：才能因素指領導者的領導才幹與能力。有才能的領導者會給事業帶來成功，使人們產生敬佩感。能力愈強，使人產生的敬佩感愈強。它是運用領導實務來呈現的。（3）知識的因素：知識因素指領導者的豐富知識與博學多才。知識本身就是系統賦予的一種力量，是寶貴財富。領導者廣博的學識，會使人產生信賴感，從而增強其影響力。（4）感情的因素：感情因素指領導者對人有深厚而真摯的感情。如果領導者對下屬平易近人，處處關心協助，會使下屬產生親切感，使下屬與其心心相印，並甘願為之奮鬥。

小博士解說

有效領導個人因素：1. 智力／認識能力；2. 精力／驅動力；3. 情緒穩定／成熟；4. 誠實與正直；5. 謙遜；6. 膽量／勇氣；7. 性格外向；8. 壓力／容忍度。

權威型領導方式與民主參與型領導方式的特色

權威型（命令型、專制型、獨裁型或集權型）領導方式的特色	(1) 領導者個人做決定；(2) 只關心任務本身，而不關心完成任務的人；(3) 制定嚴格的制度；(4) 使用權威，透過強制性的力量，讓下級做事。這種方式的優點：(1) 責任明確，權力集中；(2) 行動迅速，控制加強；(3) 指揮靈活，效率很高；(4) 減少人事的衝突；(5) 保密性好。這種方式的不足是：(1) 回饋資訊較差；(2) 很少聽取下級人員的意見；(3) 一個人作決定，控制他人；(4) 新思想的接受度較少，不能做到集思廣益；(5) 在大多數的情況下，下級不喜歡此種方式。
民主參與型領導方式的特色	(1) 領導者與下屬的交流多；(2) 不僅關心任務是否完成，更多是關心人、接觸人；(3) 使用管理手段中獎勵多於懲罰。優點是：(1) 下級容易接受領導；(2) 人際關係比較友好，願意為實現組織目標而奮鬥；(3) 團體工作效率高；(4) 組織成員自覺性高；(5) 管理者資訊暢通。其缺點是：可能浪費時間，處理緊急情況不適合。自由放任型領導方式的特色是：(1) 小組或個人做決定；(2) 領導放任權力。優點是：(1) 能使個人想辦法完成任務，產生新思想、新技術；(2) 控制少，能充分發揮每個人的聰明才智。缺點是：只適用於下級人員非常成熟、主動性強且願意接受這種方式。

領導者的影響力

1. 領導者影響力的來源

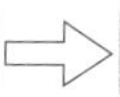

(1) 法定的影響力；（職權）(2) 強制影響力；(3) 獎罰影響力；(4) 專家影響力；(5) 個人人格影響力。

2. 常見的影響力（法統的影響力）

(1) 合法職位所形成；(2) 脅迫影響力：害怕被處罰而產生獎賞影響力；(3) 希望得到獎勵和酬勞而產生專家影響力：擁有專家知識、技術和特殊專長，贏得他人遵從而產生的影響力；(4) 榜樣影響力：個人的人格、行為、態度表現令人敬佩而形成的影響力；(5) 資訊影響力：具備對他人有特殊價值得資訊而形成的影響力、德高望重影響力：個人受到敬仰而產生的影響力

+知識補充站

1. 權力性影響力與非權力性影響力的區別：權力性影響力屬於強制性影響力，對下屬的影響帶有強迫性，使其心理與行為呈現為被動服從，對下屬的激勵功能是有限的；權力性影響力隨權力地位而產生，也隨著地位改變而發生改變；權力性影響是外界賦予的，因而不穩定；權力性影響力常依靠獎懲等附加條件而發揮功能。非權力性影響力屬於自然性影響力；不會隨著職權地位改變而改變，其影響力比較穩定和持久；運用潛移默化的功能，使下屬從心理上信服、尊敬，並自覺改變其行為。

2. 權力性影響力和非權力性影響力的適度運用：(1) 權力性影響力：權力性影響力是推行領導者意圖、完成工作任務的有利條件，應充分適度使用。但在使用時應注意：①持審慎態度，特別是在懲罰時更應注意懲罰適度與正當；②領導者掌握權力應具有無私精神，不能炫耀權力，濫用權力，甚至以權謀私，追求個人特權，否則會使下屬產生對抗力；③要善於授權；④要對下級多多給予指導。(2) 非權力性影響力：非權力性影響力產生的效果，能激發下屬工作熱情和提昇其自覺性，在領導者的影響力中占有主導地位。要提昇領導者的威信與功能，關鍵在於提昇非權力性影響力。在上述非權力性影響力的四個因素中，要以品格、才能因素為主。領導者品格因素欠缺，其他的因素會受到嚴重的影響，才能極差的人來作領導者亦不稱職。

5-3 領導者的素質

領導者的素質是指領導者具有的內在因素、基本素質和基本條件，是工作方法與藝術的基礎。領導者素質包括政治素質、道德素質、理論素質、文化素質、業務素質、心理素質、生理素質等多種因素。

(一) 領導者素質的結構

1. 政治素質：是指領導者對其從事的事業所抱的態度和所持有的立場，是領導者素質中最基本、最重要的因素。領導者的政治素質實際呈現在下列幾方面：（1）領導者要有較強的事業心和責任感，有獻身精神，要做到公正廉潔、忠誠而積極、不謀私利和小團體的利益，全心全意為民眾服務；（2）領導者要能夠以身作則，樹立「領導就是服務」的觀念，以實際行動來影響和團結民眾，自覺地接受民眾監督；（3）領導者要不斷提昇自己的修養和道德品質水準。

2. 業務知識的素質：是指領導者對工作熟悉的程度，是否精深和有相當的造詣。領導者的業務素質水準，不但會直接影響和決定領導的素質，而且也直接影響領導的工作與領導的藝術。如果對工作不熟悉，參加領導活動就可能辦錯事、說錯話，將嚴重地影響領導的績效。護理領導者不僅要具備醫學、護理學的知識，還要具備現代管理系統知識、與管理有關的社會系統和人文系統知識，對護理工作中的問題能夠做分析、解決，以配合日趨複雜的整合性的護理領導工作。

3. 心理素質：是指領導者要有健康的、優良的心理狀態。當領導者面對繁重的工作任務或處於關鍵時刻時，其心理狀態、情感、意志、情緒等是否優良是相當重要的。具有健康的心理，就能夠意志堅強、情緒穩定、工作自如。否則會在任務艱巨、頭緒繁多時，產生畏懼、煩惱、急躁、焦慮等情緒，緊急情況下驚惶失措，遇到困難時喪失信心。一個優秀的領導者，在工作中應該具有健康的心理。感情豐富但不脫離理智的控制；有堅定的原則性但不拘泥固執；意志頑強、堅韌不拔但不堅持錯誤及拒絕吸取教訓；既有主見又善於團結同事聽取他人意見；不感情脆弱，不多愁善感，不心胸狹窄，有寬容的精神，有自知之明等。

領導者在領導活動中既要肯定、培養、增強優良的心理素質，還要注意防止、排除、克服不良的心理因素，只有揚長避短，才能卓有成效，達到預期目的。領導者需要注意防止和克服的不健康心理有下列幾種：（1）挫折心理：挫折是指領導者在從事有目的的活動流程中，遇到障礙或干擾，致使個人動機不能實現及個人需求不能滿足時的情緒狀態。領導者心理在遭受挫折時，容易導致倒退、妥協、以及攻擊行為，這種挫折心理極不利於領導者繼續前進。領導者要戰勝挫折，面對現實，認真、冷靜、客觀地分析主客觀因素，自動地做心理調節和控制。（2）從眾心理：是指領導者對民眾壓力服從的心理特色，例如屈服於部分公眾的輿論和不正確意見，對偏離行為的恐懼心理及害怕犯錯誤的心理。（3）心理偏見：是指領導者對人和事持非客觀評估態度時，不能公正地判斷事物的全貌，從而有礙於事業的進步和發展。偏見的產生往往與不正確的或有限的資訊來源有關，有的含有先入為主的判斷，有的對自己偏愛的下屬認為一好百好，不喜歡的下屬則全盤否定。偏見容易使領導者自以為是，難於團結人。為了克服偏見，領導者應多深入民眾，傾聽各種意見，養成良好的工作作風。（4）嫉妒心理：是阻礙領導者開展工作和發揮創意的情緒。領導者擔心下屬優於自己，將其優越之處視為對自己的威脅，甚至不惜以貶低的方式來擺脫困擾。在選才用才上，實行「矮子」政策（用能力不及自己的人），在工作上自己作不出成績，也不讓別人做出成績，結果打擊和埋沒了人才。此種嫉妒心理對於領導者開展工作是極為有害的，必須運用提昇道德修養來加以矯正。

領導者素質的結構

1. 政治素質（利、財、情）	是指領導者對其從事的事業所抱的態度和所持有的立場，是領導者素質中最基本、最重要的因素。
2. 業務知識的素質（「T」型知識結構）	是指領導者對工作熟悉的程度，是否精深和有相當的造詣。
3. 心理素質	是指領導者要有健康的、優良的心理狀態。當領導者面對繁重的工作任務或處於關鍵時刻時，其心理狀態、情感、意志、情緒等是否優良是相當重要的。
4. 工作管理能力素質	預測決策、組織指揮、協調控制、培養下屬、人際關係、語言表達、改革創新、應變適應、管理時間。
5. 生理的素質	即領導者的身體健康狀況，能否以旺盛的精力和飽滿的情緒處理繁重的工作。如果身體狀況不佳，長期擔任繁重的工作就會有力不從心之感。在第一線工作的護理領導者，工作非常繁忙，必須有健康的身體才能配合。

領導者需要注意防止和克服的不健康心理

1. 挫折心理：挫折是指領導者在從事有目的的活動流程中，遇到障礙或幹擾，致使個人動機不能實現及個人需求不能滿足時的情緒狀態。

2. 從眾心理：是指領導者對民眾壓力服從的心理特色，例如屈服於部分公眾的輿論和不正確意見，對偏離行為的恐懼心理及害怕犯錯誤的心理。

3. 心理偏見：是指領導者對人和事持非客觀評估態度時，不能公正地判斷事物的全貌，從而有礙於事業的進步和發展。

4. 嫉妒心理：是阻礙領導者開展工作和發揮創意的思想情緒。領導者擔心下屬優於自己，將其優越之處視為對自己的威脅，甚至不惜以貶低的方式來擺脫困擾。

+知識補充站

儒家的領導素質以儒家思想為代表的中國傳統領導哲學，從闡釋世界與人生最根本的規律出發，得到了對領導理論最精闢的闡述和分析，並且對領導的內涵做出了最為本質和精準的界定。「不考其源流，莫能通古今之變；不明其得失，無以獲從入之途。」當代發展儒學思想主要用於企業的管理，應用儒學思想延伸出的領導力智慧是當代企業領導者的必修課程，在於企業管理方面的應用已經成了當代管理者核心理念。以儒學（兼具道家）智慧為根基、以西方領導力理論為架構、以歷史典故和現代企業案例為佐證，具有道術兼備、古今相合、中西融會的特色。

5-4 領導者的才能

一般來說領導活動分為三個流程：即認識流程、決策與組織流程、激勵流程，三者為互動的關係，而共同構成完整的領導活動系統。領導者在領導活動三個流程中的才能呈現如下：

1. 認識流程的才能：包括

（1）觀察能力：是一種有目的、有計劃、有組織的知覺。敏銳的觀察能力包括：觀察的整體性、客觀性、對環境的敏感性。

（2）注意能力：即具有注意的穩定性、廣闊性，這是收集資訊，瞭解情況的基本要求。

（3）記憶能力：即具有記憶的敏捷性、準確性、持久性。

（4）思考能力：即具有思想的廣闊性，能夠整體性地掌握問題；思想的精確性，論據準確、論證充分；思想的敏捷性，能夠當機立斷，及時地解決問題；思想的靈活性，善於隨機應變，俟機而動；富有邏輯性，思路敏捷而有秩序，問題明確而清晰，論證有條有理；思想深刻，能夠透視本質，預見事物的發展前景；思想具有創意，不滿足於上傳下達而刻意求新，能夠超越框框的極限來做創意式的思考。思考能力在領導活動中具有重要的功能，它是領導者分析問題、解決問題、做系統決策的重要先決條件，是領導者創意地工作、不斷開拓前進的第一重要因素。

2. 決策與組織流程的才能：包括

（1）決策能力：即根據所處條件和面臨任務，自覺而果斷地制定目標和行動方案的能力。

（2）指揮協調能力：指揮是領導者依靠權威指使下屬從事某種活動的能力；協調是在領導流程中加強各方面配合，使團體達到協調一致的能力。

（3）人才開發與管理能力：即善於發現、培養、使用人才，激發組織成員的意願和創意。

（4）宣傳鼓動能力：較強的宣傳、教育、鼓動能力能統一思想、鼓舞士氣，引發下屬的熱情和獻身精神。

（5）創新能力：是運用已有的知識經驗，提出新的創意，它是由創意思想與創意想像所構成的，良好的智力品質是營造能力的基礎。

3. 激勵流程的才能：激勵屬於領導活動的驅動系統，其目的在於充分激勵人的意願，因而是領導的主要功能之一。領導激勵流程包括的才能有

（1）瞭解需求：領導者認真掌握被領導者的需求，採取必要的措施來滿足需求，激發被領導者的意願。

（2）目標協調：領導者在執行組織目標的流程中，設立分目標並明確個人目標，激發其責任感，發揮個人潛力。

（3）強化激勵：即在行為發生之後，運用物質或精神的獎勵作為環境刺激因素，來達到增強、減弱或消失某種行為的激勵方法。

領導的定義

1. 哈佛商學院學者Abraham Zaleznik	管理者如果不是以一種消極的態度，也是以一種非個人化的態度面對目標的，而領導者是以一種個人的、積極的態度面對目標；管理者傾向於把工作視為可以達到的過程，領導者的工作具有冒險性；管理者喜歡與人打交道的工作，他們會迴避單獨的行為，領導者則是關心觀點，以一種更為直覺化的方式與他人發生關係。
2. 美國學者Stephen P. Robbins	管理者是任命的，他們擁有權力做獎勵與處罰，其影響力來自於所在職位授予的正式權力。相反，領導者可以不運用正式的權力來影響他人的活動。
3. 美國麥肯錫公司透過對美國公認的37家優秀企業中的10家進行調查，得出有效的領導標準	(1) 善於迅速行動，能夠邊工作邊計畫邊解決問題。 (2) 簡化組織機構，防止人浮於事。 (3) 重視市場研究，一切為實務導向。 (4) 與基層人員經常聯絡，運用各種辦法激勵其努力工作。 (5) 善於授權。 (6) 善於選擇業務，發揚本公司的長處。
4. 日本人的有效領導觀十項品德與十項能力	**十項品德：** (1)使命感 (2)規劃能力 (3)依賴感 (4)創造能力 (5)忠誠老實 (6)勸說能力 (7)忍耐性 (8)解決問題的能力 (9)熱心 (10)激勵正面意願 **十項能力為：** (1)思考決策能力 (2)責任感 (3)判斷能力 (4)正面意願 (5)洞察能力 (6)進取心 (7)對人的瞭解能力 (8)公平 (9)培養下級的能力 (10)勇氣

+知識補充站

領導是一種能力，能夠影響個人或團體達到目標的一種互動程序。是管理者影響下屬達到實現組織和團體目標的影響達到組織目標的影響過程。領導的功能為人、地位、行為。領導者＝管理者＋影響力＝地位＋權力＋勢力。現代領導觀念認為：領導的實質是影響別人，領導是一種影響過程，也是人與人之間的交往過程。透過該過程來影響、激勵各個引導的人們執行某項任務，以達到特定的目標的行為。而不是站在一個團體的後頭去推動、督促而是作為帶頭人來引導、前進，鼓勵人們去實現組織的目標。

5-5 授權

(一)授權的概念

授權(delegation)是指領導者授予下屬一定的權力與責任,使其在領導的監督下,有適當的自主權、行動權,完成任務的責任。

授權與代理職務不同,代理職務是受命代替領導者執行任務,相當於授職責;授權與助理或秘書不同,助理或秘書是協助領導者辦事,領導者仍負全責;授權與分工不同,分工是在同一機構內,各個成員依據其分工各負其責,彼此之間並無隸屬的關係;授權與參與決策不同,在參與決策中,實行權力共享,而授權則是由下屬自己做出決策。

(二)授權的意義

授權的目的是促使組織發揮其最佳的功能。

1. 領導者可以擺脫日常忙碌的業務,集中精力研究、解決組織中的重要問題。
2. 激勵下屬的意願,發揮其創造力,增強責任心、成就感。
3. 發揮下屬的專長,培養其工作的能力,訓練人才。
4. 對部分複雜的要求、指示、命令可以簡化,縮短溝通的路線,提昇工作的效率。

(三)影響授權的因素

影響授權的因素包括:

1. **組織的規模:**組織規模越大,需求做決策的數量也就越多。而領導者的時間、精力等都是有限的,因此若組織規模越大則越需要授權。

2. **責任或決策的重要性:**一項責任或決策越重要(以其利害得失和對組織未來的影響來衡量),則越不太可能授權給下屬。

3. **任務的複雜性:**任務越複雜,領導者越難於獲得充分和最新的技術資訊做出有效的決策。因此應將與此工作有關的決策授權給掌握必要技術知識的人來做。

4. **組織文化:**如果領導者信任下屬,則支持較高程度的授權。如果領導者不相信下屬的能力,則授權將不太可能發生。

5. **下屬的才幹:**授權要求下屬具備一定的技術、能力和動機水平以接受權力並執行之。如果下屬缺乏這些條件,領導者便不願意將權力下放。

(四)授權的原則

要以被授權者的能力和知識為依據,因事選人,視能授權。

1. **必須建立單一的隸屬關係:**上級將職權授予下屬,不可越級授權,不屬於個人權力範圍的工作不予授權,以利於控制職權的正確使用。

2. **必須權責相當:**被授權者所承擔的責任不能超出或小於所擁有的權力,明確所授任務、目標及權責範圍,使得權責對等。

3. **必須量力授權:**授權要適當,授權過小失去授權意義,無限授權則超出被授權者能力,應該因事擇人,視能授權,以才能、知識水平為指標。

4. **必須相互信任:**授權者與下屬應相互信任、合作、友好、信賴;應該將決策權放手而交予下屬,對其行動不干預與不牽制,並給以支持和指導。

授權的方法與步驟

1. 首先確認將要授權的工作專案、職責、權力、完成任務的時限及可供利用的資源；
2. 向被授權者明確地解釋目的與要求、預期效果及可能發生的問題；
3. 被授權者定期向領導者彙報進展，以掌握執行進度，利於對委派任務的檢查、控制、指導。
4. 瞭解被授權者對接受責任的感受與要求，聽取回饋的資訊；
5. 給予適當的評估，成績突出者要給以表揚或獎勵、晉升職位或擴大授權。

授權的流程常會出現的問題

1. 授權不足 — 領導者因為擔心授權要擔風險、花費時間解釋、指導以及擔心喪失地位與權力而不願意授權。

2. 授權過度 — 在領導者授權時，對下屬控制、監督不夠或授權時機不恰當而造成權責不符、放棄權力。

3. 授權不當 — 包括錯誤的時間；錯誤的人選；錯誤的理由；有責無權。

授權的優缺點

優點	缺點
1. 可以從事重要性管理或例外管理。 2. 授權可以訓練部屬，使其具有獨當一面之工作能力。 3. 授權導致在組織中的競爭風氣。 4. 授權使部屬對達成任務負責，使主管免于鞭長莫及。 5. 主管可以增加管理幅度，減少組織層級，增進組織的溝通效率。	1. 授權通常需要密集且昂貴的管理訓練。 2. 需要較複雜的計畫及報告程序，使流向主管的資訊增加，而造成工作負擔。 3. 認為授權無異於將自己的權力及影響力削減，以後可能很難再收回來，結果衍生出不少後遺症。

+知識補充站

1. 領導者在授權時，應該嚴格地遵守授權的原則，在授權之後領導者仍應承擔責任，當下屬不能履行職責時，要將權力收回；領導者是否能做出正確果斷的授權是衡量領導者領導藝術水準的重要指標之一。

2. 授權是一種管理藝術，當領導者每日忙於業務，無暇研究解決組織中的重要任務時，當下屬事無鉅細地請示主管或在工作鬆懈時，當下屬的才能顯現時，當出現緊急任務需要組織人力時，領導者均應該考量要立即授權。

5-6 溝通（一）

（一）溝通的概念、流程及功能

1. 溝通的概念：溝通（communication）是指人與人之間的資訊傳遞與交流。理想的溝通應是經過傳遞之後，被接受者知覺到的資訊與發送者發出的資訊完全一致。在護理管理中，每日有大量的溝通活動，例如交接會議、護理查房、護理人員會議、護理長與護理人員的個別談話、交接報告等。據專家統計，一位病房護理長平均每日至少有三分之一的時間用於溝通。

2. 溝通的流程：維持組織內正常有效的溝通，必須瞭解溝通的基本流程。首先，溝通要有資訊，也就是說，資訊的發出者（資訊來源）要產生溝通的意圖；然後要對這種意圖做編碼，以產生出實際的資訊，便於資訊的傳遞和接受。編碼流程受資訊發出者的態度、知識、社會文化背景和溝通技巧的影響。有了溝通的意圖，並做了編碼，下一步就是尋找溝通通道。通道是傳送資訊的媒介物，若口頭交流的通道是空氣，則書面交流的通道是紙張。資訊運用媒介物傳遞到接受者，接受者首先要對資訊做解碼，將資訊變為可以瞭解的內容。與編碼流程一樣，資訊的解碼流程也受到接受者個人知識、態度以及社會文化背景等方面的影響。最後，接受者常常對資訊發出者做出回饋，使其瞭解溝通是否準確，這樣溝通流程才算完成。歸納起來，溝通要素包括：資訊源、資訊編碼、溝通通道、資訊解碼、接受者、回饋，由這六個要素構成完整的溝通流程。

3. 溝通的功能：資訊溝通的功能可以分為兩類：（1）作為工具：其目的是傳達情報，同時傳達者將其知識、經驗、意見等告知接受者，企圖影響接受者的知覺、思想及態度系統，從而改變其行為。例如護理長將護理部關於護理品質的標準及本病房護理品質歸納傳達給全體護理，並講明護理品質的重要性，目的是使護理人員提昇對護理品質的認識，促進護理人員從行動上加強對患者的護理；（2）滿足需求：其目的在於表達情緒狀態，解除內心緊張，徵得對方的同情、共鳴，確定與對方的人際關係等。例如護理人員對工作有意見、牢騷或委屈情緒向護理長傾訴，其目的是為了表達情緒狀態，解除內心的緊張，並徵得護理長的瞭解與同情。

（二）溝通的方式

資訊溝通可以按照媒介、方向和管道等不同標準來做分類。

1. 按照溝通的媒介來分類：以媒介來劃分，資訊溝通可以分為書面溝通、口頭溝通和非語言溝通三類。

（1）**書面溝通：**書面溝通是用圖、文、表的呈現方式來溝通。常用的有文字書寫的規章、制度、標準、計畫、報告、單位職責、病歷、記錄等。此方式的優點是具有清晰性和準確性，不容易在傳遞流程中被歪曲，可以永久保留，接收者可根據自己的時間和速度詳細閱讀、瞭解，但不能及時得到資訊接受者的回饋。（2）**口頭溝通：**包括正式、非正式的面談，正式、非正式的會議，以及電話溝通等。口頭溝通的優點，是資訊發出者能立即得到回饋，瞭解所發出的資訊是否被正確瞭解，這是一種雙向溝通。缺點是缺乏書面溝通的準確性與清晰性。（3）**非語言溝通：**非語言溝通即不是運用語言傳遞做的溝通。例如運用手勢、動作、姿勢、表情、音調、音量、觸摸、顏色、時間、訊號、實物、視聽設備等溝通資訊。相關的研究證實，人們的溝通至少有三分之二是非語言溝通，非語言溝通往往反映人的真實感情。

溝通要素和溝通的流程

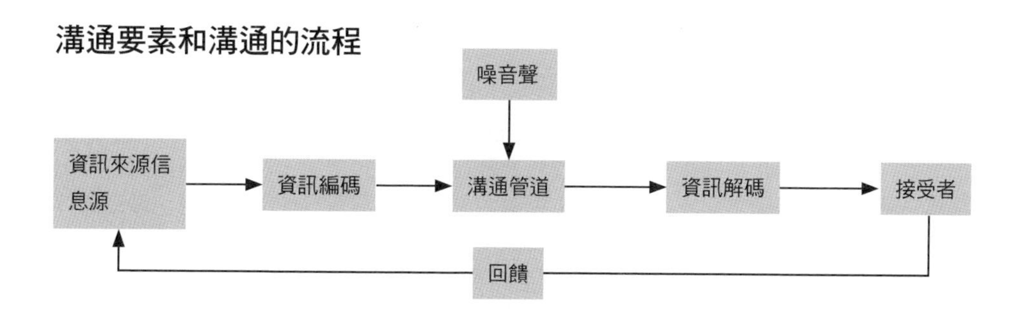

溝通的核心內容

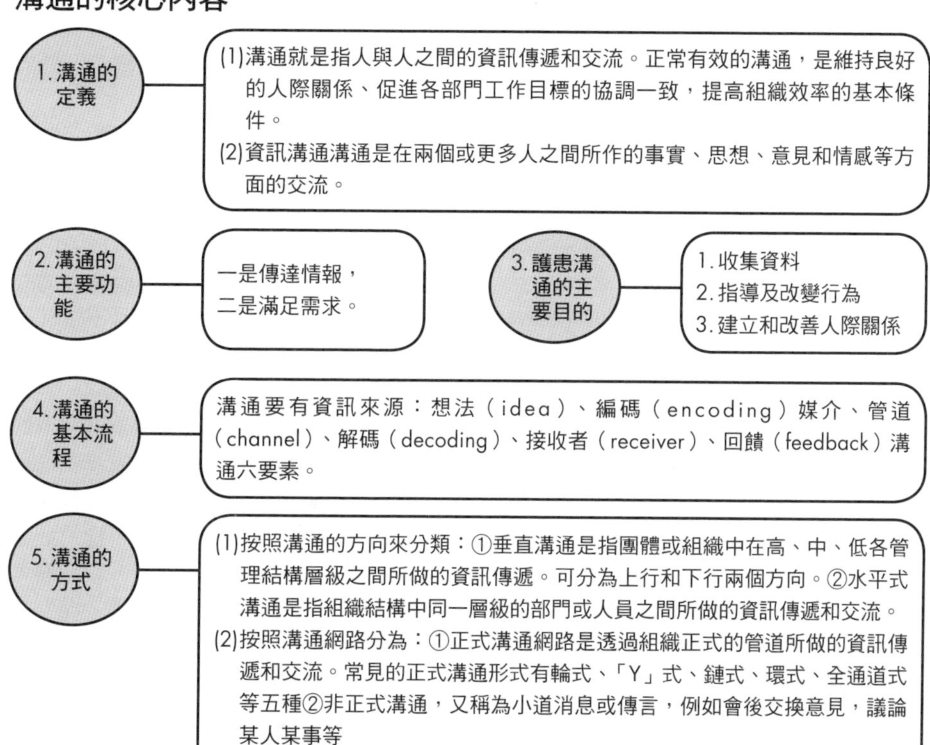

5-7 溝通（二）

2. **按照溝通的方向來做分類：（1）垂直溝通：**垂直溝通可以分為上行和下行兩個方向。下行溝通是組織中的上層按指揮系統自上而下的溝通，例如護理部向下發出指示。這是保證組織工作正常進行的重要溝通方式，通常用於控制、指導、激勵和評估等目的。上行溝通是指下屬的意見、資訊向上級反映，例如病房每日向護理部上報「工作日報表」。應鼓勵上行溝通，以利於管理者整體地瞭解情況。**（2）平行溝通：**也可以分為兩類。一類是團體內部同事之間的溝通，例如值班護理與治療班之間、護理班之間的護理溝通；另一類是與其他團體（或部門）同等職位的人員做溝通，例如病房護理長之間的溝通。平行溝通主要用於資訊交流、協商解決某些問題和社會心理需求等目的。**（3）斜向溝通：**斜向溝通意指不屬於同一組織層級的單位和人員的溝通。例如病房護理長與護校教師之間的溝通，或向總務部門連絡購物與維修等。斜向溝通的目的類似於平行溝通。

3. **按照溝通的管道來分類：（1）正式溝通：**正式溝通是指運用組織正式的管道做資訊的傳遞和交流，例如傳達會、彙報會等。使上級的指示運用組織系統逐級向下傳達，或下級的情況逐級向上級彙報。輪式又稱為星式；X是團體的主管。在輪式的溝通管道之中，成員之間缺少溝通，導致成員的滿意度降低，而不適合於完成複雜的任務；「Y」式與輪式很相似，溝通較快，但是成員滿意度較低；鏈式使得組織內的成員與某些人溝通，誰是領導者並不明確，成員的滿意度比輪式強一些，但是不及其他網路，團體工作品質在完成較複雜或較簡單任務時，都屬於中等，主要缺點是合作能力較差，不像一個團體，領導權威較弱；圓周式與鏈式相類似，只是首尾相聯，其優缺點也與鏈式相似；在全通道式中，全體人員可以與其他人員溝通；其結果是領導的明確性較低，似乎每一個成員都有決策權。團體成員的滿意度較高，在完成複雜任務時績效也較高，但是在任務簡單時，使用的時間較長，績效中等。顯然，每一種溝通網路均有其優缺點，護理管理者應該均衡利弊得失，可以篩選和變化使用各種溝通網路。例如當輪式溝通失效時（管理者發出指令依次傳遞，再返回管理者），管理者就應該放手讓所有成員參與討論，以全通道式網路取代之。**（2）非正式溝通：**即是在正式溝通管道之外所做的資訊傳遞或交流。例如會後交換意見，議論某人某事等。往往人的真實思想和動機在非正式溝通中表露出來，其資訊的傳遞較快，對正式溝通發揮補充的功能，所以在現代管理中要重視非正式溝通管道。有專家曾經對非正式訊息的傳播做研究，發現有四種傳播方式：①集束式，又稱為葡萄藤式溝通系統，是把訊息有所篩選地傳播給相關的人員；②偶然式，是由於偶然的機會來傳播資訊；③流言式，是某個個人主動把資訊傳播給其他的人員；④單線式的傳播方式是運用數名成員持續地將資訊傳播給最後接收者。在任何一個團體中，經常有少數成員成為非正式資訊的傳播者。對非正式溝通方式經常產生不同的觀點，有人認為傳播非正式資訊是散佈流言蜚語，要嚴加禁止。有人認為運用非正式管道傳播資訊也能發揮正面的功能，應該加以利用。非正式管道的方式比較活躍，可能預示著正式管道不夠暢通，或團體所關心的熱門問題並沒有從正式管道獲得。非正式管道是確實存在的，管理人員應該加以重視並予以運用，為團體或組織目標服務。

按照溝通的管道來分類

1. 正式溝通

(1) 正式溝通是指運用組織正式的管道做資訊的傳遞和交流，例如傳達會、彙報會等。
(2) 使上級的指示運用組織系統逐級向下傳達，或下級的情況逐級向上級彙報。

2. 非正式溝通

(1) 非正式溝通是在正式溝通管道之外做的資訊傳遞或交流。例假如會下交換意見，議論某人某事等。
(2) 往往人的真實思想和動機在非正式溝通中表露出來，其資訊的傳遞較快，對正式溝通發揮補充的功能，所以在現代管理中要重視非正式溝通管道。

非正式溝通的正面與負面功能

正面功能

1. 傳遞速度較快，涵蓋面較大；
2. 提供回饋資訊，讓管理者瞭解何事情令職工關注，焦慮，為管理和控制工作提供決策前提條件。

負面功能

1. 資訊不確實；
2. 由於資訊有誤，會渙散士氣，增加員工的猜測和焦慮的負面效應；
3. 降低組織的工作效益。

按照溝通的方向來做分類

1. 垂直溝通

護理長 ⇅ 護理師

2. 平行溝通

值班護理 ↔ 治療班

或

護理長 ↔ 護理長

3. 斜向溝通

護理部主任 ↔ 總務部職員

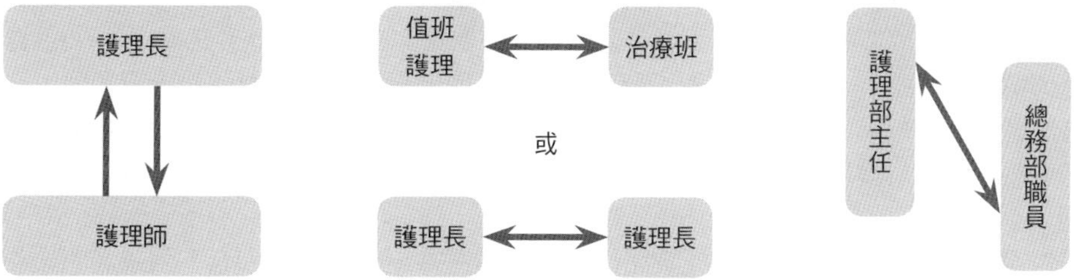

5-8 溝通（三）

（三）組織溝通常用的方法

一個團體或組織對內對外的溝通常用下列的方法：

1. **發佈命令**：隱含有自上而下的直線指揮人員之間的關係。指令的內容應該和實現組織目標密切關聯。指令一般帶有強制性，在發佈前應廣泛聽取各方面意見，避免指令不恰當。指令可有一般的或實際的；書面或口頭的；正式的和非正式的等類型。

2. **動員會議**：開會可以提供交流的場所和機會。會議是整個組織活動的一個重要反映，也是與會者在組織中的身分、影響和地位所起功能的表現；會議能對人的心理產生影響；會議可以集思廣益，使成員能夠彼此合作；會議還可以對每位成員產生一種限制力；會議還能發現人們所未注意到的問題，而認真的考量和研究。會議方式很多，有重要的功能但是不能濫用，應該防止「文山會海」。

3. **交談**：就是領導者用正式或非正式的方式，在組織內同下屬或同級交談。交談不受任何限制，雙方都感到信任感和親切感，對統一思想，認清目標，體會各自的責任和義務都很有利，能表露真實思想，瞭解思想動態。個別交談有很大的藝術性。

4. **其他的方式**：例如彙報、報表、口頭或書面調查訪問等方式，瞭解下級工作情況及所發出指示的反映。回饋系統暢通是組織有效控制的保證。能整體、準確地傾聽到回饋資訊，也是溝通中要研究的重要課題。

（四）溝通障礙

研究溝通的障礙是為了能克服得更好，使溝通得以有效進行。溝通障礙可以從溝通流程的三個方面來加以考量。

1. **資訊發出者的問題**：資訊發出者為溝通流程的起始，資訊發出者對接受者接收和瞭解資訊的情況負有責任。常常由於下列的原因使得溝通的有效性發生障礙：（1）**資訊的編碼不準確**：資訊發出者措辭不當。例如使用晦澀難懂或資訊接受者不熟悉的語言，或資訊含義不明確的文字等。（2）**資訊傳送不完全**：資訊發出者有時為了縮短時間，使資訊變得模糊不清。例如常出現護理長傳達上級的意思時，只會傳達對自己有用或有興趣的資訊，而不能整體地傳達並使大家瞭解上級的真正意圖。（3）**資訊傳遞不適時**：資訊發出者忽視了資訊溝通中時間的意義，資訊傳遞過早或過晚，均會影響溝通的效果。例如會議時間通知過早，容易忘記；安排護理人員加班或調班通知過晚，以致於護理人員缺乏準備而使服從困難。上述均為忽視了篩選合適的溝通時間。

2. **資訊接受者的問題**：對於資訊接受者，溝通障礙的主要原因有下列幾個層面：（1）**忽視資訊**：處在眾多的資訊和刺激之中，人們有時會忽視其中某些資訊。如在執行上級的指示時，下級有時會重視某些指示內容，而可能忽視了某些部分。（2）**資訊的解碼不準確**：思考方式的差異、心理的障礙或對資訊發出者的編碼、語言不熟悉等均會導致誤解資訊，甚至瞭解得截然相反。（3）**拒絕接受資訊**：有時接收者由於某種原因，對資訊拒絕接受。例如有的護理人員對資訊發出者缺乏信任，拒絕接受批評意見與建議。

溝通通路的問題

1. 資訊發出者篩選的溝通媒體不合適	(1) 例如有些重要的事情用口頭傳達，效果不佳，接受者可能不重視。 (2) 例如對重要病情不做詳細的記錄，只做簡單的口頭描述，而造成病情的延誤。
2. 幾種媒體互相衝突	例如有時口頭傳達的意思與檔案不符，而造成衝突。
3. 溝通的管道過長，中間的部位過多	(1) 資訊在傳遞流程中有了改變，甚至互相顛倒：相關的調查證實，當資訊持續運用五個傳遞流程時，高達80%的資訊會在傳遞中失漏。 (2) 若上級的意思層層傳達，在傳達到最基層時會失漏很多。 (3) 在溝通之中要提昇有效性，必須消除和克服這些障礙。

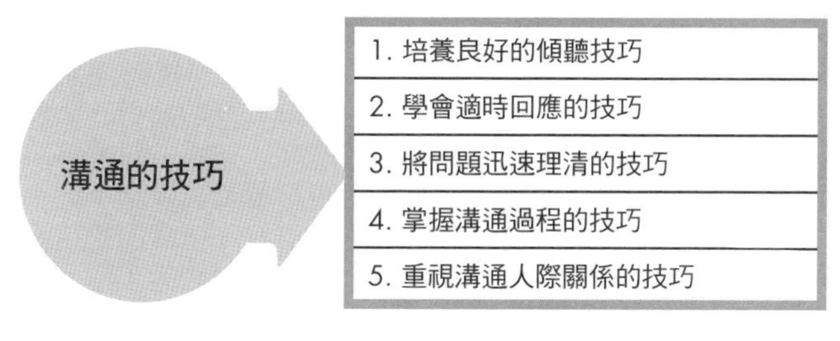

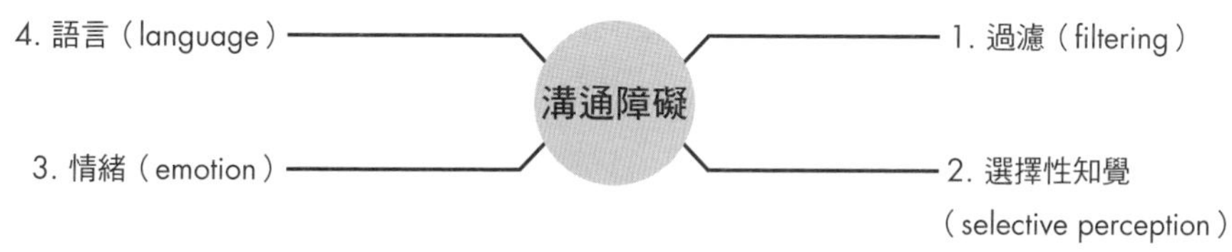

問題解決的五大原則

1. 確認影響組織利益的最大問題，由大問題中分出小問題，小問題先解決。再處理大問題。
2. 將小問題分派給部屬去解決。
3. 比較困難的問題來自工作夥伴時，應請教組織內、外部的專家。
4. 在緊急的情況決策時，不可以倉促下決策。
5. 在遇到重大的問題時，不要期望過大，不要因為顧慮策略之抉擇而猶豫不前，一旦做了決定，就不要後悔。

5-9 溝通（四）

（五）護理管理中的溝通技巧

溝通要求掌握幾個基本原則：資訊明確性原則，即資訊發出者發出的資訊應有明確、正確、清晰、適時等特色；組織結構完整性原則，即溝通應按組織結構的層級做；策略上使用非正式溝通管道原則等。此外，還應該重視溝通中的一些基本技巧如下所示：

1. 個別談話的技巧：個別談話是管理中一項主要工作方式，具有很強的感情色彩，需要講究藝術性。

（1）談話的類型及功能：談話的類型包括指示性、彙報性、勸導性、討論性、請示性談話等。談話的功能有：①監督功能：可以獲得工作進展情況，實質是一種經常性的監督；②參與功能：領導者處於參與的位置；③瞭解下屬的功能：運用談話來瞭解下屬的心理與品質，而做出正確的判斷；④指示的功能：以談話方式來傳達上級指示和領導者的意圖。

（2）談話的技巧：個別交談的技巧要反覆訓練、實際練習才能獲得。應該注意做到：①善於激發下級談話的意願：這是談話得以順利進行的第一步，否則談話的雙邊活動將陷入僵局。談話是資訊交流，也是感情交流，需要注意態度、方式、語調等，並開誠佈公，使被領導者願意說出自己的內心願望；②善於啟發下屬講真實話：坦率談話的可能性取決於領導的作風。專制的作風容易促使下級謊報情況，使掌握的情況缺乏真實性；③善於掌握重要的問題：在禮節性的談話之後，應逐漸地切入正題。要善於集中在主要內容及急於解決的問題上；④善於掌握評論的分寸：在聽取意見時，不要急於發表評論性意見，尤忌損害下級自尊的評語，否則會導致談話的氣氛緊張。結論的意見表達宜謹慎，應較為客觀，對方易於採納，心平氣和，不緊張，不感情激動；⑤善於表達對談話的興趣和熱情：在雙方談話中及時而正面的適當回饋，使談話更為融洽而深入。在談話中可以用表情、姿勢、插話、鼓勵等表示熱情和有興趣；⑥善於克制自己，避免衝動：在談話中指責主管時，主管應保持冷靜、清醒，不要講過多的話，應多聽取意見；⑦善於處理談話中的停頓（要有幽默感）：一種停頓是下級要觀察對其談話的反應，這時應插話，鼓勵繼續其談話內容；一種停頓是思想中斷所引起，主管可以採用「反向詢問法」來引出原來的談話內容；⑧善於把談話中的公事與私事分開：個人的私事應當放在次要的位置，若將個人私事與公務共同討論，應將個人問題限制在最小的限度之內。

2. 護理查房的技巧：（1）目的：①運用護理查房，發現護理流程中的問題；②臨床查房可以促進患者及家屬參與護理工作，護理人員傳授有關知識，患者可表達對護理的感受、意見和建議；③可以增強護患的關係：共同討論對患者的護理，使雙方更為熟悉和密切；④提昇護理人員溝通交流的技巧和能力；⑤提昇和促進護理人員學習護理理論；⑥護理人員互相交流，學習經驗，護理長或教師做示範，提昇業務的技術水準；⑦使護理人員統一認識，共同參與護理計畫的制訂、修改、執行，促進同級合作。（2）程序和方法：在護理查房之前應制訂計畫，明確本次查房目的、時間、地點、參加人、主講人、患者、記錄人員、查房程序及必要的準備。應篩選適當的患者，並得到患者的允許和配合，必要時請家屬參加。查房前主講人做好充分準備（病歷、有關疾病及護理理論知識），對參加者推薦有關資料，瞭解有關知識。主講人做護理報告，主持人應引導討論方向，激勵參加人員積極參與討論，做出歸納與評估。

護理查房的注意事項

查房內容應以患者為重點

- 但是要避免在床前對患者過多的評論及過分的檢查

對患者所迴避的內容

- 應選合適的地點來做

參加的人員不宜過多

- 人員的多少應根據查房目的決定，可以靈活掌握。

床邊查房的時間不宜過長

護理查房的記錄應予以保存

正面傾聽的基本要求與實際方法

正面的傾聽技巧：有效地傾聽是積極主動的而非被動的。管理者在溝通時不要只考量「講」，還要講究「聽」，並且設身處地去傾聽。正面地傾聽是要弄懂所聽到內容的意義，它要求對聲音刺激給予注意、解釋和記憶。

正面傾聽的基本要求

正面傾聽要求精力投入，能站在說話人的角度上來瞭解資訊。

(1) 專注：要求精力非常集中地聽說話人所講的內容，並歸納與整合所聽到的資訊，包括每一個細微的新資訊。
(2) 移情：要求把情感置身於說話者的位置上，努力瞭解說話者想表達的含義。移情要求包括說話者的知識水平和傾聽者靈活性兩項因素。要求從說話者角度來調整觀感，從而保證聽者的瞭解符合說話者的本意。
(3) 接受：即客觀地傾聽內容而不做判斷。當我們聽到不同觀點時，常常會在心理闡述自己的看法並反駁他人所言，這樣就會漏掉餘下的資訊。積極傾聽者的挑戰就是接受他人所言，而把自己的判斷推遲到說話者結束話題之後。
(4) 對完整性負責：傾聽者要設法從溝通中獲得說話者所要表達的全部資訊。達到此目標最重要的技術是：在傾聽內容的同時傾聽情感，以及運用提問來確保瞭解的正確性。

正面傾聽的實際方法

(1) 瞭解談話內容、背景及尚未發表的意見。
(2) 用表情或點頭來激勵對方發言，盡可能不打斷話題或顯得不耐煩。
(3) 聽「弦外之音」和體會對方的情感。
(4) 在最後發表看法，言辭要緩和。
(5) 多用疑問句來澄清易於混淆的談話內容。
(6) 不要質問對方，不要教訓下屬。
(7) 不要離題太遠。
(8) 在結束話題之後再做討論，並做出判斷，不用敷衍的態度和模稜兩可的言詞來表達。
(9) 在情緒上不要過於激動。
(10) 安排較為充分和完整的交談時間等。

5-10 溝通（五）

3. **解決衝突的技巧**：溝通專家歸納出處理衝突的九種策略。這九種策略可以單獨採用，也可以整合使用。但要能恰當地運用這些策略，首先必須瞭解它們各自的用法，以及它們的適用場合。一般而言，管理者在確定其策略時主要考量下列兩個問題：「在我說出我的論點時，我要保持多大的彈性？」「我要和那些持不同意見的人，維持多密切的互動？」所謂「論點的彈性」，實際上就是你應不應該表現出你的立場；而所謂「互動的強度」，則要看個人希望建立一種什麼樣的人際關係。這些考量的不同組合，就形成了9種解決衝突的策略。

（1）「按兵不動」（彈性較低，互動強度較低）：在面對不同意見，單方面決定維持現狀，不採取任何行動。這種策略只能暫時使用，不是一個最後的解決辦法。①適用的狀況：當你需要時間搜集更多資料、爭取更多支援，或是暫時沒有精力來處理這件事情時，可以考量使用「按兵不動」的策略。這樣做的好處，是使你能夠較從容地協調歧見，讓彼此的情緒冷靜。②範例：張某是醫院的老資格護理，但是她的能力有限。我不想對此採取任何措施，因為再過兩個月，她就退休了，到時候，等她的繼任者上任後，我再建議她如何提昇工作效率。

（2）粉飾太平（彈性較低，互動強度中等）：運用強調共同點、淡化差異點的方式，來「推銷」你的觀點。①適用的狀況：當你對自己的想法很清楚，但缺乏決策者的支持時，或是當你沒有時間、精力組織長時間討論時，都可以運用這個策略。當你覺得你手上的資料可能會傷害到別人，或是別人沒有能力去處理它，而你想要撤回時，也可以考量運用此一策略來化解。②範例：醫院院長有一套大刀闊斧的改革計畫，但是在主管之中意見分歧相當大，困難重重，考量到主管的穩定性問題，院長決定暫時不做人事變動，號召大家團結一致、齊心協力，先推行已取得共識的改革措施。

（3）鐵令如山（彈性較低，互動強度較高）：單方面運用權勢和影響力，使他人聽從其意見。適用的狀況：當你對事情有絕對自信，非馬上去做不可時；當你相信別人的意見不太可能改變你的想法時，或是你認為事情沒有重要到需要討論時。

（4）制訂規則（彈性中等，互動強度較低）：以客觀的規定或準則（例如抽籤、測驗等）作為處理不同意見的基礎。①適用的狀況：當決定的流程比結果更重要時；當任何進展都是較原狀為好時。②範例：小劉和小李都很優秀，在護理人員之中都有相當程度的民眾基礎，安排誰做新一任的護理長呢？護理部採用了讓護理人員投票選舉的方式。

（5）和平共存（彈性中等，互動強度中等）：在共同協議下，各執己見，各行其是。如果這樣做花費太大，或容易造成混淆，則採用「中間」路線，以達到共同目標。①適用的狀況：當爭議雙方都堅信自己的想法是對的時。②範例：「我們先按照自己的想法去做，在實驗三個月之後，再看看誰的辦法最有效、最省錢」。

處理衝突的九種策略

		論點的彈性		
		低	中	高
互動的強度	高	**方式3　鐵令如山** 運用權勢，強迫別人服從命令	**方式6　討價還價** 以協商交易的方式來消除衝突	**方式9　攜手合作** 將大家的意見整合在一起
	中	**方式2　粉飾太平** 強調想法的共同之處，忽略相異的部分	**方式5　和平共處** 在彼此的協議下，維持各存己見的狀態	**方式8　全力支持** 在可以容忍的範圍之內，給予對方最大的支持
	低	**方式1　按兵不動** 避免面對不同的意見，或是延長調整的時間	**方式4　訂定規則** 以客觀的規則作為處理分歧的基礎	**方式7　棄子投降** 放棄自己的想法，完全以對方的意見為意見

解決衝突的技巧

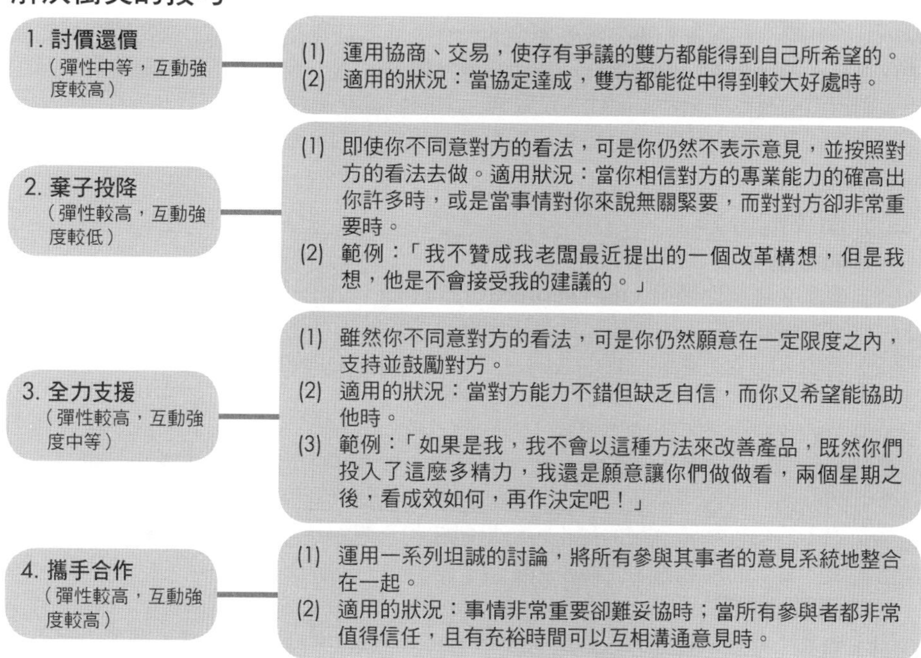

+知識補充站

解決衝突的技巧：1. 尊重衝突的雙方；2. 證實衝突；3. 巧選時機來處理；4. 掌握主要的衝突。

5-11 衝突的處理(一)

(一)衝突的概念

衝突(conflict)指團體內部個人與個人之間、個人與團體之間存在的互不相容、互相排斥的一種衝突表現方式。如何正確地認識和瞭解衝突,解決組織或小組內的非建構性衝突,保持組織內一定水平的建構性衝突,提昇管理的有效性,是管理人員的責任。對衝突的認識,人們的觀念有一個逐漸轉變的流程。

1. **衝突的傳統觀點(traditional view of conflict)**:認為所有衝突都是有害的,具有破壞性,應當盡可能避免,管理者有責任在組織中清除衝突。從19世紀末至1940年代中期,該觀點在衝突理論中占據了主流的地位。

2. **衝突的人際關係觀點(human relations view of conflict)**:認為衝突必然而不可避免地存在於所有組織中,是組織中自然發生的現象,因此應該接受衝突的存在,該觀點使衝突的存在適度化。自1940年代末至1970年代中期,該觀點在衝突理論中占據了主流的地位。

3. **衝突的互動式功能觀點(interactions view of conflict)**:目前的衝突理論為互動功能觀點。此種觀點不僅接受衝突的存在,而且鼓勵衝突出現。認為衝突對組織生存是有利的,相當程度的衝突能使組織保持團體活力、自我反省力和創造力;衝突使人們認識到改革變化的必要性,使毫無生氣的組織充滿活力。

把衝突歸為絕對有害和絕對有利的觀點都是不恰當的。衝突究竟對組織發揮什麼功能,應該根據其性質而定。

(二)衝突的分類

1. 建設性衝突

(1)概念:建設性衝突(the constructive conflict)是指一種支援組織或小組實現工作目標,對組織或小組工作績效具有正面建設意義的衝突。

(2)特色:①雙方都關心實現共同目標和解決現有的問題;②雙方願意瞭解彼此的觀點,並以爭論的問題為重點;③雙方的爭論是為了尋求較好的方法來解決問題;④爭論雙方的資訊交流不斷增加。

建設性衝突對組織具有正面的功能,其呈現方式為:①可以促使組織或小組內部發現存在的問題,採取措施及時糾正;②可以促進組織內部門與小組間公平競爭,提昇組織效率;③可以防止思想的僵化,提昇組織和小組決策品質;④建設性衝突還可以激發組織內員工的創造力,使得組織配合不斷變化的外界環境。

2. 非建設性衝突

(1)概念:非建設性衝突(the non-constructive conflict)是指阻礙組織或小組工作達到目標,對組織或小組績效具有破壞意義的衝突。

(2)特色:①雙方極為關注自己的觀點是否取勝;②雙方不願意聽取對方意見,而是設法陳述自己的理由來搶占上風;③將以問題為導向的爭論轉變為人身攻擊;④互相交換意見的情況不斷減少,以至於完全停止為止。

非建設性衝突對組織或小組具有不利功能,其呈現方式為:①對組織和小組的發展產生負面的破壞功能;②對組織內成員的心理造成緊張、焦慮、導致人與人之間互動排斥、對立、削弱組織或小組的戰鬥力;③渙散士氣,破壞組織的整體協調性,阻礙組織或小組目標的實現。

衝突的起因與分類

衝突的起因	1. 目標與興趣不同時 2. 需要共同作決策時 3. 作資源分配時 4. 擬定工作計畫時	5. 價值觀不同時 6. 角色期望不同時 7. 溝通有障礙時 8. 其他有關的個人品質因素
衝突的分類	1. 依據衝突的起因來分，衝突可分為個人內在的衝突和組織內的衝突。 2. 依據衝突產生的效應來分，衝突可分為建設性衝突和非建設性衝突。	

個人內在的衝突與組織內的衝突

個人內在的衝突

1. 工作上的資訊不足，完成工作目標有困難。
2. 上級指標不明確，不知如何配合完成工作目標。
3. 面臨角色衝突，身兼多重角色，例子如為人妻、為人母、為人女、為醫院管理者，時間上很難分配。
4. 當期望超過個人能力，不知是繼續努力或是承讓機會給他人。
5. 當工作負荷量過大，若在一定時間內完成，品質有可能不佳；但若延後，又可能延續而造成後患。
6. 當有機會升遷，而機構不同，考慮去留。
7. 面臨決策，例如考慮採取獨自或團體決策，或獨裁管理還是民主管理。

組織內的衝突

1. 人與人之間的衝突 此種衝突常見於管理者與工作人員之間。護理管理者與部屬發生衝突的原因有：(1)組織中所扮演色不同，工作目標和成效之要求不同，需求價值觀亦不同。如護理管理注重工作成效、工作推廣改進、求好心切，下屬在意的是上班時間、排班、工資、福利等。(2)意見不合，對事情的看法不一。例如護理部主任要求執行整體式護理，護理人員有感於人力或經驗不足，無法配合，採取反對的態度。(3)不遵守規定。(4)管理未將下屬之間的工作責任劃分清楚，也會引發衝突。(5)溝通不夠。
2. 團體與團體之間的衝突在醫療機構中，病房與病房間常會因人員需求、設備資源、床位使用率以及其他物品不足而引發衝突。另一種常見的團體與團體之間的衝突之間的衝突是發生在單位與單位間。

+知識補充站

1. 非建設性衝突：特色為雙方極為關注自己的觀點是否取勝，雙方不願聽取對方意見，想方設法搶占上風將爭論轉為人身攻擊的現象，時常發生交換意見的情況不斷減少，甚至完全停止不利的作用，對組織發展產生負面的破壞功能，導致人與人之間相互排斥與對立，渙散士氣，破壞組織的協調統一。

5-12 衝突的處理（二）

（三）衝突的基本流程

衝突的流程包括四個階段：潛在對立階段（potential opposition stage）、認知與個人介入階段（cognition and personalization stage）、行為階段（behavior stage）和結果階段（outcome stage)）。

1. 潛在的對立階段：潛在對立階段是產生衝突的醞釀階段。這個階段所出現的情形並不一定會導致衝突的發生，但卻是衝突發生的必要條件和引起衝突的原因，主要包括下列三個層面：

（1）由溝通所引起的衝突：溝通不良是引起衝突的原因之一。由於溝通所引起的衝突，在我們日常生活和工作中隨處可見。主要來自語言表達困難、語言使用不當等引起的彼此誤解，以及溝通流程中的干擾。溝通中的時間也是一個不可忽視的因素。一方面，溝通會因耗費時間、延誤合作而導致誤解；另一方面，充分時間的溝通也可以排除誤會。研究證實：過多或過少的溝通都會導致衝突的產生。

（2）由結構因素所引起的衝突：在此所討論的結構有多層的含義，包括團體規模的大小、員工工作的專業化程度、許可權的明確程度、組織成員目標的一致性、主管風格、組織獎懲制度等。相關的研究證實：團體規模越大，成員的工作越專業化，引起衝突的可能性就越大。成員年輕以及人員流動性大的團體，發生衝突的潛在性大。組織中各部門的目標越多，分歧的可能性越大，衝突的潛在性就越大。組織內主管風格越是獨裁、苛刻，衝突的潛在可能性也越大；另一方面，如過分強調下屬的參與，也會引起較多的衝突，因為強調參與的同時也就鼓勵個性化、多樣化。在獎懲制度方面，如果獎勵方法不公平，懲罰不一視同仁，也必然會引起衝突。

（3）個人的因素：個人的因素主要包括人的價值觀以及人的性格方面的差異。研究證實：某些性格容易引發衝突，如高權威性、過於獨斷等；個人價值觀的差異也是引起衝突的原因之一，由於人的價值觀之間的差異，就可導致偏見、意見分歧、個人不公平感等，從而引發衝突。例如對獎金的分配，你認為是公平的，其他護理卻認為不公平；你認為護理模式改革很有必要，你的下屬卻認為沒有必要。

2. 認知與個人的介入階段：各種潛在的衝突條件進一步發展，引起挫折並被人所察覺，則衝突便會產生。在此強調知覺的必要性，即衝突雙方至少有一方知覺到衝突的存在。另一方面，只是知覺並不表示個人已介入衝突中，還需有情緒的捲入，即人們確實體驗到焦慮、緊張或挫折感。例如，你與護理長一起討論護理教學改革方面的問題，言談中雙方出現了意見上的分歧，但這並不必然意味著你與護理長就發生了衝突。只有當你們中間有一方固執己見，對對方的意見不滿，對自己意見不能被對方贊同而感到焦慮、挫折、甚至氣憤，此時才可稱為衝突。

3. 行為的階段：隨著個人情緒的介入，當一個人採取行動以達到個人的目標時，便進入了衝突的第三個階段：行為階段。在此階段衝突表現為外顯的對抗方式，在實際上包括：溫和間接的語言對抗、直接的攻擊、失去控制的抗爭或暴力等。例如護理罷工要求增加工資，夫妻之間由於孩子教育問題發生爭吵等都是衝突的外顯方式。衝突的行為外顯階段也是大多數處理衝突的方式開始出現的時候。一般而言，一旦衝突白熱化，雙方皆會尋找各種方法來處理衝突。

衝突的處理

1. 以兩個維度的方式來解決衝突

有管理學研究者認為，處理衝突一般從兩方面的因素做考量權衡，以確定處理方法，一方面是合作性（cooperativeness），指衝突發生後一方願意滿足對方需求的程度；另一方面是堅持性（assertiveness），指衝突發生後某一方堅持滿足自己需要的程度。衝突的五種處理方式根據衝突雙方合作性和堅持性不同程度的表現可以產生五種處理方式：(1)競爭（competition）、(2)合作（collaboration）、(3)逃避（avoidance)、(4)順應（accommodation）、(5)折衷（compromise）

2. 談判方式解決衝突

要注意(1)採取一種對大家都有利的解決辦法，即贏–贏的結果，而不是一方贏，一方輸的結果。(2)談判應以試圖改善雙方關係和增強雙方合作能力為基本前提。使雙方從建設的角度處理衝突，因為從長遠觀點看，在小組內，保持有效合作的工作關係比滿足個人短期需求更為重要。(3)應視談判對象而採用不同的談判方式，例如對家庭成員、對自己的上下級、對同事、陌生人就應針對其不同的特色來選擇不同的談判方式。

處理衝突的策略

1. 領導者與下屬之間解除衝突的策略 → (1)疏導 (2)發洩 (3)昇華 (4)轉移(5)自我控制

2. 下屬之間解除衝突的策略 → (1)調查(2)勸導 (3)喚醒 (4)除了上述的方法之外，可以根據不同情況採取安撫、妥協、強迫、隔離的方式來處理較棘手的衝突。

3. 部門之間衝突的處理策略 → (1)協商解決 (2)仲裁解決 (3)權威解決

護理管理者處理衝突的策略

1. 充分認識衝突在組織內部的不可避免性，同時要明白並不是所有衝突都具有破壞性，歡迎護理師在自己的工作單位存有一定的歧見，積極引導建設性衝突，及時處理非建設性衝突逃避或退縮，避免衝突發生。
2. 自己解決問題在護理師之間發生衝突時，應從讓護理人員自已解決問題的角度來幫助他們處理衝突。幫助他們瞭解彼此溝通的必要性，同時讓他們知道你信任他們解決歧見的能力。
3. 當你親自處理護理人員之間發生衝突時，一是信任，二是合理創造一個解決問題的氣氛。在傾聽衝突當事人陳述時，要隨時把自己看作是一個客觀者，而不是一個家長或仲裁者，整個過程中不要批評或否認人的正常感情，例如生氣、激動、害怕，在陳述自已的看法時，隨時確認自已沒有偏向一邊。
4. 確認在本單位內長期抱怨的人，找出抱怨的原因，著手解決原因。注意團體的氛圍，解決衝突的其他辦法，透過安撫、壓抑，使衝突降低。強迫接受以扼制衝突解決問題的態度，使對方合作，以解決衝突。

5-13 衝突的處理（三）

4. **結果的階段**：當衝突發展到外顯對抗階段之後，就會產生一些結果。這些結果可以是促進組織或小組實現目標，屬於建設性；也可以是阻礙組織或小組實現目標，降低小組的績效，屬於非建設性或破壞性。

（四）衝突的處理

1. **用雙重方式來解決衝突**：有學者認為，處理衝突一般從兩方面的因素做考量權衡，以確定處理方法。一方面是合作性（cooperativeness），指衝突發生後一方願意滿足對方需求的程度。另一方面是堅持性（assertiveness），是指衝突發生後某一方堅持滿足自己需求的程度。衝突雙方合作性和堅持性不同程度的表現可以產生五種處理方式：（1）競爭（competition）：當衝突一方只顧強求自己目標，獲取自己的利益，不在乎給對方造成的任何影響時，這種行為叫做競爭。在市場經濟的影響下，為了組織和個人的生存，組織間或成員之間的競爭常會導致以滿足自己的利益為出發點，使用此種方式來解決衝突，維持自己的生存和發展是第一位的，其他因素都是次要的。（2）合作（collaboration）：當衝突雙方都願意在滿足自己利益的同時也滿足對方的需求時，便會協商尋求對雙方都有利的解決方法。若辦公室只有一台電腦，甲乙兩人都需要在某日同時使用，就發生了衝突，最後兩人運用協商，決定某甲在上午上機，乙在下午上機，從而達到滿足雙方需求的目的，這就是合作解決衝突。此時雙方都著眼於運用採取對雙方都有利的方法解決問題。（3）逃避（avoidance）：衝突發生時，採取漠不關心的態度或逃避雙方的爭執或對抗的行為，叫做逃避。有時衝突發生時，由於衝突一方或雙方為了維護雙方關係，採取一種保持距離的方法逃避與對方正面對抗。特別是在組織內部成員之間存在互動依賴、互動功能時這種處理衝突的方法時有發生。（4）順應（accommodation）：當一方在衝突發生時把對方利益置於自己利益之上，以求滿足對方需求時，便是順應。一般來說，此時做出順應的一方把維持雙方關係放在第一位，在處理衝突時，做出了相當程度的自我犧牲。（5）折衷（compromise）：衝突雙方都必須放棄部分利益，以便在一定程度上滿足雙方的部分需求，便形成折衷。此時談不上誰贏誰輸，雙方都付出一定代價，也都得到部分利益。

2. **運用談判來解決衝突**：**（1）談判策略**：談判有兩種基本方法：分配談判和整合談判。分配談判的實質是，對於一份固定利益誰應分得多少做協商。在分配談判中最常引用的例子是勞資雙方對工資的談判。一般情況下，工人在談判桌前總是想從資方那裡盡可能地多得到錢。由於在談判中，工人每一分錢的增加都提昇了資方的開銷，因而談判雙方都表現出攻擊性，並把對方視為必須擊敗的對手。例如右頁中間的圖，A、B代表談判雙方，每一方均有自己所希望實現的目標點，也有自己的抵觸點，抵觸點證實最低可以接受的水平，如果在此點下列，人們會中止談判而不會接受不利於自己的和解。雙方抵觸點之間的區域為和解的範圍。如果在他們的願望範圍中有一定的重疊，就會存在一個和解的區域使雙方的願望均能實現。做分配談判時，你的戰術主要是試圖使對手同意你的實際目標或盡可能接近它。下面是幾點建議：①勸說你的對手達到他的目標點毫無可能性，而在接近你的目標點上達成和解則是明智的；②申辯你的目標是公正的，而對手的則不是；③試圖激發對手感情用事，使他覺得應對你慷慨，從而使達成的協定接近於你的目標點。

分配談判與整合談判

談判特色	分配談判	整合談判
可能的資源	被分配的資源數量固定	被分配的資源數量不確定
主要的動機	我贏，你輸	我贏，你贏
主要的興趣	互動對立	互動融合或互動一致
關係的焦點	短時間	長時間

談判區的標示

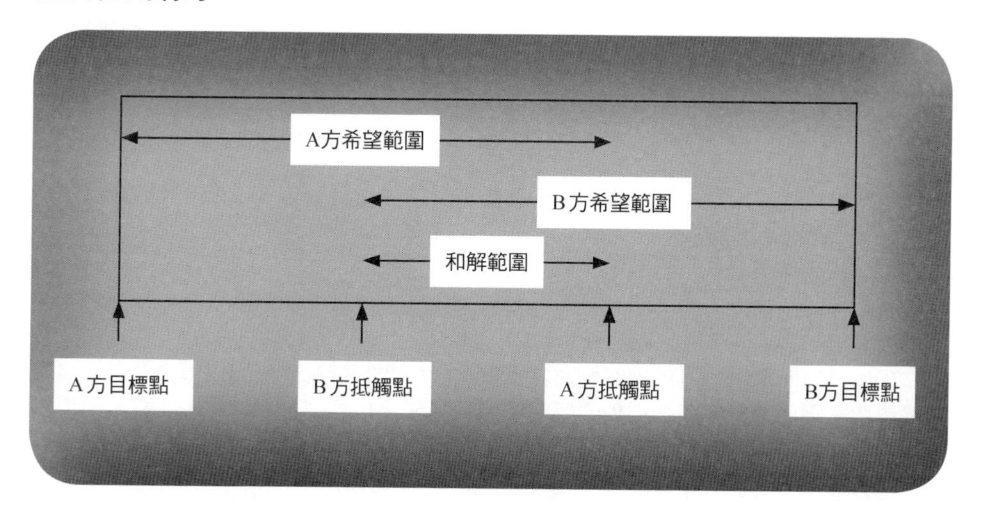

+知識補充站

整合談判認為至少有一種處理辦法能夠得到雙贏的結果。整合談判比分配談判更為可取。因為整合談判建設的是長期的關係並推進了將來的共同合作。它將談判雙方團結在一起，並使每個人在離開談判桌時都感到自己獲得了勝利。相反的，分配談判則使一方成為失敗者，它傾向於建設憎恨，並使得那些需求不斷發展共同合作的人隔離得更遠。

整合談判要取得成功必須具備一些條件。包括：資訊的公開和雙方的坦誠；各方對另一方需求的敏感性；信任別人的能力；雙方維持靈活性的願望。由於許多組織文化和組織內環境並不是以開放、信任、靈活為特色，因此在組織中，整合式談判並不多見。

5-14 衝突的處理（四）

（2）**談判的流程**：談判的流程包括下列5個階段：

①準備和計畫：在談判開始之前，需要對談判雙方的情況做詳盡評估，在評估時，可以聚焦於下列幾個方面：「衝突的性質是什麼？誰參與談判？他們是怎樣瞭解衝突的？你想從談判中得到什麼？你的目標是什麼？對方對你的談判目標會有什麼想法？他們可能會提出什麼要求？對他們來說有哪些無形的或隱含的重要利益？他們希望達成什麼樣的協定？」在評估的基礎上有針對性地制訂出談判計畫，特別注意要把目標寫下來，從最希望達到的目標到可接受的最低限度，並規定一個許可的範圍。

②界定基本的規則：在制定出計畫後，就可以和對方一起就談判本身來界定基本規則和程序。例如誰將參加談判？談判在哪裡做？談判要受到哪些方面的限制？如果談判陷入僵局，應遵循什麼實際程序？在這一階段中，雙方將交流他們的最初提議和要求。

③闡述和辯論：在互相交換了最初的觀點之後，雙方都會就自己的提議做解釋、闡明、澄清、論證和辯論。這一階段並不一定是對抗性的，它可以是雙方對下面這些問題交換資訊：為什麼這些問題很重要？怎樣才能使雙方達到最後的要求？此時，會給對方提供所有支援自己觀點的材料。

④討價還價和解決問題：談判流程實際上是一個為了達成協定而互動讓步的流程，因此談判雙方為達成協定都需要做出讓步。

⑤結束與執行：談判流程的最後一步是將已經談成的協議正規化，並為執行和監控執行制定出所有必要的程序。

（3）**談判的技巧**：

當談判者評估了自己的目標，思考過對方的目標與興趣，並提出了一種談判策略，就可以真正開始談判了。常用的談判技巧包括：

①以正面而主動的態度來開始談判：相關的研究證實讓步傾向於得到彙報並最後達成協議。因此，以正面與主動的態度來開始談判，也許只是一個小小的讓步，但卻會得到對方同樣讓步的回報。

②針對問題，而不針對個人：著眼於談判的問題本身，而不針對對方的個人特色。當談判做得十分棘手時，要避免攻擊對手。不同意的是對手的看法或觀點，而不是其個人。要做到把事和人區分開來。

③不要太在意最初所設定的目標：將最初的目標僅僅看作是談判的起點。每一個人都有自己最初的觀點，他們可能是很極端、很理想化的，僅僅是如此而已。

④重視互利雙贏的解決方式：沒有經驗的談判者常會假定他們自己的獲益必定來自於對方的犧牲。在實際上，在整合談判中情況並不一定如此，經常可以找到雙贏（Both win）的解決辦法。因此，如果條件許可，最好尋找整合的解決辦法，按照對方的興趣來建設篩選的程序，並尋求能夠使得雙方均能成功的解決辦法。

⑤有效建設開放和信任的氣氛：有經驗的談判者是個好聽眾，他們會更多地詢問問題，更直接地關注對方的提議，防衛性較少，並避免使用能夠激怒對手的話語，換句話說，他們善於建構開放和信任的氣氛，以達到整合式的解決方法。

談判的流程

1. 談判準備階段

準備階段是商務談判最重要的階段之一，良好的談判準備有助於增強談判的實力，建立良好的關係，影響對方的期望，為談判的進行和成功創造良好的氣氛。

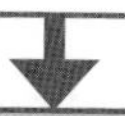

2. 談判開始階段

開始階段的主要任務是建立良好的第一印象、創造合適的談判氣氛、謀求有利的談判地位等。

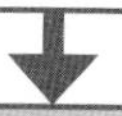

3. 談判摸底階段

摸底階段，雖然不能直接決定談判的結果，但是它卻關係著雙方對最關鍵問題（價格）談判的成效；同時，在此過程中，雙方透過互相的摸底，也在不斷地調整自己的談判期望與策略。

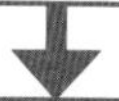

4. 談判磋商階段

磋商階段是指一方報價以後至成交之前的階段，是整個談判的重要階段，也是談判中最艱難的，是談判策略與技巧運用的呈現，直接決定了談判的結果。

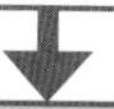

5. 談判成交階段

成交階段的主要任務是對前期談判做歸納，做最後的報價和讓步，促使成交，擬定契約條款及對契約做審核與簽訂等。

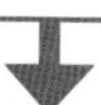

6. 協議後階段

該階段的主要任務是對談判做歸納和資料管理，確保契約的履行與維護雙方的關係。

實例分析

張嘉儀是一位整合性醫院的護理部主任。她實行了一種獎券制度來強化出勤率。實際做法是：每月做一次抽獎，獎品是一台液晶電視，只有出勤記錄良好的護理人員才有資格參加抽獎。在採取了該措施之後，大多數護理人員的缺勤率都大幅度地下降。

張嘉儀發現，在大多數護理人員中卻有一個例外。這位護理人員在採取獎券方法之前每月大概遲到兩天，現在她仍然如此。張知道這個護理人員沒有獲得任何一次參加抽獎的機會，於是問她為什麼對獎券毫無興趣。她回答說：我丈夫4個月前剛在一次抽獎時抽到了一台液晶電視，我真的不需要另一台液晶電視機了。」

問題：張嘉儀的激勵措施存在哪些問題？你認為她應該怎樣做？

NOTE

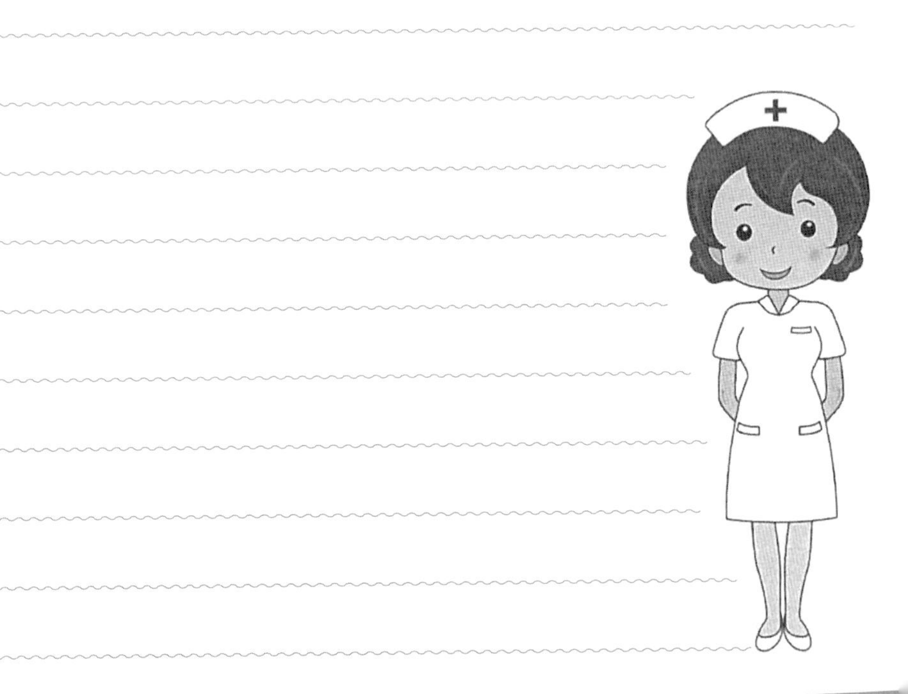

第六章
護理品質管制

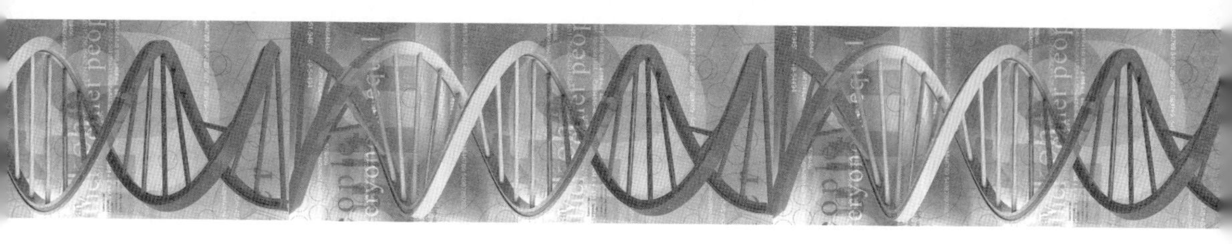

本章學習目標

1. 敘述品質、護理品質、整體品質管制、持續性品質改進的基本概念。
2. 正確敘述護理品質標準制訂的指導理論。
3. 正確敘述護理的品質結構。
4. 瞭解ISO 9000標準的特色。
5. 列出護理品質標準的指標及其計算公式。
6. 討論護理品質管制的目標、特色及意義。
7. 解釋護理品質管制基本方法及常用工具。
8. 敘述護理品質評定的內容。
9. 瞭解ISO 9000標準八項品質管制原則在護理中的運用。
10. 整合你的工作實務論述如何做好護理的品質管制。

6-1 護理品質管制的概念、特色及意義（一）

醫療護理服務品質是反映醫院技術水平、整體管理水平和服務水平的聚焦點。護理品質是護理管理的重點，面對我國加入世界貿易組織（WTO）的挑戰、醫療衛生系統的改革，與病人及其家屬（為醫院所提供醫療保健服務的顧客）對護理服務和護理技術的品質提出越來越高的要求，為病人提供整體性與高品質的服務，滿足他們明確和隱含的需求已成為護理品質管制的第一要務，這已是國內外醫院管理工作者的共識。

（一）品質管制

1. 品質的概念

品質（Quality）此一名詞來自拉丁文，即本性的意思。但對不同的對象來說，品質的含義有所不同：以天然物質為對象的物理品質，是指「度量物體慣性大小的物理量」或「物體中所含物質的數量」。新產品（商品）和社會服務為對象的品質概念屬於管理領域的品質概念，此種品質稱為品質、醫療護理品質、醫院工作品質、醫院的整體品質等，均屬於這種品質概念。國際標準化組織（International organization for standardization,ISO）ISO 9000標準2000版品質定義為：品質是產品、系統或流程的一組固有特色，是滿足顧客和其他相關方面要求的能力。這裡的產品意指硬體、軟體、流程性材料及服務4個類別，包括有形和無形的，醫療服務是無形產品。「標準」強調不僅滿足顧客（病人）的需求，還要滿足法律和法規的要求，不僅是顧客說明的需求，還有實際存在或潛在不易標準表達的未被說明的隱性需求。產品可以是有形的，也可以是無形的，或是它們的組合。服務品質是指滿足服務對象需求能力特色的總和。服務（Service）是指滿足顧客需求的活動，即供應方和顧客（服務對象）之間接觸的活動，以及供應方內部活動所產生的結果。工作品質是與產品品質或服務品質有關的工作，對於產品、服務品質的保證程度；產品與服務的品質取決於工作品質，它是每一個單位各個層面、各個環境工作品質的整體反映；所以工作品質一般稱之為部位品質。

小博士解說

品質管理（Quality management）是指為保障、改善製品的品質標準所進行的各種管理活動。其非僅包括在製品的製造現場所進行的品質檢查，還包括在非生產部門為提高業務的執行品質而所做綜合性的品質管理。

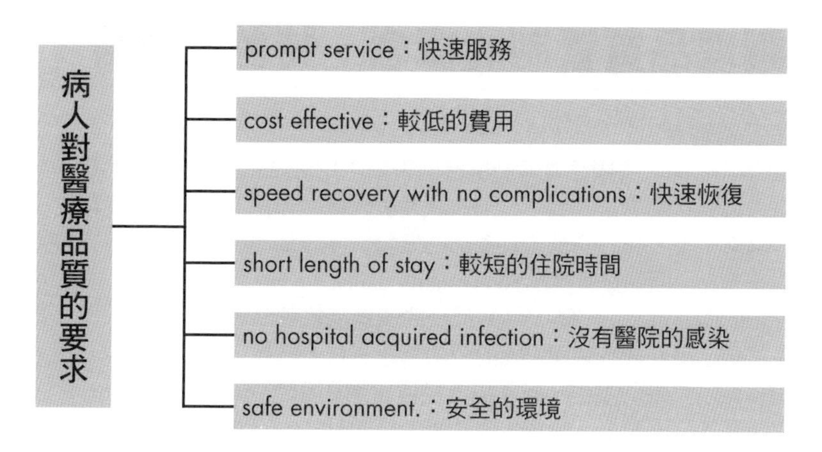

品質具有的特性

可比較性	可比較性是說明品質是可分析比較和區別鑒定的。同一個服務項目有的深受客戶滿意，有的導致客戶意見很大。同一個規格、型號的產品有的加工精密，有的粗糙，有的使用壽命長，有的壽命短，這種差別是比較的結果。人們可以運用比較與鑒別的方法來選擇品質高的產品和服務。因而對產品或服務品質有預定的標準，以便於人們對比、鑒定。有的產品或服務特性可以做量化分析，有的產品或服務只能做質化分析，由此分別稱之為計量或計數品質管制。在醫院管理中，對生化的品質控制、藥品品質管制是計量品質管制，而大量的是質化分析和計數判定的品質管制。
客觀規定性	品質有它自身形成規律，人們是不能強加其上的。客觀標準必須符合實際的狀況，離開實際需求的品質標準是無用的。品質受到其客觀因素的制約。在經濟和技術先進的國家或地區所生產的產品及服務品質要比經濟技術不先進的國家或地區要好。同一經濟技術水平的行業和部門，人員素質高，管理嚴格，其產品品質或服務品質較好，相反就差。由此可見品質的規律性。

+知識補充站

1. 品質的概念：品質通常有兩種含義，一是指物體的實體品質；另外一是指產品、工作或服務的優劣程度。現在講護理品質使用的是後者。從後者品質的定義可以看出品質不僅指產品的品質，也包括服務品質。服務包括企業性服務，也包括社會性服務。在醫療護理服務中，既有技術服務品質，也有社會服務品質。品質概念產生於人們的社會生產或社會服務之中。

2. 品質管理可以使品質成本由20%降至2.5%，品質成本包含預防成本、鑑定成本、內在成本、外在成本等，透過品質管理活動，雖然增加了預防性支出，但是可以減少檢測等鑑定費用與相關失效改善之內外支出，即產品於設計階段將可靠度設計植入（design in）是必要的，且有利於企業經營。

6-2 護理品質管制的概念、特色及意義（二）

2. 全面品質管制

在1950年代末期，美國品質管制協會的朱蘭（J. M. Juran）認為，品質管制不僅是技術專家和品質管制專家的事；也不能只靠數理統計方法而忽視其他管理方法，必須重視人的因素，人人關心品質，各個部門聚焦於品質活動。他的主張成為整體品質管制思想的先導。全面品質管制（Total quality management, TQM）是由以愛德華・戴明（W. Edwards Deming）（美國人）為代表的一些品質管制專家掀起的一場品質革命，如今品質管制已發展成具有國際性的一項管理工作，跨越了國界。1947年成立的國際標準化組織做了大量的工作，成立了「品質管制和品質保證技術委員會」，在全世界推進整體品質管制，制定了涵蓋各個產業（包括醫院）的品質管制標準。

（1）整體品質管制的含義：整體品質管制是一種由顧客的需求和期望所驅動的管理哲學。其目標是建立組織對持續改進的承諾。「顧客」此一名詞的含義包括每一個與組織的產品和服務打交道的人，無論是內部的還是外部的。例如醫院的外部顧客主要是病人；內部顧客是指為其服務的下一個部門或單位的人員。例如供應室的顧客即為臨床各科領取的人員；手術室即為執行手術服務，醫生則是手術室的顧客；治療班護理人員的目的為責任護理人員對靜脈輸液做準備的工作，責任護理人員即為顧客服務。上一個部門、單位或程序為下一個部門單位元或程序提供服務，並與之發生互動功能。整體品質管制的基本理論是將品質管制看成一個完整的系統，將整個管理流程和全體人員的全部活動均納入提昇品質的軌道，以向顧客提供顧客滿意的產品和服務為目的，以組織中的各部門和全體人員為主軸，以數理統計方法為基本方式，充分發揮專業技術和系統管理的功能，保證和提昇品質。它使品質管制從單一角度轉變為多重角度，成為全員參加的整體流程與全方位的品質管制，使品質管制從整體控制和深化程度上均達到新水平。

（2）持續性品質改進：持續性品質改進（Continuous Quality Improvement, CQI）是整體品質管制的重要部分，其本質是持續的、漸進的變革。它是在品質管制（quality control, QC）和品質保證（quality assurance, QA）基礎上發展起來的。其包含：績效的管理與維持（品質管制是為了發現缺點而做的監督）。績效的評核與維持一品質保證是確保所有工作與既定標準一致。績效的發展：持續發展改進是群組中所有成員為尋求更高的標準而做改革的正確實務。在標準之上尋求更大的改進。

整體品質管制的含義

1. 強烈地關注顧客	「顧客」不僅包括外部購買產品和服務的人，還包括內部顧客；是一種永不滿足的承諾，「非常好」還不夠，品質總能得到改進。
2. 持續不斷地改進	
3. 改進組織中每項工作的品質	TQM採用廣義的品質定義。它不僅與最後產品有關，並且與生產流程全部活動有關。
4. 精確地度量	TQM採用統計技術度量組織生產中的每一關鍵變數，然後與標準比較，發現問題、找到根源以解決之。
5. 向員工授權	TQM吸收生產一線的員工改進品質，採用團隊方式發現問題、解決問題，使人人參加品質管制。

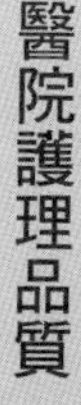

1. 是否樹立護理觀念，從病人整體需要去認識病人的健康問題，獨立主動地組織護理活動，滿足病人的需求。
2. 病人是否達到了接受檢診、治療、手術和自我康復的最佳狀態。
3. 護理診斷是否整體化、準確，並隨時監護病情變化及心理狀態的波動和變化。
4. 能否及時、整體化、正確地完成護理程序、基礎護理和專科護理，且形成了完整的護理檔。
5. 護理工作能否在診斷、治療、手術、生活服務、環境管理及衛生學管理方面完成協同作業，並發揮協調的功能。護理品質管制按照工作所處的階段不同，一般可以分為基礎品質管制、部位品質管制，終端品質管制。

+知識補充站

全面品質管理（TQM, total quality management）是從企業業務的全流程中都進行品質管理，由美國品質管理大師戴明所發明。在汽車業中常使用的5大品質管理手冊為：SPC（Statistic process control），APQP（Advanced product quality plan），MSA（Measurement system analysis），PPAP（Production part approval process），FMEA（Failure mode effective analysis）。

6-3 護理品質管制的概念、特色及意義（三）

戴明博士在1986年推出了14項品質管制重點，涵蓋了持續性品質改進的重要概念。在這些概念之中，強調了顧客的需求（應以誠信來長期地維繫顧客的關係），而不應以金錢來論定績效；強調了全員參與和力爭形成一種文化，運用教育和訓練，協助員工掌握解決問題、參與磋商、統計分析和團隊建設等技能；強調工作指標是動態的持續性提昇的（「絕對不要對自己的產品品質自鳴得意」）；強調品質是製造出來的，「不要再依賴核檢提昇品質」；強調對員工尊重、引導、激勵、授權，而不是監督與控制等；是對品質持續、漸進的提昇、改進流程。可以採用持續、漸進的變革基本步驟開展CQI，推行整體品質管制。

1. 持續性品質改進的特色：

（1）以服務對象為重點，即聚焦於為病人及家屬服務的整體流程做的品質評估和改進活動；（2）將測量標準作為最低的起點，提倡超越目前的觀點，要持續地不斷改進，對品質做整體管理；（3）運用層層相扣的主管授權，盡可能使全體人員充分地發揮潛能，提昇品質；（4）注重預防而非監督。在計畫執行的各個階段，預防差錯的發生，而不是監督問題的出現；（5）品質改進是循環的、持續向上的、永不停止的流程，是建立在新的基礎上的突破。

2. 持續性品質改進的要素：

（1）品質的根本是滿足病人和服務對象的期望，要聚焦於病人護理與服務的流程及時組織和開展改進的活動；（2）改進要重視流程與功能和系統，而不是某個人的行為。制定護理品質監督與評估標準不僅要密切聚焦於病人的治療與護理各個部位的不同需求，同時還要重視每一個部位的護理工作流程和結果的監控；（3）在品質管制中採取主管層層授權，使得護理努力參與品質管制，在主管者與下屬之間建立信任關係，激發民眾的意願、主動性和創意，自覺地參與品質改進工作，不斷地提昇工作品質，尋求更完美的工作方式和標準；（4）決策必須以執行和資料（資訊量化）為基礎。準確執行CQI，採集資訊要系統、真實、準確，為決策工作提供可靠的證據。民眾品質管制小組要不斷採集對護理品質影響較大、易於發生的問題，並確定其重要的層面和優先順序，確認指標，採取行動，使護理品質管制的水準得到不斷的提昇。

小博士解說

護理品質管制

品質管制是對確定和達到品質所必需的全部功能和活動的管理。其中包括品質方針的制定，所有產品、服務方面的品質保證和品質控制的組織和執行。所謂護理品質，是指護理工作為病人提供護理技術和生活服務的效果的程度，即護理效果的高低，品質的優劣。護理品質是護理工作「本性」的集中表現。護理品質是反映在護理服務的功能和效果層面。它是運用護理服務的設計和工作執行過程中的功能、效果的取得，經過資訊回饋而形成的。它是衡量護理人員素質、護理領導管理水準、護理業務技術和工作效果的重要指標。

護理品質管制

1. 基礎品質管制（包括人員、醫學技術、藥品物質、儀器設備、時間的管理）

(1)人員：人員素質及行為表現是影響醫療護理品質的決定因素。人員的思想狀況、行為表現，業務水平等這些都會對醫療的基礎品質產生重要影響，而醫務人員業務水平和服務品質則起至關重要的作用。

(2)醫療護理技術：包括醫學和護理學理論、醫學和護理學實踐經驗、操作方法和技巧。醫、護、技、生物醫學和後勤支援系統等高度分工和密切合作，各部門既要自成技術系統，又要互相支持配合，才能保障高水平的醫療護理品質。

(3)物質：醫院所需物質包括藥品、醫療儀器、消毒物品、試劑、消耗材料及生活物質等。

(4)儀器設備：現代醫院的儀器設備對提高醫療護理品質發揮了重要的功能。包括直接影響品質的診斷檢測儀器、治療儀器、現代化的操作工具、監護設備等。

(5)時間：時間就是生命。影響醫療護理品質，時間因素是十分重要的。它不僅要求各部門通力合作，更主要的是高效率，各個部門都要爭取時間，為病人提供及時的服務。

2. 部位品質管制

部位品質管制是保證醫療護理品質的主要措施之一，是各種品質要素透過組織管理所形成的各項工作能力，包括各種服務項目、工作程序或製程品質。

3. 終端品質管制

(1)終端品質管制是對醫療護理品質形成後的最終評估，是指整個醫院的整體品質。每一單項護理工作的最後品質，可以透過某種品質評估方法形成終端醫療品質的指標系統。

(2)終端品質雖然是對醫療品質形成後的評估，但是它可將資訊回饋於臨床，對下一個循環的醫療活動具有重大的價值。

(3)護理品質管制是護理工作不可或缺的重要保證。

(4)護理工作品質的優劣直接關係到服務對象生命的安危，因此護理品質保證是護理工作開展的前提。提高護理工作品質是護理管理的核心問題，執行品質管制，可以有效地保證和提高護理品質。

(5)護理品質是醫院綜合品質的重要部分，執行護理品質管制是促進醫療護理專業發展，提高科學管理的有效措施。

6-4 護理品質管制的概念、特色及意義（四）

3. 持續性品質改進的做法：

（1）**主管授權和民眾參與管理**：為了保證以病人為重點的整體護理品質，充分激勵與發揮各級護理人員意願，使護理人員能自覺地執行以病人為重點的整體性護理。首先在整體護理模式病房成立由2至3名護理人員所組成、主管者參與指導的民眾性品質管制小組。選拔具有護理工作經驗、掌握本專科理論知識和操作標準、工作責任心強、願意協助護理長參與品質監督與評估的人員參加民眾性品質管制小組。運用簽定工作責任書，使他們明確工作任務和職責，並獲得參與品質管制監督與評估的權利。

（2）**確定標準**：建立以病人需求為基礎的標準（臨界值）。既要表示評估或與同事之間所討論的數字。例如住院宣導90%為界限值。根據以病人為重點護理模式的要求，聚焦整體護理的重點工作任務，針對護理對住院病人的全部護理活動作為品質監督與評估的重點、並重新修訂品質標準。

（3）**收集和整理資訊**：設計監督、評估重要護理部位的各種表格，準確收集、整理、分析資訊。

（4）**及時評估與解決問題相互整合**：在收集資訊的基礎上評估工作的效果。評估要注意有無改進工作和解決問題的機會。在監督與評估的流程中，不是懲治當事人，而是運用評估使得整體性的護理水平能夠持續地改進。要客觀地檢查問題出現的可能原因。針對問題及形成的原因採取措施來加以解決。

（5）**對措施做有效性的評估與回饋**：在評估的基礎上繼續監測採取措施之後的改進情況，若證實措施並未顯示出效果，則要重新檢查、討論，進一步地採取更動的措施。將持續改進品質的情況及時彙報給各級管理者，接受主管與監督，形成上下整合的品質管制系統。

小博士解說

持續品質改進是醫院品質管制的重點

持續品質改進是一項複雜的系統工程，在這樣錯綜複雜的過程中，我們應該怎麼掌握，掌握什麼？國內外的相關實務證實，只要掌握持續品質改進這個重點，品質就會不斷提高，也就會適應和滿足顧客需求的不斷變化。持續品質改進已經成為現代品質管制的精髓和重點，不論TQM還是ISO 9000標準，都將持續品質改進作為永恆的目標。

品質改進的方法

1. 搜集資訊

(1)資訊是品質改進的基礎和源泉。
(2)從各方面的檢查、考核、評審的結果；從病人滿意度調查；從差錯事故；從病人的投訴等所獲得資訊，為品質的改進提出課題。

2. 水平對比

(1)這是最具有挑戰性的品質改進方法。
(2)它是與具有最佳業績的或頂尖級的與專業、同行業競爭對手對比，找出自己的差距，實現迎頭趕上。

運用適合本產業的特色和需求的品質改進技術

1. PDCA 循環法	這是品質改進中最通用、最有效的方法。
2. 作業流程重組	它表現在品質、成本、效率和服務四個方面綜合能力，對醫療和服務等流程的改進是持續品質改進的重點。
3. 風險管理和醫療缺陷管理	就是排查風險和缺陷，運用持續品質改進，將醫療風險（潛在的不安全因素）和醫療缺陷降低到最低程度。
4. 臨床路徑	這是不斷改進治療方案，以達到提高療效、降低成本的一種方法，這是醫生參與品質改進的主要途徑。
5. 醫療需求評估與證據導向醫學	它們共同的特點都是重視調查研究，高品質的收集資料，得到準確的資料，對研究資料作出分析評價，在此基礎上作出決策，求得改進。
6. 整體性護理	整體性護理是運用護理程序，對病人評估、診斷、計畫、實施、評價、改進來進行的，這既是整體性護理模式，也是護理工作持續品質改進的模式。
7. 統計技術	統計技術是品質管制的工具，是促進持續品質改進的有力武器。

+知識補充站

美國企業在實施持續品質改進獲得巨大成功之後，於1980年代初，美國21家醫院開展了一項醫療服務品質改進的國家示範工程，結果取得了療效提高，費用降低，住院時間縮短的顯著效果，因此在全美醫院大力推廣品質改進這一先進方法。

6-5 護理品質管制的概念、特色及意義（五）

（二）護理品質

1. 護理品質的概念

護理品質集中反映在護理服務滿足服務對象規定的或潛在的要求的特色層面，而表現出護理服務的優劣程度。從廣義而言，還包括工作效率，即以給定的工作消耗取得更多的輸出。護理品質不是以物質形態反映其功能與效果的，而是集中地反映在護理服務的功能效果層面。它是運用護理服務的設計和工作執行流程中的功能、效果的取得，經由資訊回饋形成的。它是衡量護理人員素質、護理主管管理水準、護理業務技術和工作效果的重要指標。傳統的護理品質概念，主要是指臨床護理品質，即執行醫囑是否及時、準確；護理檔、表格填寫是否正確、清晰；生活護理是否周到、舒適、安全、整潔；有無因護理不當而為病人造成痛苦的損害等。隨著以疾病為重點的生物醫學模式轉變為「生物—心理—社會」醫學模式，護理品質的內涵在延伸，建立在現代護理觀基礎上的護理品質，做出整體性與高品質的護理，要包括心理護理、健康教育、康復護理以及社區護理等方面。因此，醫院護理品質是根據醫院任務和條件，配合社經文化水準，依據醫學和護理學的原則，在向服務對象（病人及健康人、個人及團體）提供服務時，所達到的滿意程度，包括已經規定的和潛在的要求。

2. 護理品質管制的目標

在醫院形成以整體品質管制為基礎，以整體性與高品質的護理為內容，以健全的品質保證系統為重點，以資訊量化管理為方式的護理品質管制模式。護理品質管制目標將致力於提昇病人的生命品質和生活品質，愛護病人的生命，關心病人的生活，尊重病人的人格，滿足病人的願望，維護病人的權利，將成為護理品質的基本要求。

3. 護理品質管制的意義

全世界都關心的三大品質問題是安全、健康和環境。人的安全第一、生命品質第一，對「健康所繫，生命相託」的護理工作，做品質管制的意義相當重大。護理品質是醫院整體醫療服務品質的重要部分，是衡量醫院服務品質的重要指標之一。它對醫院的服務品質、社會形象和經濟效益等層面具有直接的影響，是醫院工作的一個重要部位。護理品質的高低不僅取決於護理人員的素質和技術品質，更直接依賴護理管理的水準，尤其是護理品質管制的方法。系統有效與嚴謹改善的管理方法是保證護理品質的基礎，是提昇護理品質的重要措施。在醫療競爭激烈的今天，護理品質管制者要不斷地增強競爭優勢，努力提供整體性與高品質的護理，滿足服務對象的身心各個層面的需求。

護理品質管制的特色

1. 護理品質的廣泛性和整合性	(1) 護理品質管制具有有效服務工作量、技術品質、心理護理品質、生活服務品質及環境管理、生活管理、協調管理等各類管理品質的整合性，其品質管制的範圍是相當廣泛的。 (2) 不應使護理品質管制僅局限在臨床護理品質管制範圍內，更不應該僅是執行醫囑的技術品質管制。 (3) 在整個醫院服務品質管制中，幾乎處處都有護理品質問題，事事都離不開護理品質管制。這一特色，充分反映了護理品質管制在醫院服務品質管制方面的主流地位。
2. 護理品質管制的合作性與獨立性	(1) 護理工作與各級醫師的診斷、治療、手術、搶救等醫療工作密不可分；同時與各個醫技醫務室、後勤服務部門的工作也有密切的關係。 (2) 大量的護理品質問題，都是從它與其他部門的協調服務和協同操作中表現出來。 (3) 與各部門協同得好不好，是護理品質的主要表現。 (4) 護理品質管制必須加強協同品質管制。但是，護理品質不只是輔助性的品質問題，而有其相對獨立性，護理品質必須形成一個獨立的品質管制系統。
3. 護理品質管制的程序性與關係性	(1) 護理工作是整個醫院工作中的一個大型的部位。在這個大部位中，又有許多的工作。 (2) 例如，手術病人的術前護理和術前準備工作是手術工作的一個工作程序。工作程序品質的管理特色就是在品質管制中承上啟下，其基本要求就是為確保每一道工作程序的品質做品質把關。 (3) 不論在護理部門各道護理工作程序之間或是護理部門與其他部門之間，都有工作程序品質的持續性，都必須加強持續性整體流程的品質管制。

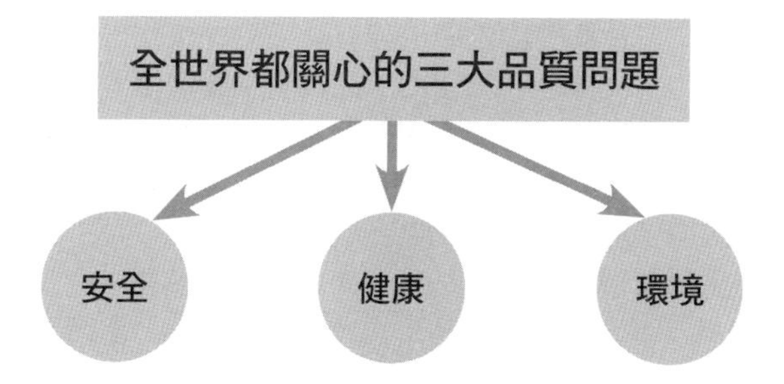

+知識補充站

加強護理的品質管制，建立系統的管理系統是護理工作現代化和配合醫學發展的需求。對促進護理學的發展和提昇護理人員素質也具有深遠的意義。

6-6 護理品質的標準（一）

（一）護理品質結構

根據ISO品質定義，護理品質也是一種流程，並有相當程度的形成規律。護理服務品質的形成流程是由三個品質層級所構成的，稱為「三級品質結構」：首先是由品質要素所組合而成的護理服務基礎品質；其次是由基礎品質的動態運作所形成的工作部位品質；最後是由各項工作部位品質整合而成的結果，即護理服務的終端品質。

1. **護理服務的基礎品質：**形成護理服務品質的基礎是品質要素及其組合的優劣程度。護理服務品質有六個層面的品質要求：人員、技術和功能、環境和設施空間、物質和設備、時間的掌握和利用、資訊。

（1）**人員素質：**從事護理工作人員的素質是決定護理服務品質的第一要素。它不僅指每個人員的個人素質，而且包括人員的組合，即符合品質要求的資歷、職稱結構、組織結構和人員編製。

（2）**護理技術和服務功能護理技術：**決定了護理服務功能和服務水準，是非常重要的基礎品質。

（3）**環境和設施空間：**環境和設施空間是保證護理服務品質的重要物質。它會直接影響醫療服務的功能性、安全性和舒適性。

（4）**護理設備和物資：**隨著系統技術的發展，先進的醫療儀器、護理器械成為決定護理服務品質的重要因素。

（5）**時間的掌握和所謂的時間要素：**是指在護理服務流程中掌握和利用時間的及時性（快捷）、準時性（無時間誤差）和適時性（搶救、治療時機）。時間要素往往成為決定病人生命安危和健康的首要因素。

（6）**資訊：**此項基礎品質包括護理服務工作的固定資訊，即護理工作制度、護理常規、操作規程和品質標準等，以及與護理服務有關的各種活動（資訊）。

2. **工作部位品質：**護理服務的整體流程有一系列的工作部位，護理服務品質是在這些工作部位的動作中形成的。在「ISO」品質管制標準術語中，對工作部位運作的組合稱為「服務品質迴路」。醫院護理品質至少應由3個「服務品質迴路」構成整體流程的工作部位品質：一是門、急診護理服務品質迴路；二是住院護理服務品質迴路；三是臨床服務支援系統服務品質迴路。

3. **護理的終端品質：**護理服務最後結局即護理終端品質，它是運用某種評估方法形成的品質指標系統，傳統的指標例如：技術操作合格率、差錯發生率等。

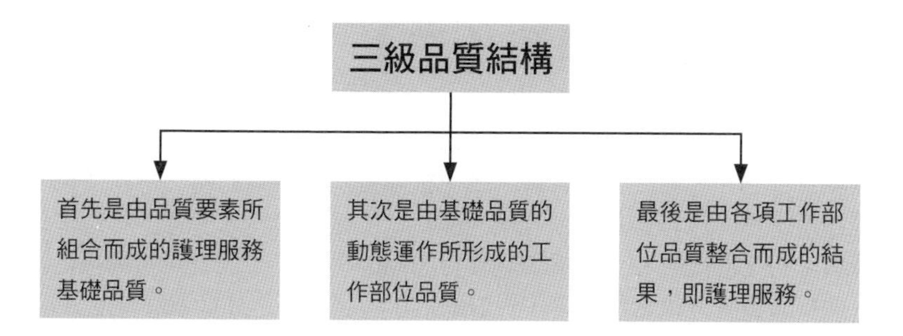

制訂各項護理品質標準的指導方針

1. 維持護理品質標準的系統性、先進性、適度性、實用性	標準應該是有利於提昇護理的品質，有利於提昇醫院的管理水準、護理學的發展，以及護理人才團隊的培養。
2. 從實際的情況啟動，掌握醫院目前護理品質水準與國內外護理品質水準的差距	根據現有的人員、技術、設備、物資、時間、任務等條件，定出品質標準和實際指標，並運用規章制度、技術操作規程、單位元責任、工作程序等方式反映出來，使得護理人員便於學習，運用完成實際的指標來達到整體的目標。
3. 貫徹以預防為主的方針，在制定標準時，要考量到防患於未然	因為護理工作的對象是病人，任何疏忽、失誤或處理不當，都會給病人造成不良或嚴重後果，所以在歸納護理工作正反兩個層面經驗的基礎上，按照品質標準所形成的規律來制定標準和管理工作。
4. 要保持標準化工作的嚴肅性和相對穩定性	在制定各項品質標準時，要有系統的依據和民眾的基礎，一經審定，必須認真地執行，凡是強制性、指令性標準應該真正地成為品質管制法規；其他制度性的標準，也應該發揮其規範與指導的功能，因此，需要保持各項標準的相對穩定性，不能朝令夕改。
5. 要做好量化管理的工作	沒有資料就沒有品質的概念，因此在制定護理品質標準時，要儘量用資料來表達。在充分調查的基礎上來制定質化與量化的標準。

+知識補充站

護理品質標準

護理標準系統的垂直整合可以包括國際、國家、專業、地區和醫院不同層級；水平整合可以分為業務技術標準和管理標準兩大部分。業務技術標準是對護理業務技術品質的保證，管理標準是護理管理人員的標準，可以保證業務技術的貫徹執行。業務技術標準和管理標準又分別劃分為基礎條件標準、工作條件標準與品質檢查評量標準三部分。這三部分互動，而形成標準的系統。

6-7 護理品質的標準（二）

醫院分級管理與醫院評審，是運用現代醫院的管理理論，借鏡於國際上的先進經驗，建立和實行的一種醫院整體管理系統。根據醫院的不同功能、不同任務、不同規模和不同技術水準、設施條件、醫院服務品質以及系統管理水準等，將醫院分為不同級別和等級，對不同級別和等次的醫院實行不同的標準、要求不同的標準化管理和目標管理。並根據醫院分級管理標準，對醫院工作和醫療服務品質做院外的評審制度。

護理管理的標準，是評審各級醫院護理工作的依據，是以加強護理團隊建設和提昇基礎護理品質為重點的標準系統。在此應該指出，護理品質標準系統及包含的指標要求會隨醫院管理和護理專業水準的發展不斷地修訂和改善，是不斷變化的。

（一）護理管理標準系統：

護理管理標準系統由各級整合醫院的基本標準和分等標準所構成，每個部分皆包含質化標準及量化標準。

1. 基本的標準：護理管理標準系統中的基本標準包括五個部分：

（1）護理管理系統：包含組織主管系統、所配備的護理管理主管數量及資格、護理人員編制的結構及比例等。

（2）規章制度：整合醫院的實際情況，認真制定和嚴格執行相關的制度，包括護理人員職責；疾病護理常規性檢查和護理技術操作規程；各級護理人員持續教育制度等，並要求認真地執行。

（3）醫德與醫風：即貫徹執行整合醫院分級管理標準中相關級別醫院醫德與醫風建設的要求，整合護理素質，包括儀容儀表、言行規範；患者對護理工作、服務態度的滿意度達到的百分率要求。

（4）品質管制：包括設有護理品質管制人員；有明確的品質管制目標和切實可行的達標措施；有品質標準和品質管制辦法，定期檢查、考核和評估；嚴格執行消毒隔離及消毒滅菌效果監測制度；有安全管理制度及措施，防止護理差錯、事故的發生。

（5）護理單位的管理：包括對病房、門診（注射室、拿藥室）、急診室、手術室、供應室等管理應達到佈局適度，清潔與污染物品嚴格區分放置，基本設備齊全、適用；環境整潔、安靜、舒適、安全、工作秩序。

分等的標準

分等標準包括護理管理標準、護理技術水準及護理品質評估指標三部分。

1. 護理管理的標準

(1) 包括護理管理目標、年計畫目標達成率要求：設有護理工作每年計畫、每季安排、每月重點及每年的工作歸納；
(2) 護理人員訓練、進修計畫，年訓練率達標要求；護理人員考核制度和技術檔案，年考核合格率要求；
(3) 護理品質評量制度，定期地加以評量；
(4) 護理業務學習制度，條件具備的組織護理查房；
(5) 護理工作例會制度；
(6) 護理差錯、事故登記報告制度，定期分析討論；
(7) 對護理資料做登記、統計；
(8) 三級醫院要求對資料的動態分析與評估，並達到資訊電腦管理。

2. 技術的水準

(1) 包括護理人員三基（基本知識、理論、技能）平均達標分數；掌握各種常見病、多發病的護理理論、護理常規性檢查，急救技術、搶救程序、搶救藥品和搶救儀器的使用有不同要求；
(2) 掌握消毒滅菌知識、消毒隔離原則及技術操作；
(3) 不同級別醫院分別承擔初、中、高等護理科系的臨床教學任務；
(4) 二、三級醫院分別承擔下級醫院的護理業務指導、護理人員的進修、訓練和講學任務；開展護理系統研究工作、學術交流和發表論文、開展護理新業務、新技術的能力與數量要求，對不同級別醫院均要要達到相關的標準；
(5) 二、三級醫院應能熟練掌握危、急、重症監護，達到與醫療水準相配合的護理專科技術水準。

3. 護理品質的評估指標

參考下節護理品質指標及計算方法。

6-8 護理品質的標準（三）

（二）護理品質指標及計算方法

1. 醫院分級管理中護理標準要求的品質指標：共計十七項，各級醫院品質標準原則相同，指標要求有所差別。例如五種護理表格書寫合格率，一級醫院≧85%，二級醫院≧90%，三級醫院≧95%。五種護理表格包括體溫單、交班本、醫囑本、醫囑單、特護記錄單，其標準是：

（1）字跡端正、清晰、無錯別字、眉欄填齊、卷面清潔，內容可靠、及時；

（2）護理記錄病情的描述重點突顯出來，簡明通順，層級分明，運用醫學術語；

（3）體溫繪製點圓線直，不間斷、不漏項；

（4）醫囑抄寫正確、及時，拉丁文或英文書寫規整，用藥劑量、時間、途徑準確，簽上全名。十七項護理品質標準中責任制護理開展病房數與陪護率對一級醫院不設實際規定指標。十七項護理品質指標及計算方法如右頁表格。

2. 整體性護理的品質評估標準：

（1）護理人員素質的評估標準：

①認真履行單位的職責，有良好的職業道德，遵守醫務人員的醫德規範，工作責任心強，服務態度好；

②掌握基本護理理論，整體性護理理論的考試合格；

③熟練掌握基礎護理和專科護理的技能，基礎護理操作和專科護理技能的考試合格；

④能有效的與病人做交流和溝通，建立良好的護患關係；

⑤能夠熟練運用護理程序對病人做健康評估，搜集病人的資料準確，護理體檢的方法正確、熟練，能夠對病人做健康教育、心理護理和復健諮詢；

⑥護理長、責任組長、責任護理定期組織教學查房，並能指導下級護理工作。

（2）病房管理評估標準：

①護理理念適合病區和病人的特殊性，能指導護理行為；

②排班合宜，呈現以病人為重點的原則，保證護理把主要精力用在為病人的有效服務上；

③病房基本設施達到規範的要求；

④病房各項規章制度的落實；

⑤醫護的協調較好，團隊精神較強；

⑥各級護理人員按照工作的功能來區分業務層級，工作範圍與職責明確。

護理品質指標及計算方法

序號	指標專案	計算的方法	品質指標			說 明
			一級醫院	二級醫院	三級醫院	
1	護理工作和服務態度滿意度		≥80%	≥80%	≥80%	達標按照醫德與醫風建構標準的要求，列入全院的整合性指標
2	年計畫目標達成率	$\frac{\text{達標的專案數}}{\text{年計畫目標的專案數}} \times 100\%$	≥85%	≥90%	≥95%	目標明確，措施可行，達標有依據
3	護理人員年訓練率	$\frac{\text{已訓練人數}}{\text{護理人員總數}} \times 100\%$	≥5%	≥10%	≥15%	訓練：指進修、自學考試
4	護理人員年考核合格率	$\frac{\text{合格的人數}}{\text{被考核的護理人員數}} \times 100\%$	≥85%	≥90%	≥95%	考核按照層級做理論、技術操作考試和平時工作考核。被考核人數占總數的95%
5	護理人員三基平均達標		≥70分	≥75分	≥80分	三基（基本知識、理論、技能）內容以中等護理專業教材為基準
6	護理技術操作的合格率	$\frac{\text{合格的人數}}{\text{被抽查的人數}} \times 100\%$	≥85%	≥90%	≥95%	隨機抽查
7	基礎護理的合格率	$\frac{\text{合格的人數}}{\text{被抽查的病人數}} \times 100\%$	≥80%	≥85%	≥90%	抽查病房及重病人
8	特別護理、一級護理的合格率	$\frac{\text{合格的人數}}{\text{被抽查病人數}} \times 100\%$	≥80%	≥85%	≥90%	抽查特護、監護及一級護理病人
9	五種護理表格書寫的合格率	$\frac{\text{合格的人數}}{\text{被抽查的份數}} \times 100\%$	≥85%	≥90%	≥95%	抽查五種護理表格
10	責任制護理或整體護理開展病房數	$\frac{\text{開展病房數}}{\text{全院病房數}} \times 100\%$		≥10%	≥20%	一級重症病人有護理病歷，執行護理計畫，有效果評估和出院諮詢

6-9 護理品質的標準（四）

（3）護理的程序：

①在本班內完成新住院病人的住院評估。住院評估客觀而資料正確、完整，描述準確，與病人狀況符合率≧90%。其計算公式為：評估與病人狀況符合率（%）＝符合專案數／住院評估總專案數×100%

②護理診斷與問題正確，與病人狀況符合率≧90%。其計算公式為：護理診斷（問題）與病人狀況符合率（%）＝符合數／護理診斷（問題）總數×100%

③護理的記錄簡明扼要，能夠動態地反映病人的病情變化，記錄內容符合病人的情況。

④護理措施落實率≧95%。其計算公式為：護理措施落實率（%）＝護理措施落實數／護理措施總數×100%

（4）健康教育：

①健康教育涵蓋率≧95%。其計算公式為：健康教育涵蓋率（%）＝實際接受教育的人數／應接受教育的總人數×100%

②健康教育知曉率≧80%。其計算公式為：健康教育知曉率（%）＝能複述知識重點的病人（或家屬）數／抽檢總人數×100%

3. 護理品質管制編輯

（1）護理品質管制是指按照護理品質形成過程和規律，對構成護理品質的各個要素加以計畫、組織、協調和控制，以保證護理服務達到規定的標準和滿足服務對象需求的活動過程。

（2）護理品質管制首先必須確立護理品質標準，有了標準，管理才有依據，才能協調各項護理工作，運用現代科學管理方法，以最佳的技術、最低的成本和時間，提供最優良的護理服務。

（3）護理品質是衡量醫院服務品質的重要指標之一，它直接影響到醫院的臨床醫療品質、社會形象和經濟效益等。在醫療市場競爭日益激烈及人們生活水準不斷提昇的今天，如何掌握護理品質管制的重點，確保護理品質的穩步提昇，提高患者的滿意度，是護理管理者的核心任務，也是醫院護理工作的主要目標。

護理品質指標及計算方法（續）

序號	指標專案	計算的方法	品質指標			說明
			一級醫院	二級醫院	三級醫院	
11	急救物品完好率	$\frac{\text{合格的人數}}{\text{抽查件數}}\times 100\%$	100%	100%	100%	隨機抽查若干件
12	常規儀器消毒滅菌合格率	$\frac{\text{合格的人數}}{\text{抽查件數}}\times 100\%$	100%	100%	100%	隨機抽查若干件
13	每年褥瘡的發生次數		0	0	0	除了特殊病情不許翻身者之外
14	每百張床年護理嚴重差錯發生之次數		≦1	≦0.5	≦0.5	在護理工作中，由於責任心不強，違反操作規程或查對不嚴，發生錯誤，給病人造成一定的痛苦，但是未造成功能障礙、傷殘和死亡等嚴重不良後果者，應定為嚴重的差錯。
15	每年護理事故發生之次數		0	0	0	
16	一人一針一管執行率	$\frac{\text{已執行科別數}}{\text{應執行科別數}}\times 100\%$	100%	100%	100%	
17	陪護率	$\frac{\text{陪護人數}}{\text{住院病人數}}\times 100\%$		≦8%	≦5%	列入全院的整合指標。

註：指標項目所指合格標準分均為85分

+知識補充站

護理的效果

1. 病人對護理工作滿意度≧90%。採用護理工作滿意問卷調查表，定期按照一定的比例請住院病人填寫問卷調查表，或為出院病人發放問卷調查表。其計算公式為：病人對護理工作滿意度（%）＝評估滿意得分之和／問卷應答人數×100%

2. 病人在住院期間基本生活需求得到滿足。(1) 基礎護理合格率≧95%。其計算公式為：基礎護理合格率（%）＝檢查合格專案數／檢查總專案數×100%。(2) 重症病人護理合格率≧95%。其計算公式為：重症病人護理合格率（%）＝檢查合格專案數／檢查總專案數×100%。

3. 病人住院期間安全得到保證，未發生因護理不當所致的併發症，無嚴重差錯事故。

4. 外科病人在手術期能得到整體系統的護理。

6-10 護理品質管制的基本方法（一）

（一）護理品質管制的基本方法

建立和改善醫院、護理部門及各科三級護理品質管制網路，護理部加強品質監督措施的落實，聚焦於掌握部位品質控制，充分發揮護理長和品質監控員在護理品質管制中的功能。強化護理人員的品質意識，確保護理安全。要不斷地更新護理人員的品質觀念，不斷地改善系統有效的品質控制系統，定期考核、分析、評估、回饋護理品質的問題，最大程度地減少護理差錯，杜絕護理事故的發生。運用PDCA循環管理的方法執行品質管制。PDCA循環管理是美國休哈頓品質管制專家愛德華・戴明提出的，被稱為「戴明循環」。PDCA是英語Plan（計畫）、Do（執行）、Check（檢查）和Action（處理）四個名詞的縮寫，它是在整體品質管制中反映品質管制規律和運用回饋原理的系統工程方法。建立循環管理系統是整體品質管制不可或缺的方法之一，也是推進品質管制有效執行的組織指揮系統。

1. **PDCA循環管理**：即計畫、執行、檢查、處理四個步驟反覆不停的循環管理，其步驟和內容如下：

（1）**計畫階段**：計畫階段包括制定品質方針、目標、措施和管理專案等計畫活動，在這階段主要是明定計畫的目的性、必要性。這一階段分為四個步驟：①分析現狀，找出存在的品質問題；②分析產生品質問題的原因或影響因素；③找出影響品質的主要因素；④針對影響品質的原因研究對策，制訂措施，提出改進計畫，並預測實際效果。

（2）**執行階段**：執行階段是管理循環的第五個步驟，按照計劃的要求來付諸實際的行動。

（3）**檢查階段**：第三階段即檢查階段，是管理循環的第六個步驟。它是把執行結果與預定的目標對比，檢查擬定計劃目標執行的情況。在執行流程中一邊執行一邊檢查，完成階段性改進計畫後做檢查，把實際效果與預計目標作對比分析。

（4）**歸納與處理階段**：處理階段包括第七、八兩個步驟。①根據檢查的結果做歸納，把成果和經驗納入有關標準和規定之中，以鞏固與提昇品質。②將沒有解決的品質問題或新發現的品質問題轉入下一個PDCA循環。

小博士解說

護理品質的評估方法

建立品質管制的組織（護理品質管制委員會），採用多種評估的方式，使用資料與事實來說話，評估週期與做資訊的收集與回饋。

PDCA 循環的四個階段

1. 計畫階段（Plan）
(1) 調查分析品質現狀，找出存在的問題；
(2) 分析影響品質的各種因素，查出產生品質問題的原因；
(3) 找出影響品質的主要因素；
(4) 針對主要原因，擬定對策、計畫和措施，包括實施方案、預計效果、時間進度、負責部門、執行者和完成方法等內容。

2. 執行階段（Do）
(5) 它是按照擬定的品質目標、計畫、措施和執行，即腳踏實地按計劃規定內容去執行的流程。

3. 檢查階段（Check）
(6) 在檢查階段應對每一項階段性實施結果做全面性檢查、衡量和考查所取得的效果，並注意發現新的問題，歸納成功的經驗，找出失敗的教訓，並分析原因，以指導下階段的工作。

4. 處理階段（Action）
(7) 歸納經驗及教訓，將成功的經驗加以肯定，形成標準，以便鞏固和持續；將失敗的教訓進行總結和整理，記錄在案，以防再次發生類似事件。
(8) 將不成功和遺留的問題轉入下一循環中去解決。

PDCA 循環不停地運轉，原有的品質問題解決了又會產生新的問題，問題不斷產生，而又不斷地解決，如此循環不止，這就是管理不斷前進的流程。

護理品質的評估方法

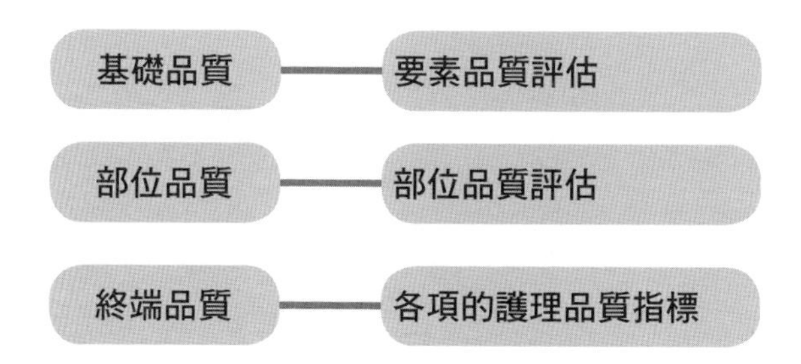

+知識補充站

五常法（5S）：用於確保工作場所乾淨、有秩序，安全和有生產力的一種程序。

6-11 護理品質管制的基本方法（二）

2. PDCA循環管理的特色

（1）**大循環套住小循環，小循環保住大循環**：循環管理的突出特色是由大循環套著小循環分級循環管理，互動關係所形成的系統性。大循環即院級品質系統的動態管理，它所套著的層層小循環即各個部門、各個科別及病區品質系統的動態管理。將品質管制方案納入這種大循環套小循環的品質系統動態管理中才能有效地予以執行。

（2）**PDCA循環管理目標的分解性特色**：是將品質管制方案從品質管制項目、執行的時間和空間（單位、場所）三層面加以分解，將大目標分解為小目標（更加實際的品質目標），以確保品質管制的有效執行。

（3）**不斷地循環，階梯上升，不停頓的運作特色**：「戴明迴路」不停地轉動，每轉動一週就執行一個實際的目標，使品質水準走上一個新的臺階。此一特色有利於執行持續性的品質改進。

（4）**循環管理週期之間的銜接性特色**：在歸納與處理的階段，不但要肯定本週期的成績，還必須找出缺點和發現新的問題，提出下一個週期的品質課題，與下一個PDCA循環緊緊銜接。

3. PDCA循環的基本要求

（1）**PDCA循環週期制度化**：三級循環管理必須達到制度化的要求，一是明確規定循環週期，週期時間不宜過長，也不能很短，一般以月週期為宜；二是必須按照循環週期來做管理制度的運作，不可以隨意擱置與停頓。

（2）**實行PDCA循環管理責任制**：PDCA循環能否有成效地轉動起來，其關鍵在於責任到人，首先是確定循環管理的主持人；其次還要組織相關人員的參加。

（3）制定循環管理的相關標準，定期做循環管理的成績考核。

（4）執行PDCA循環運作的程序化。

小博士解說

護理品質管制的執行程序

1. 由每天執行，再每週執行，然後每月執行。
2. 先由護理師執行，再由護理長執行，然後由護理部門來執行。

PDCA循環的特色

1. 大環套小環，互相促進 →

1. 整個醫院是一個大的PDCA循環，那麼護理部就是一個中心PDCA循環，各護理單位，例如病房、門診、急診室、手術室等又是小的PDCA循環。
2. 大環套小環，直至把任務落實到每一個人。
3. 反過來小環保大環，從而推動品質管制不斷提高。

2. 階梯式的運行，每轉動一周就提高一步 →

1. PDCA四個階段周而復始地運轉，而每轉一周都有新的內容與目標，並不是停留在一個水準上的簡單重複，而是像階梯式般上升。
2. 每循環一圈就要使品質水準和管理水準提高一步。PDCA的循環關鍵在於「處理這個階段」，處理就是歸納經驗，肯定成績，糾正失誤，找出差距，避免在下一循環中重犯錯誤。

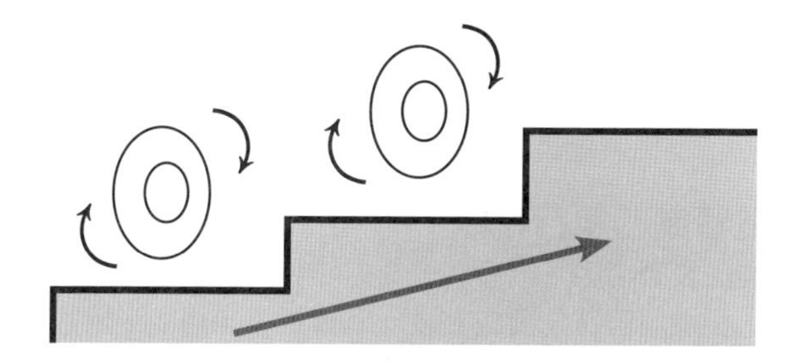

+知識補充站

護理品質的循環管理

護理品質管理既是一個獨立的品質管制系統，又是醫院品質管制工作中的一個重要部分，因此，它可以在護理系統內做不同層級的循環管理，也是醫院管理大循環中的一個小循環。所以，護理品質循環管理應整合醫院品質工作，使之能夠納入醫院同步慣性執行的循環管理系統中。在實際實行時可以分為幾個階段：

(1)預查：以各科為單位按照計劃、按照品質標準和項目對存在的問題做檢查，為總檢查做好準備；(2)總檢查：護理副院長、護理部主任對各科做檢查，現場評估，下達指令；(3)自我檢查：在總檢查之後，各科根據上級的指令、目標與計畫和上月品質管制情況逐項分析檢查，找出主要的影響因素，制定下月的對策、計畫、措施；(4)各科品質計畫實施，各科品質計畫落實到各組或個人，做PDCA循環管理。此種動態的、循環的管理辦法，就是全面管理在護理品質管制中的實際執行，對護理品質的保證發揮了重要的功能。

6-12 護理品質管制的基本方法（三）

（二）護理品質管制的常用工具

統計品質管制（SQC）是依照客觀的事實真實地反映品質管制工作的資料，運用統計方法做出正確的解釋，運用局部的情況來推定整體情況的結論。常用的方法介紹如下：

1. **控制圖**：控制圖是座標圖，縱座標是品質指標值，橫座標是時間順序，三條橫線是控制界限。中線CL是實線，表示平均值；控制上限UCL是虛線，是平均值加兩個標準差（＋2S）；控制下限LCL也是虛線，是平均數減去兩個標準差（－2S）。圖中曲線是指標值以時間順序的連線。超出上下控制界限，即表示品質失控。

控制圖反映工作流程品質的重點趨勢與變數的變化。

2. **因果圖**：又稱為特色因素圖與樹枝圖。包括「原因」和「結果」兩個內容，是由結果找原因的一種方法。即根據品質問題尋找造成品質不高的大原因、中原因、小原因，然後聚焦地採取措施。

其步驟是：（1）確認要解決的品質問題；（2）召開專家及相關人員的品質分析會，針對要解決的問題來找出各種影響的因素；（3）管理人員將影響品質的因素按照大、中、小分類，依次用大小箭頭標出；（4）判斷真正影響品質的主要原因。

範例：某院護理部分析手術感染率增加與護理工作的關係，找出各種的原因來作出因果圖。

（三）護理品質管制的執行程序

護理部成立護理品質督導組，護理部主任擔任督導組組長，督導組為科護理長及部分護理專家組成，科別與病區分別成立護理品質督導小組，形成護理部、科護理長、護理長三級循環管理系統。病區護理長自我檢查，科護理長互相檢查，督導小組隨機督查。

1. 品質檢查系統及檢查的方法

（1）一級品質管制：以病區護理長為重點，成立由護理長和2～3名護理主管所組成的品質管制小組，建立系統品質管制制度，做自我監控，要求建立各科的品質檢查、評量登記本，每天檢查，每週評量一次。

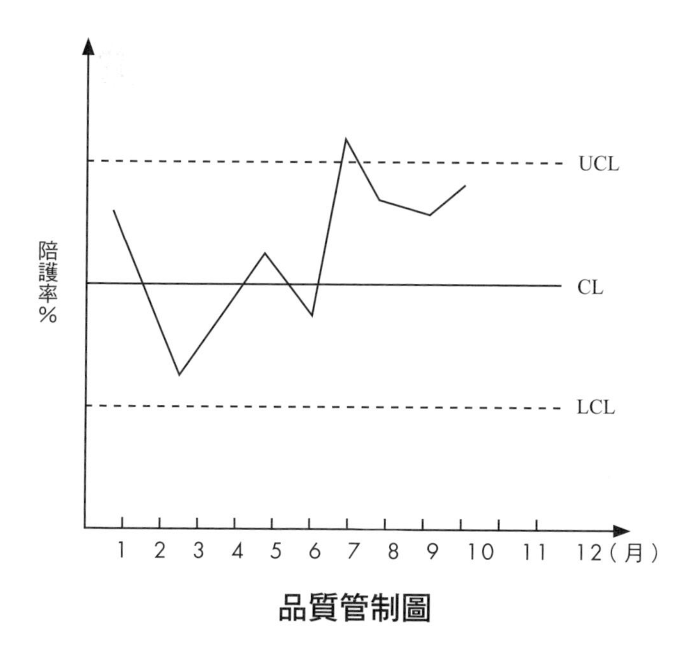

品質管制圖

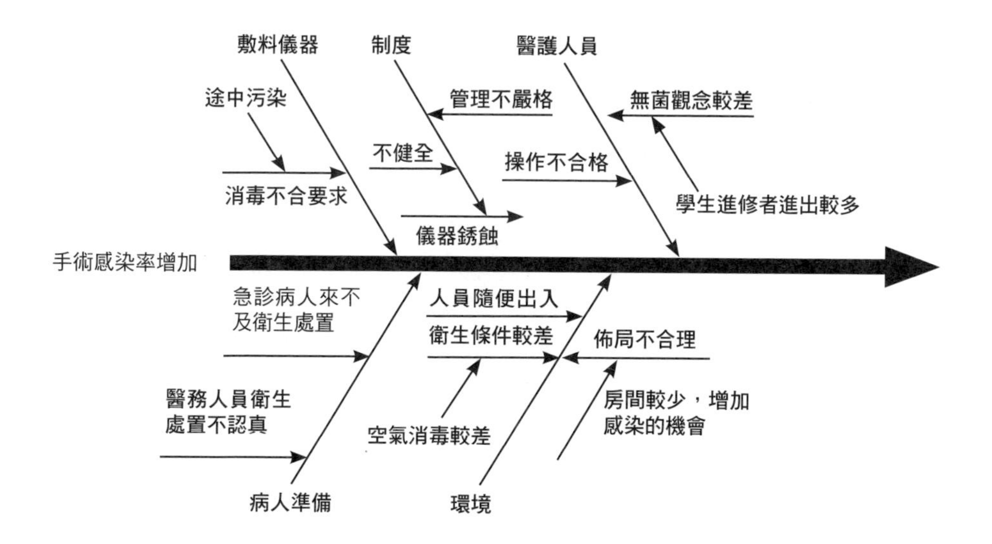

手術感染率增加因果分析圖

6-13 護理品質管制的基本方法（四）

（2）二級監控：由總護理長每天到各科，隨機檢查各科的護理品質，檢查結果要匯總到「總護理長每月品質檢查結語」上。

（3）三級監控：護理部成立由護理部主任、總護理長、助理員組成的品質管制小組，對照醫院的品質管制標準，每季做品質的大型檢查一次，檢查結果記錄在「護理部品質檢查結語」或護理缺陷登記表上。

2. 午、夜、節假日查房

（1）護理部主任、總護理長、助理人員參與護理部查房，節假日做到每天查房，平時午、夜做到每週查房一次，檢查結果記錄在「護理長夜晚查房登記表」上。

（2）病區護理長每2人為一組，由護理部排班，每週中午、晚上各查房一次，檢查結果記錄在「護理長夜晚查房登記表」上。

（3）病區護理長逢雙休日、節假日要求對本各科每天查房一次，檢查結果記錄在「護理長工作手冊」上。

3. 護理服務品質及滿意度調查：由護理部主任確定每季度護理服務品質調查時間，由護理部組織人員利用晚上時間對住院病人分片統一做調查，調查對象宜篩選即將出院或住院時間較長的病人，每個病房發放問卷調查表1份，每病區發放的問卷調查表數目占住院病人的1／3。

（四）護理品質管制評估

護理品質評估是保證的關鍵，也是護理品質管制的重要步驟，運用評定可以瞭解和掌握護理工作的品質、工作效率和人員的情況，為以後的管理提供資訊和依據。

1. 護理品質評定的內容和指標

（1）護理品質的評估：

①要素品質評估的重點是建立在護理服務的組織結構和計畫評估上，即執行護理服務的背景層面，包括組織結構、物質設施、資源和儀器設備及護理人員的素質。其實際的表現為：環境：病人所處環境的品質，是否安全、清潔、舒適，與溫度、濕度、清潔度等情況。護理人員的工作安排：是否篩選適度的護理方式，人員品質（資歷）是否合乎標準等。儀器、設備是否處於正常的工作狀態：包括藥品、物資基數及保持情況，要根據客觀標準數量做檢查計量。病房結構、病人情況、圖表表格是否完整等。要素品質基本內容的幾個層面，均應列入品質評估的範圍。

護理品質評估的目的

1. 衡量工作計畫是否完成，衡量工作進展的程度和達到的水準。
2. 檢查工作是否按照預定的目的或方向進行。
3. 根據實際提供護理的數量、品質，評估出護理工作需要滿足病人的程度，未滿足的原因及其影響因素，為管理者提高護理品質提供參考。
4. 運用評估工作的結果，肯定成績，找出缺點，並指出努力的方向。也可以運用比較，選擇最佳方案來完成某項工作。
5. 可以檢查護理人員工作中實際缺少的知識和技能，為護理師的持續教育提供方向和內容。
6. 促進醫療護理的品質，以保障患者的權益。
7. 確保醫療設施的改善，強化醫療的行政管理。

護理品質評估的原則

1. 實事求是的原則

(1) 評估應建立在事實上的基礎上，將實際的執行情況與原定的標準和要求做比較。
(2) 這些標準必須是評估對象能夠接受的，並在實際工作中可以測量的。

2. 可比較性的原則

(1) 評估與對比要在雙方的水準、等級相同的人員中進行，制定標準應適當，標準不可過高或過低。
(2) 過高的標準不是每位護理師都能達到的。

+知識補充站

護理人員的評估

護理師工作的任務和方式是多樣化的，因此在評估中應從不同的層面去做。例如護理師的意願和創造性、完成任務所具備的知識基礎，與其他人一起工作的合作能力等。對護理師經常地或定期地做評估，考察護理工作績效，為護理人員的培養、職稱的評定、獎罰提供參考。一般從人員素質、護理服務的效果方面、護理活動流程的品質或將幾項整合起來做評估。

6-14 護理品質管制的基本方法（五）

②部位品質的評估，即護理流程評估：這類標準可以評估護理行為活動的流程是否達到品質要求，可以按照護理工作的功能和護理程序來評估。

在實際上包括七個層面，即：正確地執行醫囑的層面；病情觀察及治療結果反應觀測層面；對病人的管理；對參與護理工作的其他醫技部門和人員的交往和管理；護理報告和記錄的情況；運用和貫徹護理程序的步驟和技巧；心理護理、健康教育、身體和感情健康的促進層面。

③終端品質的評估：評估護理服務的最後結果，評估護理服務結果對病人的影響，即病人得到的護理效果的品質。根據現代醫學模式的要求，終端品質應從生理、心理、社會等層面來加以考量，但是這層面的品質評估比較困難，因為影響因素較多，有些結果不一定是護理工作的效果，例如住院的天數等。

（2）護理品質評量的指標

①工作效率的指標：此類指標基本上是工作量的指標，標明瞭負荷的程度。大致包括：護理人數，護理平均床位工作量，開展床位數，收治病人數，平均床位工作日，重症護理每日平均數及重症護理率，一級護理（特護）工作指數，搶救指數，護理工作處置量，教學訓練人次數，研發革新數，論文撰寫發表數，衛生宣導，好人好事，表揚人的次數等。

②工作品質的指標：此類指標還未形成完整的標準系統，大都偏重於臨床護理工作品質。

例如護理訓練率，考試及格率，病房管理合格率，護理事故及嚴重差錯控制率，陪住率等。

對護理品質做指標評審時，除了要注意評審機遇要相等之外，同時要注意分析被審對象的工作負擔，人力結構，物資設備條件是否適度。

尤其是人力結構，因為工作品質與人員的定額必須相互配合，這是品質管制的重要層面，同時要以與品質管制相關的品質指標來做統計的計算。

護理人員的評估

1. 素質評估

從政治素質、業務素質、職業素質三個方面來綜合測定基本素質，從平時醫德表現及業務行為看其政治素質及職業質素；從技能表現、技術考核成績、理論測試等專案來考核業務素質。方法可用問卷評量的方式或透過回饋來獲得綜合性資料，瞭解其基本條件，包括人員的道德修養、意願、堅定性、原創精神，技能表現，工作態度，學識能力，工作績效等素質條件。

2. 結果評估

(1) 結果評估是對護理人員服務結果的評估。由於很多護理服務品質不容易確定具體目標，評估內容大多為質化資料，不易確定具體的資料化標準，所以結果評估較為困難。
(2) 並且在評估之後，只能告訴護理人員是否達到了目標，並不能告訴他以後怎樣去達到目標，因此應採用綜合的方法來做評估，以求獲得較為整體性的護理人員服務品質評估結果。
(3) 並透過資訊回饋，指導護理人員明確完成護理任務的實際要求和正確做法。

3. 護理活動流程品質的評估

此類評估的標準注重護理人員實際工作做得如何，評估護理人員的各種護理活動，某醫院病房對主班護理師任務的執行情況評估表評估項目評估等級及格：
(1) 達到標準
(2) 超過標準
(3) 出色
(4) ①執行醫屬的情況
②及時掌握和交流病人病情變化的情況
③向護理師長反映病人病情的變化情況
④記錄有無失效的儀器設備，並採取修理措施。

這種評估的優點是給工作人員以實際的標準、指標，使評估的對象知道如何做才是正確的和上級所期望的，有利於護理人員的素質和水準提高。其缺點是耗費時間，且內容限制在實際任務範圍之內，比較狹窄，對人的責任評估範圍小，只能評估護理人員的工作情況。

4. 綜合性評估

(1) 即使用幾方面的標準綜合起來做評估，凡是與護理人員工作結果有關的活動都可以整合在內。
(2) 例如對期望達到的目標、行為舉止、素質、所期望的工作結果和工作的指標要求等做整體性的考核與評估。

6-15 護理品質管制的基本方法（六）

2. 護理品質的評估方法

（1）**加強資訊管理**：資訊是品質管制的重要基礎，也是計畫和決策的依據。護理品質管制要靠資訊的正確與整體性，因此要注意資訊的擷取和運用，對各種資訊流做集中、比較、篩選、分析，從中找出干擾品質的主要和一般、共通性和特色的因素，再從整體的角度為著眼點，整合客觀的條件做出指令，然後做回饋管理。

（2）**建立健全品質管制和評估機構**：品質管制和評估要有機構的保證，要落實到相關的人員。

（3）**採用數理統計指標來做評估**：要建立反映護理工作數量、品質的統計指標系統，使品質評估更具有系統性。

但是，運用統計方法，要注意統計資料的真實性、完整性和準確性，注意統計資料的可比較性和顯著性。按照統計學的原則，正確地對統計資料做邏輯式的處理。

（4）**幾種常用的評估方式**：常用的評估方式有同級之間評估，對上級工作評估，對下級評估，服務對象評估（滿意度），隨機抽樣評估。

（5）**評估的時間**：

①定期的檢查（整合性定期檢查評估）：可以按照每季或半年、一年來做，由護理部門統一安排整體性的檢查評估。但要注意也要掌握重點單位與重點問題。專題互相檢查評估：根據每一個時期的薄弱部位，安排針對某一個專題專案還來做檢查評估。時間隨著任務的內容而定。品質管制人員要按照品質的標準來做定期的檢查。

②不定期的檢查評估：主要是各級護理管理人員，品質管制人員要深入實際的情況，隨時按照品質管制的標準要求來做檢查。

小博士解說

評估工作是複雜的活動過程，也是不斷的循環。

臨床護理服務評估程序

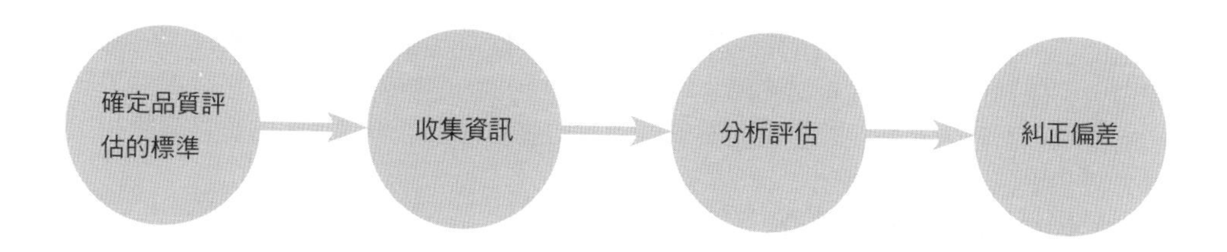

護理品質的評估標準

護理品質評估的內容	護理品質評估內容更加改善護理品質經驗管理，對品質只進行簡單的事後檢查和評比，缺乏有效的監督和回饋機制，並沒有科學的標準和量化的指標。
護理品質指標管理	1. 採用常用的護理工作指標來握做統計、分析，來評估護理品質的優劣，儘管還存在缺陷；但是這已經是向護理品質科學管理邁出了重要一步。 2. 它將工作效率指標納入了護理品質評估系統，從護理品質、管理品質和工作效率三個層面全面評量護理品質指標，使護理品質評估更具有系統。 3. 護理管理人員在實際運用的過程中，不斷地歸納經驗，從理論上對其加以改善。
隨著護理觀念的轉變，護理品質評估內容及方法也更具實際性	1. 一方面，對護理內容做品質評量。 2. 另一方面，從工作任務、檢查內容，以至評分標準上都聚焦於「以病人為導向」的思想，重視患者對護理工作的效果評估 3.「以病人為導向」達到患者滿意的護理效果才是護理品質評估的歸宿。 4. 探討能準確反映患者是否滿意的評估標準和方法是護理管理者要進一步解決的重要課題。

6-16 ISO 9000標準與護理品質管制（一）

採取系統有效的方法提昇護理品質，達到患者期望的「療效高、服務好、時間短、費用低」，是管理者們一直研究的課題，ISO 9000標準為品質管制和品質保證的國際標準，不僅為世界各國在企業管理上執行秩序和有效的品質管制和品質保證提供了統一的標準，而且也為醫院的整體品質管制和優質服務提供了可以借鏡的寶貴經驗和指導方法。

（一）ISO 9000標準簡介

1. ISO（International Standard Organization）是國際標準化組織的簡稱。「ISO-9000」是指由ISO/TC176（國際標準化組織／品質管制和品質保證技術委員會）所制定的國際標準。ISO 9000標準是國際化組織在歸納世界先進國家先進品質管制和品質保證經驗的基礎上，編制並發佈的一套實用且有效的管理標準。2000年版ISO 9000標準的機構為：

（1）ISO-9000品質管制系統：基礎和術語，闡明品質管制基本原則和各類術語的定義；

（2）ISO-9001品質管制系統一要求，提出了企業建立及執行品質管制系統需求，該標準也是企業認證所採用的標準；

（3）ISO-9004品質管制系統一業績改進指南，強調改進組織的流程從而提昇組織的業績，同時也可以用於評估品質系統的改善程度。該標準更注重以「顧客導向」的管理理念及服務對象的需求；強調PDCA的管理模式，著重預防危險的精神，其中「品質管制」和「品質保證」兩類標準是ISO 9000的重點，ISO9004-2「品質管制和品質系統要素:第四部分（服務指南）」是國際標準化組織（ISO）在ISO 9004-1的基礎上專為服務業開展品質管制建立品質系統而制定的國際標準，適合醫院採用。

小博士解說

ISO 9000系列標準是國際標準化組織設立的標準，與品質管理系統有關。ISO 9000系列不僅是新創的一種品保制度，而是將一個組織正常所應該執行的工作方向，綜合參考現有的管理工具做有系統的一個規劃。

ISO 9000標準的特色

1. 強調以病人為重點

(1) 建立檔案化品質管制的重點任務，是建立並執行一個適度的品質管制系統，此一品質管制系統可以運用檔案的方式表達出來，而品質管制系統檔案是做品質管制，衡量品質保證能力的重要跟據。
(2) 護理服務品質管制系統是為滿足病人需求而建立的，病人是整個品質管制系統的重點。系統運作就是要以病人為重點，滿足病人「明示的，習慣上隱含的或必須履行的需求或願望」。
(3) 在制定服務標準時，一方面要考量病人的需求，另一方面要執行法律法規和衛生部的有關規定，同時還要考量醫院的條件，以確保標準能夠執行和達到。服務的程序和方法要明確，要注重操作的可行性。

2. 以品質管制八項原則為管理者的工作方法

以顧客為關注的焦點
主管功能
全員參與
流程方法
八項品質管制原則
管理的系統方法
持續改進
事實導向的決策方法
互利的供應方關係

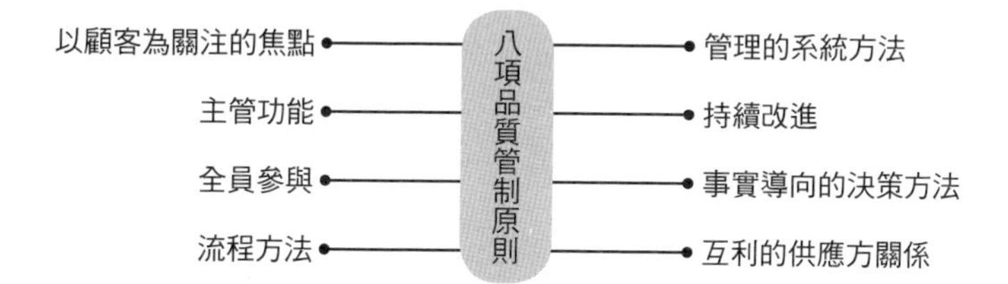

它是歸納品質管制實務經驗的結晶，是有效執行品質管制工作的理論基礎和管理者做品質管制必須遵循的準則。管理者要關注重點與理論方法、工作方法和主管作風，以及處理內外部各種關係的正確方法。

+知識補充站

ISO-9000標準的指導理論

「寫你應該做的，做你所寫的，記錄做過的，檢查其效果，糾正其不足」是推行ISO-9000標準的指導理論。由過去上一級管理人員來制定品質的標準，員工被要求必須按照標準來做，改進按照顧客（病人）的需求去設計，按照設計去做，使員工認為「我應該怎樣做」。因此可以激勵員工的意願，不僅有助於護理在臨床護理流程中注重服務的系統性，而且有助於護理在臨床護理品質的自我回饋式檢查，在貫徹「標準」中培養護理的品質意識，呈現整體性品質管制的精神。也能使護理人員明白做每一項工作的理論基礎，才能更自覺地按照作業指導書去執行，才能夠把工作做得更好，工作品質才會有明顯的提昇。在持續品質改進中，要不斷地根據病人的需求，確保所做符合規定要求，滿足病人「明示的，習慣上隱含的或必須履行的需求或者期望」，甚至超越病人的期望，這是實行ISO-9000標準的最終目的。

6-17 ISO 9000標準與護理品質管制（二）

ISO 9000標準的特色（續）

3. 重點式地採用「流程方法」來執行品質管制：「流程方法」即系統識別和管理組織內所採用的流程，特別是這些流程之間的互動功能。以「所有的工作是運用流程來完成的」這一基本的方法為基礎而制定的ISO 9000標準觀點，一個組織的品質管制系統就是運用對各種流程管理來執行的。因此管理者要識別流程、管理流程、控制流程、改進流程，按照醫療護理業務流程編製品質系統檔。病人從來院就診、住院到康復出院，其所接受醫療服務中影響服務品質關鍵流程是診斷、治療等。在護理層面是操作、處置、專科疾病護理等流程，重點是護理程序流程，護理管理者要對護理服務品質形成流程的全部影響因素做管理及控制，以確保病人的需求和期望得到滿足。

4. 強調持續品質改進：「標準」強調組織應運用品質方針、目標、審核結果、資料分析、糾正和預防措施以及管理評審，促進品質管制系統的持續改進。管理者運用識別品質特色—準備—調查原因—調查因果關係—採取預防或糾正措施—改進的確認—保持成果—持續品質改進，以不斷達到顧客（病人）的滿足。因此根據「標準」，當發現護理問題時，不是僅僅處理這個問題，其關鍵是要調查分析原因，採取糾正的措施，檢定措施的效果，執行持續的品質改進。

5. 強調全員參與，不斷地做全員的教育訓練，使得員工明確建立和執行ISO 9004-2（品質系統）的目的、意義、功能和方法，從而自覺參與品質管制。

6. 強調以預防為主的原因，在整個醫療護理與服務活動中採取各種措施，制定各種職責與許可權，規範各種操作的程序，其最後目的是防止不合格服務的出現，以確保患者接受高品質的醫療服務。

7. 強調品質系統的檔案化，建立改善的、系統的、受到控制的檔案記錄保障系統，以使工作記錄反映出工作執行真實狀態，杜絕以往應付檢查的「亂編、亂補、亂造」的現象，一旦某一個部分的某一個部位出現問題，也可以立即查到事情經過與直接責任者，使責任清楚，避免推諉、扯皮現象，因此要求每位員工在日常工作中，都必須認真嚴格，一絲不苟，敬業樂群。

8. 強調品質系統的審核、評審和評估，在一定的時間內，對品質系統執行和結果不斷做「自我」診斷，及時發現所存在的問題，及時改進。

兩組吸痰前後效果的比較：密閉式吸痰裝置的使用效果

組別	例數	所用時間	感染例	感染率
實驗組	30	3	3	10%
對照組	20	5	10	50%

ISO 9000：2015永續品質經營的（供應鏈）標準

加入組織背景和領導能力
Add organization Context & Leadership
風險思考
Risk thinking
績效改善
Performance improvement

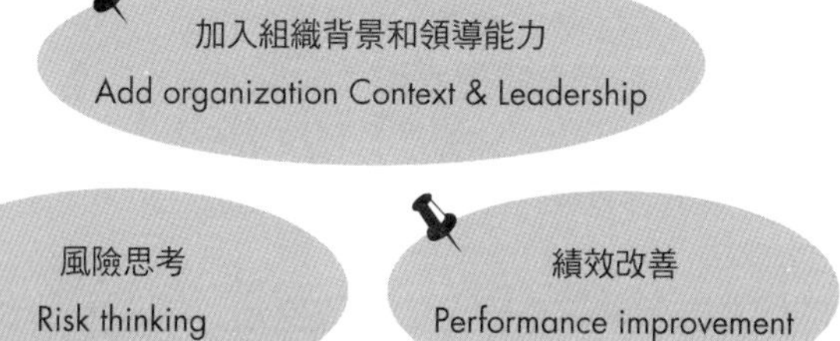

護理品質管制的重要性

1. 護理的服務對象決定了護理品質的重要性。
2. 高品質的護理品質管制，有助於提高病人的生命品質。
3. 護理品質管制是在提高醫療水準方面占有重要地位。
4. 護理品質管制內涵的多樣性和複雜性，要求整體性管理，掌握整體性流程的品質，護理在向著：諮詢—保健—預防—治療—護理—康復—個人化發展。

+知識補充站

個案分析

在2012年一位17歲女性患者在京都大學醫學部附屬醫院酒精中毒死亡，原因如下：護理人員發現該患者使用的蒸餾水（用於人工呼吸機加濕器）已用完，便予以更換。但是她錯將酒精當作蒸餾水放於患者床下，各班護理人員每隔兩小時為患者用注射器抽吸數10毫升加入加濕器，就這樣直到患者出現發熱等感染症狀且病情急劇惡化時，一位護理人員於3月4日23點才明白原因。此時，時間已過了53小時，錯誤操作也經過了數名護理人員之手，加入的酒精約600～700ml，由於未能及時採取酒精中毒的治療措施，患者不幸死亡。

6-18 ISO 9000標準與護理品質管制（三）

護理管理中運用ISO 9000標準的意義

1. **是提昇全體護理人員品質知識的有效方法**：ISO 9000品質管制與品質保證標準的貫徹、執行，是建立在自願的原則基礎上，出於管理者對自身品質問題的清醒認識和迫切要求。由過去上一級管理人員制定品質標準，員工被要求必須按標準做，改進為按照顧客（病人）的需求去設計，按照設計去做，使員工認為「我應該怎樣做」。因此會激勵員工的意願，呈現整體品質管制的思考方式。在護理品品質管制制中導入「標準」，不僅有助於護理人員在臨床護理流程中注重服務的系統性，而且有助於護理人員對臨床護理品質的自我回饋式檢查，在貫徹「標準」中培養護理的品質意識。

2. **有利於提昇護理管理者的管理水準**：相關的調查證實，國內多數護理管理者管理知識不足，不懂管理理論與現代醫院管理技術和方法，導致了管理低度水準地運作，ISO 9000標準有利於促進護理管理者學習運用先進的管理理論與方法，提昇自身管理素質和管理水準。

3. **規範護理的行為為保障醫療安全的有效機制**：隨著病人保護自身權利意識的增強，以及護理團隊新護理人員的不斷增加，護理行為和護理流程的制度化問題已成為當務之急。管理者以現代品質管制理論為指南，規範護理服務及品質行為，按照「標準」對護理技術和服務流程中每一個部位做設計，將多年行之有效的各種法律、法規、制度轉化為系統的限制檔案，形成有效的檔案，採取預防或糾正措施，防止不安全因素的發生。運用系統的、先進的品質管制系統運作、內部審核來檢測護理行為的合法規範性。這既有利於提昇護理的整體水準，也有利於保護護理人員職業權力，客觀上將提昇護理人員的法律與法規知識。

4. **護理品質管制的必要途徑**：「標準」的一個重點概念就是程序控制，按照品質形成的規律來做品質管制，運用控制服務的形成流程，以保證服務的高品質。在執行護理程序控制中，護理人員站在病人的立場上不斷地分析病人的需求，識別護理流程，確定護理服務品質的特色，確定病人對服務和技術感到滿意的標準，執行持續的品質改進，以提供優質的服務。因此，「流程方法」有效控制品質形成的每一個流程，有利於監護護理流程品質，反映病人的需求，呈現以預防為主。「標準」將促使醫院護理管理從以往的終端品質統計式管理，向即時性的流程管理發展。

提昇醫院的整體素質與社會效益和經濟效益的方法

提昇醫院的整體素質	1. 護理品質管制涉及到醫院的各個部門和包括人在內的衛生資源，該標準對醫院各級各部門的職責、職權、護理人員的關係以及物資的配置利用等，都提出了更高的要求。 2. 執行系列標準有利於激勵護理人員的意願，增強責任感，激勵鑽研業務的自覺性，培養良好的職業道德，有利於落實規章制度、技術規範和標準，從而整體性地提昇醫院的素質。
提昇醫院的社會效益和經濟效益	醫院要保持良好的社會效益和經濟效益，首先要吸引更多的患者就醫，為更多患者及社會團體提供更優質的醫療護理服務，將醫院視為不單純只是一個養病療傷的場所，而是一種文化交流和文化享受的場所，不僅在服務對象心理上形成良好的形象和較好的品質信譽，擴大醫院的知名度，而且能提昇社會效益和經濟效益。

ISO 9000標準八項品質管制原則

原則一（以顧客為關注的焦點）	以顧客為關注的焦點是品質管制的重點。
原則二（主管功能）	主管為決策者，在品質管制中發揮了舉足輕重的功能。身為一個主管者，應該提出目標，落實功能，提供資源，促進參與，檢查績效，安排執行的改進。
原則三（全員參與）	員工是組織的根本，產品是員工努力工作的結果，品質管制系統需要員工的充分參與。
原則四（流程的方法）	「流程方法」即系統績效和管理組織內部所採用的流程，特別是這些流程之間的互動功能
原則五（管理的系統方法）	所謂系統方法，實際上是包括系統分析、系統工程和系統管理三大部分。
原則六（持續改進）	從概念上持續改進，不是指預防發生錯誤，而是在現有的水準上不斷地提昇產品品質、流程及系統有效性的效率。
原則七（事實導向的決策方法）	所謂決策就是針對預定目標，在一定的限制條件下，從諸方案中選出最佳的一個付諸執行。
原則八（與供應方互利的關係）	供應方向組織所提供的產品將對組織向顧客提供的產品產生重要的影響，因此處理好與供應方的關係，影響到組織能否持續穩定地提供顧客滿意的產品。

6-19 ISO 9000標準與護理品質管制（四）

（二）ISO 9000標準八項品質管制原則在護理中的應用

八項品質管制原則是在歸納品質管制實務經驗的基礎上，運用高度一般性的語言所陳述的最基本、最通用的一般規律，可以指導一個組織，在長期運用關注顧客及其他相關方面的需求和期望而達到改進其整體業績的目的。

1. 以顧客為關注焦點的原則

以顧客為關注的焦點是品質管制的重點。任何的組織（醫院）都依靠顧客，組織若失去了顧客，就失去了存在和發展的基礎。因此，組織必須時刻關注著顧客的動向、顧客潛在需求和期望，以及對現有產品（服務）的滿意程度。

其目的是可以根據顧客的要求和期望做出改進，以取得顧客的信任，從而穩定地占有市場，並能夠根據市場的變化動向做出快速的反應，從而提昇市場的占有率。醫院依靠病人，醫院要把滿足病人目前的和未來的要求並超越病人的期望的工作落實。「療效高、服務好、費用低」是病人對醫院的終極要求。護理服務給予病人的已不僅是生活上的照顧和生理上的需求，而是心理和個性的滿足，要做到一切以「顧客」的利益為導向，「以病人為重點」最大程度地滿足不同層級的要求。護理管理者可以運用問卷調查、電話、意見箱和訪視等方式，來瞭解病人的需求以及其需求的滿足程度，並要確保將這些需求轉化為組織的明確要求並運用建立並執行品質管制系統得以實現，例如護理計畫、護理效果評估，以良好的社會信譽去吸引病人。

2. 主管功能的原則

主管為決策者，在品質管制中發揮了舉足輕重的功能，身為一個主管者，應該提出目標，落實功能，提供資源，促進參與，檢查績效，安排執行的改進。

主管並不需要事必躬親，但這幾個層面必須親自負責。其關鍵是運用其主管功能及所採取的各項措施，營造一個能使全體員工充分參與的良好的內部環境，因為只有在此種環境下，才能確保品質管制系統得以有效執行。護理管理者（護理部主任、護理長等）應以現代品質管制的理論為指南，規範護理服務，規範品質行為，落實整體護理，並落實健康教育，對出院病人做追蹤訪視，開展新業務新技術、護理研發，對護理中存在的難題尋求解決辦法等，這些都需要主管做出決策，決策之後還要主管去落實，發揮每一位護理人員的意願和創意。

全員參與的原則

1. 員工的充分參與

員工是組織的根本元素，產品是員工努力工作的結果，品質管制系統需要員工的充分參與。

2. 員工在組織中的功能

任何組織之中最重要的資源是該組織中的每一個成員，首先要使員工瞭解他們在組織中的功能及他們工作的重要性，明白為了完成目標自己要做些什麼，然後給予機會提昇他們的知識、能力和經驗，使他們對組織的成功負有使命感，渴望參與持續改進並努力做出貢獻。

3. 護理人員為醫院的代表

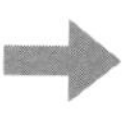

每一位護理人員作為醫院的代表與病人接觸，其行為和業績都直接影響醫院的醫療服務品質。

4. 激勵護理人員的意願

要對他們做訓練和開發，使護理人員知道護理部門的品質方針和品質目標、護理的宗旨和方向，知道為了完成品質的方針，自己需要做些什麼，知道工作的目標，也知道應該如何去完成，從而激勵每位護理人員的意願，使其能全身心地投入工作之中。

流程方法的原則

1. 流程方法

「流程方法」即系統績效和管理組織內部所採用的流程，特別是這些流程之間的互動功能。

2. ISO 9000標準觀點

以「所有的工作是運用流程來完成的」此一基本理論為基礎而制定的ISO 9000標準觀點，一個組織的品質管制系統就是對各種流程做管理而執行的。

3. 流程對服務品質的影響

(1) 管理者要識別流程、管理流程、控制流程、改進流程，按照醫療護理業務流程來編製品質系統的檔案。
(2) 要識別病人從來院就診、住院到康復出院的全部服務流程，這些流程對服務品質都是有影響的。

4. 適度地安排流程的順序

通常一個流程的輸出將是下一個流程的輸入，為了使每一個流程秩序的執行，要適度地安排流程的順序，確認流程的銜接關係，例如手術前、手術中和手術後的護理銜接，護理部主任、總護理長、護理長和護理人員之間的銜接關係，要確認資源、時間、方法等層面的關係。

5. 以病人為尊

(1) 護理管理者應對護理服務品質形成流程的全部影響因素做管理及控制，以確保病人的需求和期望得到滿足。
(2) 醫院多年來以方便工作為主，重視掌握中間的流程，而起點與終點處於朦朧之中。
(3) 醫院品質管制要領悟流程的模式，將起點與終點改為放在病人身上。

+知識補充站

5S運動用來建設具有高度可見性與有組織的工作空間：

1. 排序；2. 強化與簡化（排好次序）：定點、定量與定容量；3. 要閃亮；4. 標準化；5. 永續發展。

6-20 ISO 9000標準與護理品質管制（五）

3. 管理系統方法的原則：

所謂系統方法，實際上是包括系統分析、系統工程和系統管理三大部分。它以系統地分析有關的資料、資料或客觀事實開始，確定要達到的改善目標；然後運用系統工程，設計或策劃為達到目標而應採用的各項措施和步驟，以及要配置的資源，形成一個完整的方案；最後在執行中運用系統管理而取得高有效性和高效率。整個醫院是一個系統，由不同的部門和諸多的流程所組成，它們是互動關聯與互動影響的，「標準」強調系統功能，強調從醫院的整體上來考量問題。在護理品質管制中採用系統方法，就是要把護理品質管制系統作為一個大系統，對構成護理品質管制系統作為一個大型系統，對構成護理品質管制系統的各個流程加以識別、瞭解和管理，例如護理人員要明白從對病人診療、住院介紹、治療處置、專科疾病護理到出院指導等流程的護理不同功能和互動協調關係，充分發揮和調控各個部門、每一個流程和各種檔案之間的系統效應，消除障礙和防止重複的工作，才能達到實現品質的方針和品質的目標。

4. 持續改進的原則：

持續改進從概念上不是指預防發生錯誤，而是在現有的水準上不斷地提昇產品品質、流程及系統有效性的效率。但是在執行中是運用使用品質方法、目標、審核結果、資料分析、糾正和預防措施以及管理評審，促進品質管制系統的持續改進。品質改進是一種不間斷的活動流程，沒有終點，只有不斷地創新，才能不斷地滿足病人的需求。

管理者運用識別品質特色一準備一調查原因一調查因果關係一採取預防或糾正措施一改進的確認一保持成果一持續品質改進，以不斷地達到顧客（病人）的滿足。因此，依據「標準」，當發現護理問題時，不是僅僅處理這個問題，關鍵應調查分析原因，然後採取糾正的措施，並檢定措施效果，執行持續品質改進。整體性護理是運用護理程序，即對病人評估、診斷、計畫、執行、評估、改進來做的，既是整體護理模式，也是持續品質改進的模式。所以說改進就是追求卓越，任何事情，第一次做就要做好，經過改進，一次比一次做得更好。

小博士解說

在醫院的改革與發展已經面臨了一個極為關鍵的時期，國內醫院護理品質與品質管制要根據嶄新的理論來「推行醫療護理服務技術管理和品品質管制的標準化與制度化」，以執行「全方位的品質管制和護理安全管理」，無疑品質管制原則是最為理想和有效的抉擇。

事實導向的決策方法的原則

1. 決策 → 所謂決策就是針對預定目標，在一定的限制條件下，從諸方案中選出最佳的一個付諸執行。

2. 失策 → 達不到目標的決策就是失策。

3. 事實導向的決策方法 → 事實導向的決策方法就是指組織的各級主管在做出決策時要有事實的根據。這是減少決策不當和避免決策失誤的重要原則。

4. 資料與資訊 → 資料是事實的表現方式，資訊是有用的資料。

5. 對組織做有效的管理 → 組織要確定所需要的資訊及其來源、它的傳遞途徑和用途，要確保資料是真實的，對資料要做分析而獲得資訊，對資訊流要加強有效的管理，使得使用者能及時地得到配合的資訊。

6. 對護理流程的監控 →
(1) 護理管理者要對護理流程及服務做測量和監控，例如檢查結果記錄特別是不合格情況記錄：護理差錯事故報告表，病人褥瘡情況報告表，輸液、輸血反應報告表，病人和家屬回饋表，從中分析而得到病人滿意和（或）不滿意情況，病人要求的符合性，護理流程、護理服務的特色及變化趨勢，供應方產品流程系統相關資訊等。
(2) 運用這些資料分析，整合過去的經驗和直覺判斷對護理品質系統做評估，做出決策並採取行動。

與供應方互利關係的原則

1. 處理好與供應方的關係 → 供應方向組織所提供的產品將對組織向顧客提供的產品產生重要的影響，因此處理好與供應方的關係，影響到組織能否持續穩定地提供顧客感到較為滿意的產品。

2. 與供應方建立互利的關係 →
(1) 在專業化和合作日益發展，供應鏈日趨複雜的今天，與供應方的關係還會影響到組織對市場的快速反應能力。
(2) 因此對供應方不能只講求控制，不講求合作互利雙贏的關係，特別對關鍵的供應方，更要建立互利的關係。這對組織和供應方雙方都是有利的。

3. 「雙贏」的理論 →
(1)「雙贏」的理論，可以增強供需雙方營造附加價值的能力，使成本和資源進一步改善，能夠更為靈活和快速一致地對變化的市場做反應。
(2) 護理服務流程所使用產品包括有形產品及無形產品，有形產品例如藥品、器材、物品、設施、設備；無形的產品，例如外包服務（清潔、後勤等）。

4. 評估的標準 → 要根據採購的產品對護理服務結果影響的程度評估和篩選對方，規定篩選、評估和重新評估的標準。

5. 重新評估 →
(1) 根據對供應方的產品（服務）的結果做重新評估，以作為對其品質監控方式，當重新評估結果確認為不符合要求時由供應方提供改進要求，確定合併改進活動。
(2) 共同營造一個暢通和公開的溝通管道，及時解決問題，避免因為延誤或爭議而造成費用的損失。對供應方和合作者做出的努力和成就做評估，並給予承認和獎勵。

6. 建立評估的機制 → 轉變品質管制的模式，逐步建立和改善系統化的品質保證與評估機制是執行以病人為重點的整體性護理的重要保證。

+知識補充站

實例分析

某醫院由於精簡整編，而使得護理人員逐年減少，兼職的護理人員大量增加，隨之所帶來的問題可能會影響護理品質的提昇，並不能配合醫院快速發展的需求。護理部對此非常重視，加大了管理的措施，採取三級品質管制，適時地做品質監控，分析原因，改進工作，已收到了較好的效果。如何才能在現有的基礎上，提昇護理的品質，得到持續的改進，滿足患者的需求。請談談你的看法，應該在哪些關鍵部分上下功夫。

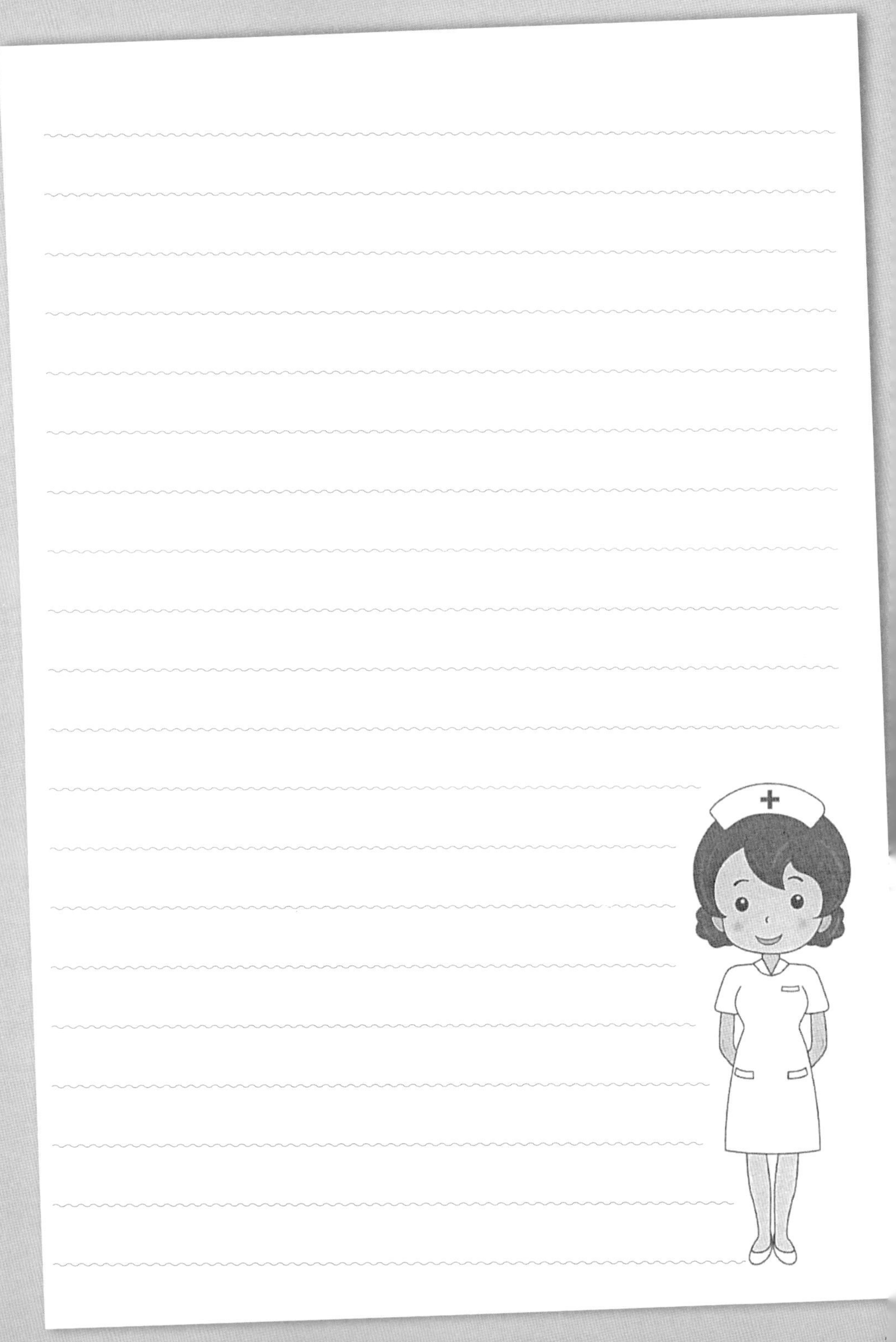

第七章
護理業務技術管理

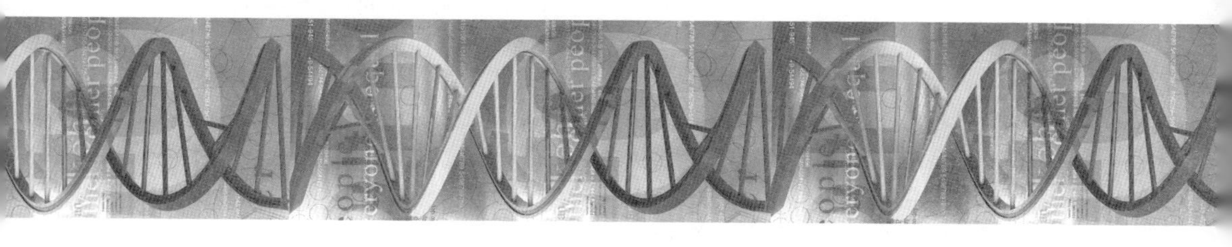

本章學習目標

1. 請複述護理業務技術管理的概念。
2. 正確地說明執行和制定護理技術操作規程的原則。
3. 正確地敘述護理業務技術管理的基本方法。
4. 說出護理業務技術管理的意義。
5. 正確地敘述護理業務技術管理的範圍。
6. 正確地解釋護理新業務、新技術管理的主要方法。
7. 正確地敘述PDCA循環管理在護理工作中的運用。
8. 整合你的工作實務，論述你身為管理者如何對護理業務技術執行目標管理。

7-1 護理業務技術管理的基本概念

(一)基本概念

護理業務技術通常是指臨床護理專業範圍內為實現護理目標和完成任務所開展的各項專業活動的總稱。護理技術是執行各項護理業務活動所憑藉的方法及能力。護理業務技術管理就是對護理工作的技術活動做計畫、組織、協調和控制,使這些技術能準確、及時、安全、有效地用於臨床,以達到高品質、高效率目標的管理工作。

醫院護理業務技術包括病人來院就診流程中的全部護理活動內容,涉及範圍廣、內容豐富,護理業務技術管理是醫院管理的重要部分,是護理管理的重點,也是衡量醫院護理管理水準的重要指標。護理業務技術管理水準的高低,直接影響護理服務的效率和效果。良好的護理業務技術管理對於提昇護理工作的水準,促進護理學科的發展具有重要的功能。

(二)護理業務技術管理的特色

1. **技術性:**護理技術不是簡單的生產製程,它是在整體性地掌握醫學護理學知識的基礎上,經過專業訓練和反覆實務而獲得的一種技能,未經過系統學習和專業訓練的人不允許在病人身上做任何護理技術操作。因此管理上要由懂技術的人來負責,注重訓練及新技術的引進。

2. **責任性:**護理工作的服務對象是病人,護理人員對維護促進和恢復病人的健康負有責任。護理工作一旦出現失誤,就有可能增加病人痛苦,造成患者殘疾甚至死亡。因此,不論從道德上或法律上都要強調其責任性。在管理上要加強護理人員的責任心教育並健全各種責任制。

3. **服務性:**護理工作是為病人提供護理服務的,應當樹立一切以病人為重點,以病人利益為導向和歸宿的服務精神,全心全意為病人服務。護理技術管理一定要明確為誰服務的問題,為了練技術而不顧病人的痛苦,或只顧經濟效益而不管病人利益的行為都是不允許的。

4. **社會性和團體性:**護理技術管理不僅受到社會環境、人際關係等各層面因素的影響,而且受經濟規律的限制。同時,由於現代醫學的發展,醫院中的任何工作都不可能由一個人所獨立完成,而是需要多重學門、多重部門之間的互動配合及密切合作。護理業務技術管理必須協調好內部與外部的垂直與水平關係。

護理業務技術管理的重要性

1. 護理業務技術管理是提高護理品質的根本保證

(1) 護理業務技術管理能發揮人的智慧技術設備的最大效能。在醫院的工作中，護理工作占有重要地位，護理師在醫院衛生技術人員中占50%。護理工作既有與醫生及其他醫務人員合作的一方，又有獨立進行護理服務的一面，而是以後者為主。

(2) 護理工作的完成，離不開知識的應用和技術操作。

(3) 從門診到病房，護理工作有其共同的特點，也有不同專科的護理操作技術，只有加強護理師的基礎訓練即基本理論、基本知識、基本技能，提高專科業務技術水準，使各科的業務技術合格，才能保證全院的醫療護理品質。在搶救急重症病人的過程中，「時間就是生命」，先進的醫療護理技術本身的功能固然重要，而強有力的業務技術管理使各項技術操作標準化，這樣使得每個人的技術得以充分發揮，病人才能得到及時、準確而有效的服務。

(4) 另一方面，現代醫療儀器設備越來越精密，只有加強管理才能保證性能，減輕耗損，發揮其最大的效能，確保醫療的護理品質。

2. 護理業務技術管理是醫學科學管理發展的需求

(1) 隨著醫學科學的發展，高科技醫療儀器設備應用於臨床，各項新檢查手術器官移植的開展以及許多先進醫療技術的不斷引進，對護理技術協作的要求越來越高。

(2) 而新的醫學理論，例如免疫學遺傳學、生物工程學、預防醫學、行為醫學等等對一些疾病的病因診斷和治療提供了新方法，從而對護理專業提出了新的挑戰。只有加強護理業務技術管理，才能保證護理人員在跨學科跨部門的合作中準確無誤和協調一致。

3. 護理業務技術管理是護理教育培養

(1) 合格護理人才的重要保證：護理學為一門整合性的應用科學，護理教育離不開臨床實務。

(2) 醫院又是護理實務的重要實習之地。

(3) 醫院護理業務技術管理的好壞，直接會影響到實習生和在職護理人員的業務素質和技術水準。

+知識補充站

隨著醫學模式的轉變和護理專業的發展，護理服務模式也發生了不少變化，大體出現了個案護理、功能制護理、小組護理、責任制護理、整體護理等模式。目前正在推行的是以病人為導向及人的健康為導向的整體性護理服務模式。

7-2 護理業務技術管理的原則

護理業務技術管理必須遵循下列的原則：

1. 以病人為重點

以病人為重點，滿足病人的需求，不僅是臨床護理工作的基本要求，也是護理業務技術管理的基本原則。因此，所有的技術管理措施必須以確保各項護理業務技術準確、安全地用於病人，減少和避免病人不必要的痛苦為先決條件，以滿足病人的需求為目的。

2. 以提昇護理品質為目標

護理技術運用得當與否會直接關係到護理的效果。先進的技術如果運用不當，不僅不能取得預期的效果，甚至有可能給病人增加痛苦。因此護理業務技術管理工作必須密切地聚焦於提昇護理的效果，從而不斷促進護理品質的提昇。

3. 以基礎護理技術為重點

基礎護理知識和基本護理技術是護理必須具備的基本功夫。熟練掌握基礎護理知識和基本護理技術是完成護理工作的先決條件。因此，基礎護理知識和基本護理技術是護理業務技術管理的重點。

4. 以提昇技術的整體功能為先決條件

護理技術包括基礎護理技術和專科護理技術。二者雖然都是護理治療的方式，但所具備的功能各自不同。基礎護理技術是解決病人一般性的問題，而專科護理技術則是解決病人的特殊問題。因此，只有在加強基礎護理技術管理的同時，重視專科護理技術建設，並使二者保持均衡協調地發展，才能充分發揮護理業務技術的整體性功能。

5. 以新業務、新技術為導向

新業務、新技術不僅反映出一個醫院的護理技術水準，而且對提昇護理品質具有十分重要的推動功能。新業務、新技術開展的越多，證實醫院的護理技術水準就越高，因此，護理業務技術管理要充分地發揮護理新業務、新技術的先導功能，掌握新業務、新技術的引進和開展，促進護理系統技術的發展。

小博士解說

護理業務技術管理是指對護理專業工作和護理技術運作的整體流程，運用計畫、組織、協調和控制等管理方式，使之達到合理、準確、及時、有秩序、安全、有效的目的。護理人員是護理業務技術工作的實際執行者，對運作過程負有管理責任，積極地參與對業務技術的管理，認真貫徹各項管理指標，是履行護理人員職責的重要內容。

護理業務服務模式

1. 個案護理	(1) 個案護理是護理服務最古老的模式，護理師對單一病人從入院到出院執行一對一的病情觀察及護理。 (2) 此種模式大多使用於急重症病人的護理和護理教學。
2. 功能制護理	(1) 功能制護理是以護理人員的基本業務分工為基礎，以單純完成醫囑和生活護理為目標，病房護理師長分配幾名護理師分別負責治療、發藥及生活護理等，分別對病人實施「水平式護理」。 (2) 其優點是節省人力，能完成必要的治療工作，單純業務多次重複，有利於提高技術和效率。 (3) 然而，其缺點是護理師對病人缺乏主動性和身心護理的整體性，被動地執行醫囑，臨床工作單純化；護理師的專業知識難以發揮，各級護理人員的工作內容無法區別，護理師只完成各自的工作任務，病人護理缺乏持續性、計劃性、系統性。
3. 小組護理	(1) 將護理人員分成若干小組，分別由每小組護理師負責一組病人的工作方式。 (2) 小組內設有組長負責組織和協調小組成員的工作，制定護理計畫並分配病人。 (3) 如此對於護理師而言，縮小了接觸病人的範圍。 (4) 但是大多數的小組護理實際上是縮小了的功能制護理，仍然沒有規定的護理師負責病人的整體性護理。
4. 責任制護理	(1) 責任制護理是隨著生物心理社會這一新的醫學模式主導下的整體護理思想的產生，以生物心理社會護理為主軸，而出現了護理程序的學說才開始的。 (2) 其特色是病人從入院到出院，即由護理長指定一名責任護理師，擔任該病人的全部護理。它要求責任護理師8小時在班，24小時負責病人護理，以護理程序的方式，對該病人身心及社會家庭背景等作整體性的評估，給出恰當的護理診斷及制訂護理計畫，在她下班以後有其他的護理師按其計畫繼續進行各項護理，並在交班時將病人在階段內發生的病情變化及護理效果詳細與責任護理師回饋，以便評估護理的效果。
5. 整體性護理	(1) 整體性護理是以病人為導向，以現代護理觀為主軸，以護理程序為架構，包括有護理宗旨，護理師職責與行為評估，病人入院及住院評估，標準護理計畫及教育計畫，護理品質保證等。整體性護理是一種以服務對象是開放性整體為問題思考架構的臨床護理模式。 (2) 它強調以「人」為導向，將「封閉式」的護理變為「開放式」護理，強調人與環境的互動影響。 (3) 整體性護理的特色為： (a) 護理人員共同明確現代護理觀、護理哲理，確定了護理人員行為的價值導向和專業信念，有利於職業道德建構和專業形象的培養。 (b) 以護理程序為主軸，做到環環相扣協調一致，保證了護理理論的建構與改善和提高護理品質。 (c) 呈現了護理人員獨立為病人負責所應有的職責和組織結構，也呈現了各級護理管理人員有效的護理管理。 (d) 為高學歷高職稱的護理人才提供施展才能的機會，有利於各層級護理人員的功能發揮。 (e) 有利護理教育的整體改革和推動護理研發的發展。

7-3 護理業務技術管理的措施

1. 建立技術管理的組織系統

（1）護理業務技術管理與其他管理應是統一運作的。護理管理的組織要健全，職責要明確，並要有相關的權力，以更好地發揮績效，保證技術管理的正常運作。

（2）護理部主任、科護理長、護理長要實行垂直式管理，對於還不能實行垂直式管理的單位，也要制定相關的措施來落實技術管理的責任。

2. 技術管理要重視品質

為了確保護理技術工作品質，要建立逐級檢查制度，護理部對臨床護理技術的操作規程、專科疾病護理技術、規章制度的執行情況，對護理做常規性檢查、消毒隔離、無菌技術的執行情況，要做抽樣檢查和評估，護理長則更要做監督檢查的工作。

3. 重視人員的訓練，培養技術主管

（1）在技術主管的培養上要有計劃，有目標，以配合護理工作發展的需求，要提昇護理工作水準，就要做全員的訓練，要注重組織各級護理人員業務訓練，學習基本護理理論和現代醫學新進展，認真掌握基本的訓練，提昇護理專業理論水準和技術操作水準，並要對人員做定期業務技術考核，制定可以比較的技術考核指標，認真評量考核的成績。

（2）建立護理業務技術檔案，對護理工作情況和護理的業務能力、技術水準、研發成果、論文及工作經驗等材料要有詳細記載，作為使用、培養、晉升的重要參考依據。

4. 運用現代化的管理方式無疑能提昇管理水準和績效

（1）通訊與電腦在護理管理中的運用，對於解決工作中的資訊傳輸、儲存、計算、統計分析等問題都會有重大變革和進步。

（2）隨著護理學科迅速發展，護理文獻急劇增加，各種管理方法的系統化、系統化、數量化，也要有與之相配合的管理方式。運用聯線電腦，保密性強，便於管理；運用資料技術方便檢索、分類及統計；執行電腦聯線，資料共享，為管理現代化提供了廣闊的前景。

護理管理制度

1. 護理管理制度的管理是管理工作中的一項重要內容

(1) 護理管理制度是長期護理工作實務經驗的歸納；
(2) 是處理各項工作的標準；
(3) 是保護服務對象接受安全、有效的護理服務的重要保障；
(4) 也是減少和防止差錯事故發生的重要措施。

2. 護理工作是醫院工作的重要部分

(1) 其特色是工作細密複雜且涉及面廣泛，具有嚴格的時間性、持續性、銜接性和民眾的合作性。
(2) 要做到24小時進行不間斷治療病情觀察等護理服務，滿足患者的需求，使各級護理人員有章可循，執行護理規章制度，建立正常的工作秩序，改善服務態度，保證醫院工作的執行，達到工作標準化，管理制度化，操作一般化，確保病人的安全，不斷地提高護理的品質和工作效率。

護理管理制度的分類

1. 單位責任制

(1) 單位責任制是護理管理制度中重要制度之一。它明確各級護理人員的單位職責和工作任務。
(2) 其目的是人人有專責，事事有人管，將護理工作任務和職責落實到每個單位和每一個人，使工作忙而不亂，既有分工，又有合作，既有利於提高工作效率和服務品質，又有利於各項護理工作的順利開展。護理工作按照個人的行政職務或業務技術職稱制定有不同的單位職責。護理副院長→護理部主任（總護理長）→科護理長→護理長→副護理長→主任護理師和副主任護理師→主管護理師→護理師→護理人員等。

2. 一般性護理管理制度

(1) 指護理行政管理部門與各科室護理人員需共同貫徹執行的有關制度。醫院可以根據本院不同的等級及工作需求來制訂護理管理制度。
(2) 主要包括有病人入出院制度、值班交接班制度、查對制度、執行醫囑制度、隔離消毒制度、差錯事故管理制度、病人、陪訪人員制度、護理長夜班總值班制度、護理部門護理長管理登記制度、月報表制度、會議制度、飲食管理制度、護理業務查房制度、護理教學查房制度、物品藥品器材管理制度、醫療檔管理制度以及分級護理制度等。

3. 護理業務部門的工作制度

(1) 是指該部門各級護理人員需共同遵守和執行的有關工作制度。
(2) 主要包括病房管理制度、門診工作制度、急診室工作制度、手術室工作制度、分娩室工作制度、新生兒室工作制度、供應室工作制度、治療室制度、換藥室工作制度、病人安全管理制度、燒傷病房工作制度、監護室工作制度。

7-4 護理業務技術管理的主要內容（一）

（一）護理診療操作技術的管理

在為病人診療流程中，有大量的技術操作需要護理人員來承擔，例如導尿術、洗胃術、灌腸術、各種過敏實驗、注射技術和引流技術等，這些操作的管理是在加強基本功訓練及提昇技術水準的基礎上，制定技術操作規程，使操作標準化；並運用嚴格檢查，監督其執行情況來加以控制。

（二）基礎護理技術的管理

基礎護理技術是護理人員在執行護理服務流程中為病人護理、治療最常用的，具有臨床普遍性的基本業務活動和基本技能，包括病人出住院處置、各種床單位的準備、病人清潔衛生護理、飲食治療和營養、病情觀察、各種護理檔案的書寫等。具有技術成熟、操作比較簡單，無需特殊的設備，運用廣泛的特色。在執行管理的流程中應根據這些特色加強對護理人員的教育，使教育形成制度並與訓練相整合，不斷提昇護理人員對基礎護理重要性的認知；制定基礎護理技術規程使技術操作達到標準化；健全品質監控制度，認真落實，發現問題及時糾正措施，提昇基礎護理技術效果。基礎護理技術管理是臨床護理管理不可或缺的重要部分，也是發展專科護理的基礎和提昇護理品質的重要保證。

（三）專科疾病護理技術的管理

專科護理技術是在基礎護理的基礎上，整合專科疾病的特色而開展的特定的護理工作。近年來，隨著醫學的發展，專科的分類越來越細，專科護理技術也相關地垂直整合而發展出自己的子科目，例如除了傳統的內科、外科、婦科、兒科等之外；內科又分為呼吸、消化、血液、心血管、內分泌、腎臟病、冠心病監護等專科護理。

專科護理技術具有專業性較強、操作複雜、新技術繁多的特色，專科護理技術往往只限於本科，有的甚至只限於某一種疾病。而專科護理技術又大多配有儀器設備，技術複雜操作難度大、要求高。同時隨著系統技術日新月異的發展，並向醫學領域迅速地蔓延，大量新的尖端技術被用於臨床診斷、治療和護理，不僅增加了治療方式，而且提昇了醫院的護理品質。在此點上專科尤為突出。管理上首先要根據專科疾病的特色，分別制定專科疾病護理技術的常規檢查，其次掌握人員技術訓練和研發學術活動，善於敏銳地發現護理工作的新問題與新方法，注意學習診療的知識，以豐富護理人員的臨床經驗。

護理管理制度制訂的原則

1. 確認目的和要求建立任何護理管理制度

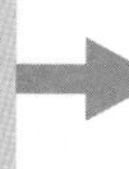

(1)首先應該聚焦於病人為導向中心，以病人的利益為原則。
(2)透過精密的調查，特別對新開展的業務技術項目，要瞭解該項工作的整體流程和終端品質標準。
(3)本職單位人員應具備的條件和職責，綜合考量，制訂出切實可行的制度。

2. 文字精練、條理清楚

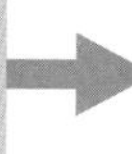

(1)護理制度種類繁多，而各項制度均需要各級人員掌握、遵照執行。
(2)為了易於記憶、瞭解掌握，文字力求簡短，條列化，但是內容完備、職責分明。

3. 共同制定、不斷修訂護理管理制度是長期護理工作實務的歸納

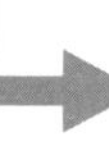

(1)制定一項新的制度應該是管理者和執行者共同參與制訂，反覆思考討論，擬定出草案；
(2)在試用之後，請有關護理專家或有實務經驗的人進一步修訂，護理部門認可以交付醫院審批執行。

特殊技術管理

專科疾病護理技術的管理

在管理上首先要根據專科疾病的特色，分別制定專科疾病護理技術的常規性檢查，其次掌握人員技術訓練和研發學術活動，善於敏銳地發現護理工作的新問題與新方法，注意學習診療的知識，以豐富護理人員的臨床經驗。

急診搶救技術的管理

急診搶救技術的管理，應在常規管理和標準化管理及技術訓練的基礎上，經常組織實務演練和考核，培養及提昇應急能力，做好醫護之間、各科之間的協調配合工作，強化護理長管理能力的培養，使之善於調配人力、物力，善於做好病人家屬的工作，善於與有關部門做工作的溝通協調工作等。

消毒隔離技術的管理

(1)醫院感染管理是目前醫院管理中的一項重大課題，而各種消毒隔離技術的管理，是醫院感染管理中由護理人員承擔的基本措施，也是護理工作中最常用的基本技術。
(2)它包括清潔、消毒、滅菌技術、無菌操作、隔離預防技術等。
(3)預防和控制醫院感染，橫跨於醫院的各個部位、護理人員是預防和控制醫院感染的主力，管理是關鍵所在。

7-5 護理業務技術管理的主要內容（二）

（四）急診搶救技術的管理

醫院常有大量急診搶救病人就診，護理人員必須掌握急診搶救技術。它包括由護理人員單獨承擔的技術，例如給氧、吸痰、輸血、胸外心臟的按摩、人工呼吸、止血包紮等，並包括與醫生和其他醫療技術人員合作配合的業務技術。搶救技術的好壞直接會關係到病人的生命安危。急診搶救技術的管理，應在常規性管理和標準化管理及技術訓練的基礎上，經常組織實務演練和考核，培養及提昇應急能力，做好醫護間、各科之間的協調配合工作，強化護理長管理能力的培養，使之善於調配人力、物力，善於做好病人家屬的工作，善於與有關部門做工作的溝通協調工作等。

（五）消毒隔離技術的管理

隨著現代醫學理論和技術的發展，醫院感染問題日益突顯出來，它不僅嚴重地影響醫療護理品質，增加患者的痛苦和負擔，而且成為現代醫學技術發展的障礙，醫院感染管理是目前醫院管理中的一項重大課題，而各種消毒隔離技術的管理，是醫院感染管理中由護理人員承擔的基本措施，也是護理工作中最常用的基本技術。它包括清潔、消毒、滅菌技術、無菌操作、隔離預防技術等。預防和控制醫院感染，橫跨於醫院的各個部門、護理人員是預防和控制醫院感染的主力，管理是關鍵性的所在。

（六）急重症監護和其他監護的管理

監護病房是急重症病人集中監護的單位，具有較強的醫護技術，運用現代化儀器監護、持續獲得各種參數，不間斷地觀察病情，利用先進的醫療技術分析病情，做出最有效的及時處理，以防止併發症，降低病死率，有利於對急重症病人的觀察、護理和搶救，同時也有利於各專科的互動與合作診療、從而提昇醫療護理水準。現在已發展有多種監護病房，例如急重症監護病房（ICU）、冠心病監護病房（CCU）、整合性監護病房ICU（general ICU）等。在這類系統中，護理人員的功能相當大，護理技術發展也很快，除了要求護理人員有良好的護理素質、紮實的基本功夫之外，還要有較系統的專科知識和技術水準，有敏捷的分析判斷能力，以配合工作的需要。一些先進的儀器設備的使用，也要求護理人員不僅要具備一般的護理知識和技能，而且要具有相關學科的知識，瞭解其工作原理，掌握其操作方法，以充分發揮儀器設備的功能。監護室護理要接受專業訓練，以配合工作的需求。在管理上要根據監護病房的類型，配備經過專業訓練具有較高水準的護理人員，根據病情來制定整體性系統的護理計畫並執行，建立改善的搶救監護記錄、資料保管、設備使用等制度。

護理管理制度執行的要求

1. 加強品德教育，提高執行各項規章制度的自覺性。
2. 加強護理人員的基本知識、基本理論、基本技術的訓練，掌握護理學科及相關學科的最新進展。
3. 保證必要的人力、物力等資源的提供，營造有利於病人治療、康復的環境，以保證護理制度的貫徹落實。
4. 發揮行政管理者的檢查、監督功能和護理人員的相互監督功能。

臨床護理管理

臨床護理的重點內容是指以病人為導向，滿足其生理、心理需求的主動性護理	1. 包括巡視病人，做臨床病情的觀察，瞭解病人的需求及治療效果。 2. 進行情感交流掌握病人的心理狀態。 3. 指導病人配合治療護理，適應環境，進行功能訓練。 4. 對病人及時做生理、心理的整體性護理。 5. 開展衛生、保健知識宣導等。
臨床護理的管理重點是	1. 護理人員應培養主動護理的意識。由於病人的需求有潛在性、階段性、情緒性、壓抑性的特點。因此，只有主動關心病人，想病人所想，急病人所急，才能滿足病人之所需。提供主動的護理服務，是護理人員良好的職業素質、高尚的職業道德水準和豐富的護理學識水準的實際表現。 2. 給予足夠的時間保證。運用周密的計畫安排，除了完成指定的技術工作之外，應將主動性護理列入自己的工作日程，用一定時間深入臨床，整合病人的實際情況，主動地進行臨床護理，才能使病人成為真正的護理受益者。

重症與特別護理管理

特別護理是指病情急重症的一個或幾個病人，由一位或幾位護理人員負責全程護理。對特別護理的管理原則是：

1. 及時擬定護理計畫，全力落實護理措施，及時評估護理的效果，根據病情變化及治療的需求，適時地補充、修改護理計畫。
2. 嚴密地觀察病情的變化，做到五知道（即知道診斷、病情、治療、檢查結果及護理要求）。
3. 做好晨、晚間護理，保證病人舒適，頭髮、口腔、皮膚應清潔、無破潰、無壓傷、指（趾）甲短而清潔。
4. 各種引流管暢通、呈現有效的引流狀態。
5. 搶救技術熟練，急救藥品齊備，急救設備、器材完好率高達100%。
6. 無併發症，無褥瘡。

7-6 護理業務技術管理的主要內容（三）

（七）整體護理技術的管理

整體護理是一項整合護理技術，它除了要求護理人員整體掌握上述各項技術和護理程序之外，還要瞭解心理學、倫理學、社會學、管理學等層面的知識。護理人員不僅要有良好態度，而且要掌握相當程度的技術、技巧和方法，並能對有關的護理診斷做探討。在管理上應首先動員護理人員學習整體護理的觀念，護理程序及護理診斷的有關知識；其次要落實執行護理程序的組織方式、方法、步驟及要求等；確定責任護理中病房護理、各單位護理人員職責，評估標準及護理病歷書寫要求並組織執行；加強檢查、監督、評估等工作。

（八）護理協同服務管理

協同服務是護理人員之間、護理人員與各級醫師、醫技人員及後勤人員之間協調配合、協同操作的服務。是整合業務、技術、服務、管理於一爐的整合性工作。在管理上首先要教育護理人員認識醫療護理工作的團體分工合作性質，樹立合作的精神，不斷地提昇素質；第二要注意建立協同服務的規章制度，確認合作各方的職責和“臨介面”任務及處理原則，使協同工作標準化、制度化；第三要加強協同性技術操作訓練，使配合熟練；第四應注意建立協同服務的評審制度，發現問題、解決出現的問題，使協同服務系統化。

（九）護理差錯事故的防範和處理

護理差錯與事故是在護理業務技術活動流程中形成的缺陷，是業務技術管理的重要內容之一。造成差錯事故的原因主要有：未執行工作制度或操作規程；業務生疏；怠忽職守、缺乏責任心等。

在管理上要對護理人員加強責任心教育，預防發生缺陷；掌握專業訓練，提昇人員業務能力和技術水準；嚴格貫徹操作規程和各項查對等制度，使操作程序化與標準化；並注意掌握容易出現問題的薄弱和關鍵部分，例如新調入的護理、節假日或病人過多、搶救之時、人際關係不協調時等，使預防成為管理的重要內容；在差錯事故出現之後要做正確與及時的處理，認真嚴肅地對待，其重點在經驗的歸納與接受教育。

（十）護理資訊的管理

護理資訊管理是醫院護理管理工作中的重要部分，是為提昇護理品質和醫院管理水準的一項基礎性工作。資訊能夠為制定護理工作計畫、研發計畫、教學計畫，以及作為工作歸納提供系統的依據，也是考績、獎懲、晉升、晉級不可或缺的參考資料。它包括收集資料、掌握護理業務發展動向、分析資料和資訊、交流經驗、加強業務技術資料和檔案的管理等，應設立專人收集、統計、保管。

新業務與新技術的管理措施

1. 新業務新技術應當以病人為導向，從病人的利益著想，有利於病人的治療和康復。而不是單純的方便醫務人員，提高工作效率。
2. 護理部門應成立護理新業務、新技術管理小組由護理部主任負責，開展新業務新技術較多的病房，護理長、護理人員參加。
3. 建立新業務、新技術資料情報檔案。對於新業務新技術的開展，應根據實際的要求和品質標準，制訂系統化的操作規程和定出規章制度，嚴格按照執行，保證新業務、新技術的順利開展。
4. 護理部門應動員護理人員參加護理新業務、新技術的學習並且鼓勵各級護理人員參加與護理有關的新業務新技術的講座學習，掌握新技術應用的理論基礎。
5. 對院內護理新業務的開展、新技術的使用之前，應經過護理部管理小組和院內外專家鑒定通過，方可以加以推廣。
6. 作好新業務新技術應用效果評估，在效果評估中，除了有理論作為支持的依據之外，還應有資料說明，作好成果報告

護理業務技術管理的重要性

1. 護理業務技術管理是護理品質的重要保證

(1) 護理品質的保證是護理業務品質的保證，在醫院工作中，護理人員占衛技人員總數50%，護理人員不僅要與醫院人員合作，而且要獨立進行護理服務。
(2) 護理工作不僅需要堅實的理論基礎，還要有精湛的技術水準，提高專科業務技術水準，才能保證全院的醫療、護理品質。
(3) 新業務、新技術是護理工作的不斷學習的內容。

2. 護理業務技術管理是醫學科學管理發展的需求

護理人員必須掌握先進理論知識，才能保證護理人員在跨學門科的合作中準確無誤和協調一致。

3. 護理業務技術管理是護理教育管理的需求

護理人員業務素質和技術水準的提高，是護理教育培養合格護理人才的重要保證。

+知識補充站

1. 護理技術的基礎建設：主要包括護理團隊的技術素質建設，例如單位練兵與技術訓練、器材設備的保障，例如生命病徵的監測設備、監視通訊系統及通訊與電腦的運用等，建立護理研發和技術實驗室，引進開發新技術，加強醫德與醫風的教育，造就技術強大的護理團隊。

2. 法國管理學家亨利．費堯補充和改善了泰勒制在系統管理重點的侷限性。費堯的組織管理理論認為要經營好一個企業，不僅要改善生產現場的管理，而且應當注意改善有關企業經營的六個層面的功能，即：技術、經營、財務、安全、會計和管理，將技術放在企業活動的第一位，對於技術的功能給予了充分的肯定。因此，護理業務技術管理是醫院護理管理的重要內容，加強護理業務技術管理對提昇工作效率和護理工作品質，確保護理安全與滿足病人的需求。

7-7 護理業務技術管理的意義和任務

（一）加強護理業務的技術管理，是護理系統技術發展的重點：

護理系統的發展對護理工作的系統性要求越來越高，同時由於現代系統技術的成果廣泛運用於護理工作領域，這不僅要求護理人員自身要不斷提昇技術水準，而且還要不斷地提昇護理業務技術管理水準。護理技術水準在某種意義上講對提昇護理品質具有決定性的功能，而護理業務技術水準的提昇必須靠技術管理，為此，要遵循護理學科的發展規律和護理對象的要求，一方面要正面地動員護理技術的改進、開發和引進，不斷地推動護理系統技術的進步；另一方面還要加強對護理技術活動整體流程中各個部分的管理，以保證護理技術的安全，有效地增進人類的健康。例如搶救合成性創傷患者，就必須取得臨床相關各科、輔診各科乃至全院各部門的支持和合作；而預防醫院感染，除了醫生護理要注意無菌技術之外，還涉及到消毒供應科的工作品質，以及衛生人員的清潔衛生等。因此，只有加強技術管理，做好各科之間的技術合作，才能保證護理、治療準確無誤、協調一致地進行。護理業務技術管理的任務，既包括使已開展的業務技術活動功能充分發揮，並使之進一步提昇改善，也包括業務技術的引進和發展。

（二）加強護理業務技術管理，是提昇護理技術效益的重點：

護理業務技術是護理人員為病人服務的基本方式。效果取決於護理技術功能的發揮程度，技術功能發揮得越好，護理效果也就越好。技術功能的發揮離不開系統的管理。如果管理混亂，再先進的技術也難以發揮功能。因此，要使護理系統技術的功能得到充分發揮，不斷提昇技術效益，就需要做大量而精密的組織管理工作。

（三）加強護理業務技術管理，是維持正常醫療秩序的重點：

現代醫院治療疾病的一個重要特色，是診療的方式繁多，使用的技術複雜，其中大部分都由護理人員執行，難度較大，要求較高，例如監護器、呼吸器的使用，氣管切開病人呼吸道的護理等，如果缺乏強有力的管理，就容易發生工作忙亂的現象，影響護理、治療的順利進行。因此，要運用建立工作程序、制訂技術操作標準等措施來加強管理，以保證護理與治療的工作忙而有秩序。

（四）加強護理業務技術管理，是提昇護理品質的重點：

護理品質是技術效果的呈現方式，管理則是技術取得良好效果的保證。僅依靠先進的技術，而沒有系統化的管理，不可能取得較好的技術效果，護理品質也無法保證。管理會有效率，管理會有品質，已被實務所證實。因此，在護理服務流程中，要想取得好的技術效果，達到高品質的目的，就必須掌握護理技術管理。

（五）加強護理業務技術管理，是促進各科之間合作的重點：

現代醫學系統的特色是專業分工越來越細，護理技術活動中跨學科、跨部門的技術問題越來越多，對技術合作的要求也越來越高。

技術循環管理

運用PDCA法來執行循環式技術管理，循環式技術管理可以分為定項循環管理、定位循環管理、按照病種的循環管理和按照病例的循環管理四類。

1. 定項循環管理

(1) 將護理業務技術管理分為若干專案，逐項做循環管理，這種循環管理適合於多重層級、多重部門護理人員參與的護理業務技術重點專案管理。

(2) 其所執行的程序是，首先對將執行技術循環管理的項目做調查研究，掌握必要的資訊資料，在經過認真的研究之後，提出實際的方案措施，專人負責監督執行情況，且發動所有參與人員主動參與管理，發現和提出問題，將執行一定階段後做整合分析和歸納，提出最後改進意見而進入下一個技術循環管理流程。

2. 定位循環管理

(1) 就是按照每一種實際的技術工作單位做循環式管理。以護理人員一個班別為一循環週期。

(2)由於病房護理工作持續性的特色，將每一班次的護理業務技術活動納入每一個業務技術管理循環週期，每個護理人員在進入自己的每一個業務技術管理週期時，要求有一個實際的計畫，執行措施，自我檢查和結果評估，發現存在問題，提出修改計畫的建議，作為下一班的上班人員修訂計畫的參考依據，從而有效地提昇護理工作的品質。

3. 按照病種的循環管理

(1) 各科根據各科接收病種的特色，對常見病、多發病的護理技術做循環式管理。

(2) 護理人員針對不同疾病種類分別計畫不同的護理技術措施和方案，執行不同的護理。在執行護理活動中，執行者或上級管理者不斷做檢查、評估、隨時修訂計畫，以患者出院為一循環週期做歸納。各科根據長期反覆的實務，對某種疾病的護理技術做歸納，有利於制定出某種疾病的標準護理計畫等。

4. 按照病例的循環管理

(1) 即對每一個病人的護理流程按照循環式管理方法有計劃地執行護理措施，不斷地改進護理措施，使得病人能夠早日康復。

(2)按照病例的循環管理，其管理程序上與護理程序基本相類似，每一個循環週期實際上是完成一個護理程序的流程。

(3)技術循環週期的開始，是在瞭解患者護理問題的基礎上，制定護理技術方案，執行護理措施，最後做護理效果評估和必要的護理計畫改進，從而進入另一新的循環管理。

+知識補充站

新業務、新技術的概念

新業務、新技術是醫學科學領域各學科發展的重要指標之一，是指應用於臨床的一系列新的檢查，診斷措施，治療和護理新方法，以及新的醫療護理儀器設備的臨床應用等。護理工作如何密切地適應相關學科的發展，加強護理新理論、新知識、新技術的研究管理，是提高醫療品質的重要關鍵。

7-8 目標管理（一）

（一）目標管理：

目標管理是以目標為重點，以結果為導向的系統管理方法，杜拉克在1954年提出目標管理後，既成為工商管理的指標。目標管理是計畫的有效執行。

1. 目標管理的目的：

（1）每位員工清楚地知道自己所努力的方向。

（2）提供員工參與組織的機會，發揮個人的潛能。

（3）客觀的評估使得員工有成就感。

（4）全體員工共同參與，邁向同一個方向努力工作，使得經營的成效達到最高。

2. 目標管理的特色：

（1）目標管理是參與管理的一種方式。

（2）目標管理是將組織的整體目標轉換成各單位及成員個人的目標，目標的確定者也是目標的執行者，上下級協商一致，形成一個「目標一方式」鏈。

（3）強調「自我控制」：因為我們管理的對象是社會性的「人」，因此我們「控制」的是行為的動機，而不是行為本身。目標管理是以人性行為的管理理論為基礎，其主旨是「自我控制的管理」，它使管理人員能夠控制自己的成績。此種自我控制可以成為強烈的動力，激勵他們更好地完成目標。

（4）強調「自我評估」：目標管理有一套改善的目標考核系統，員工可以按照實際的情況做自我評估，強調執行者自我檢討執行流程中的缺點和錯誤，為下一步做目標管理營造更好的條件。

3. 目標管理的必要性：

（1）有利於提昇計畫的工作水準：目標管理使管理者根據目標來制定工作計畫，並同時考量實現目標的方案。

（2）利於激勵下級的意願和責任感：下級人員不是等待和執行上級指示、政策，而是每人都有個人目標，促使他們正面而主動地工作，並承擔責任。

（3）有利於有效的控制：目標管理使得考核目標確認，並作為管理者監督、控制的標準。對於在執行流程中出現的偏差可及時發現及時糾正，做到有效的控制。

目標管理執行的基本程序

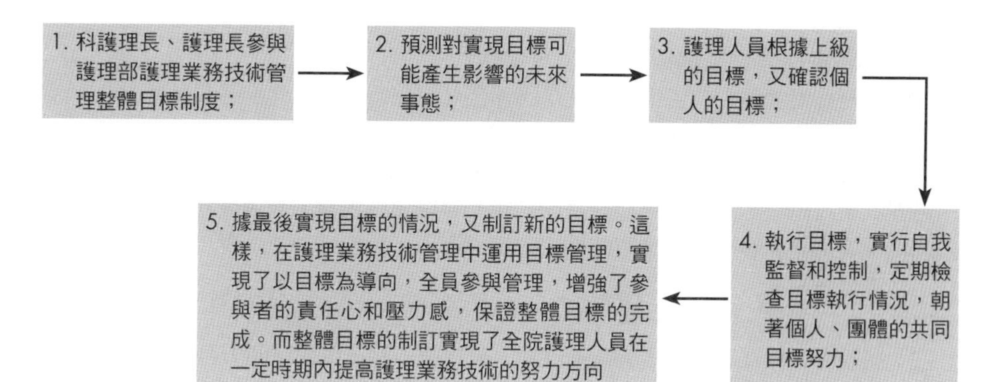

「PDCA」循環管理的方法

技術循環管理是採用「PDCA」循環管理的方法。PDCA 循環管理中每一個循環包括四個階段：

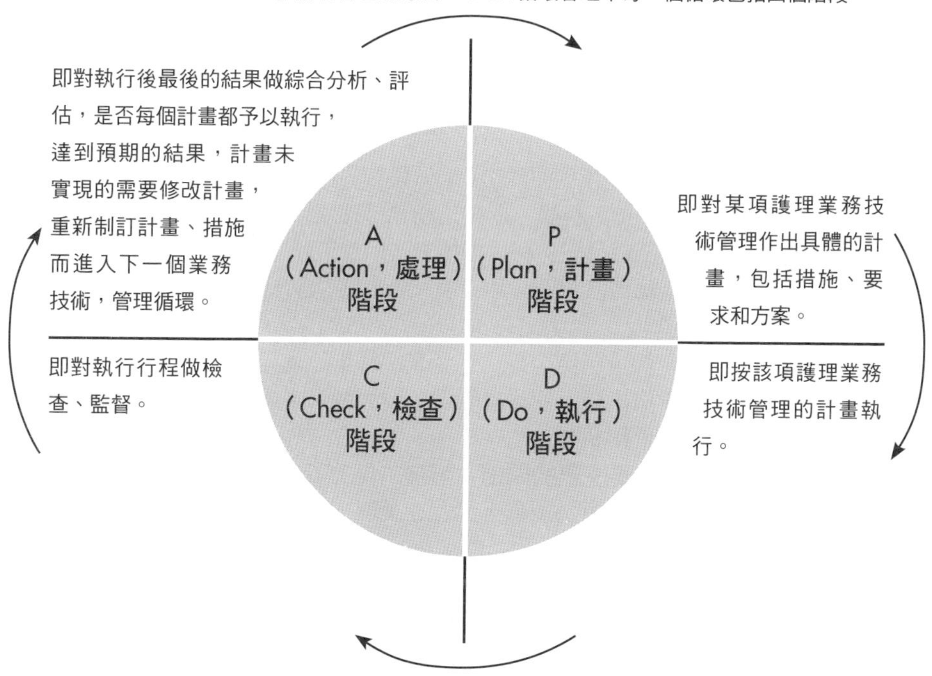

+知識補充站

目標管理是目標為導向的一種管理方法。護理業務技術管理中的目標管理，就是透過護理人員參與制定與執行整體和具體的護理業務技術管理目標，在一定的時間、空間內達到預期的結果。護理業務技術管理目標要根據醫院的等級和醫院護理人員的主題業務技術水準來制定目標，應具體、實際、客觀，在預定時期之內，透過護理人員的努力實現。

7-9 目標管理（二）

4. 目標管理在護理業務技術管理中的應用：

護理業務技術管理中的目標管理就是護理部確定整體目標，然後逐次分解為各科及個人目標，並簽訂目標責任書，形成契約檔，便於自控和考核。使每名成員均確認承擔完成整體目標的標準時間、實際責任，以保證整體的目標得以實現。

護理業務技術管理目標要根據醫院的等級和醫院護理人員的整體業務技術水準來制訂，目標要實際而客觀，在預定時期之內經過護理人員的努力能而實現。目標管理執行的基本程序為：

（1）各科護理長、護理長參與護理部護理業務技術管理整體目標的制訂；

（2）將整體目標逐層分解，各病區護理人員參與本科、本病區的子目標制定；

（3）護理人員根據上級目標來確定個人目標，形成大小目標，循環迴路環環相扣，護理人員既要瞭解上級的目標，又要確定個的人目標；

（4）執行目標，實行自我監督和控制，定期檢查目標執行情況，朝著個人、團體的共同目標努力；

（5）根據最後實現目標的情況，制訂新的目標。這樣，在護理業務技術管理中運用目標管理，呈現了以目標為重點，全員參與管理，增強了參與者的責任心和壓力感，保證整體目標的完成。而整體目標的制訂呈現了全院護理人員在一定時期內提昇護理業務技術的努力方向。

在目標管理流程中，可以採用下列的方法來做嚴格的控制：

（1）自我控制法：制定目標流程表，編排任務執行程序以利於目標完成；

（2）階段控制法：護理部每月對各科目標檢查，回饋資訊，協助各科監督控制；

（3）圖表控制法：設定動態證實圖，可以直接反映各個層級、各個部門目標完成情況。經過比較，表彰先進；

（4）記分控制法：制定評量制度、每月評量表、每年評量記錄，層層控制。按照月份來評分，按照分數來拿取酬勞，使目標管理成效與個人獎懲連動，與單位責任制相互整合，而控制目標的數量和品質。

5. 在執行目標管理時所要注意的問題：護理工作的對象是病人，未來的情況千變萬化，一些目標的制定和量化更為困難，因此在護理工作中推行目標管理時要注意下列幾點：

（1）管理者要對目標管理的優點和限制有充分的認知。

（2）對各級主管人員和護理人員執行「目標管理」的在職教育。

（3）篩選適當的組織內部目標。

（4）定期開會溝通，保持上下的目標一致，防止偏差，在會議中給予下屬支援，確保目標的有效執行。

（5）保持坦誠相待的胸懷。

（6）嚴格地執行控制的步驟。

目標管理具體的特色

重視人的因素	1. 目標管理是一種參與的、民主的、自我控制的管理制度，也是一種把個人需求與組織目標結合起來的管理制度。 2. 在此一制度之下，上級與下級的關係是平等、尊重、依賴、支援，下級在承諾目標和被授權之後是自覺、自主和自治的。
建立目標鏈與目標系統	1. 目標管理通過專門設計的過程，將組織的整體目標逐級分解，轉換為各單位、各員工的分目標。 2. 從組織目標到經營單位目標，再到部門目標，最後到個人目標。 3. 在目標分解過程中，權、責、利三者已經明確，而且相互對稱。 4. 這些目標方向一致，環環相扣，相互配合，形成協調統一的目標系統。 5. 只有每個人員完成了自己的分目標，整個企業的總目標才有完成的希望。
重視成果	1. 目標管理以制定目標為起點，以目標完成情況的考核為終結。 2. 工作成果是評定目標完成程度的標準，也是人事考核和獎賞的依據，成為評估管理工作績效的唯一指標。 3. 至於完成目標的實際過程、途徑和方法，上級並不做過多的干預 4. 在目標管理制度之下，監督的情況很少，而控制目標實現的能力卻很強

7-10 分級管理

分級管理就是確認規定各級主管和各級護理人員的業務技術管理職責和許可權，做到職責分明，事事有人管，保證各項護理業務技術順利開展。在醫院內護理管理人員可分為幾個層級，護理副院長（護理部主任）、科護理長、基層護理長。

護理副院長或護理部主任主要負責護理技術管理任務之中的全院性重大技術決定、統一制訂技術常規檢查、標準以及引進和開發重大新技術專案。科護理長、基層護理長主要管理本部門、本各科的護理業務技術工作，一方面按職責權規定完成本各科、本病房的業務技術管理工作，貫徹執行上級管理部門所佈署的工作任務；另一方面，還要對各科的護理人員做實際的指導，負責解決本各科護理人員所不能解決的技術問題。

為了加強各級護理管理部門的業務技術管理，要建立健全下列的各項制度：

1. **單位責任制：**它包括各級護理人員和各級職稱護理人員職責。主要有護理副院長（護理部主任）職責、科護理長職責、護理長職責以及主任護理師、副主任護理師、主管護理師、護理師等職責，其中對各級人員的業務技術管理職責作確認規定。落實單位責任制，可以保證護理工作的順利進行，減少護理業務技術差錯，杜絕護理業務技術事故發生。

2. **護理業務學習與考核制度：**護理部門對全院護理人員業務學習訓練要有計劃和考核辦法。護理人員業務學習，可實行每月一次學術報告或全院業務學習，每年考核二次等，督促護理人員提昇整體業務與技術水準。

3. **護理長查房制：**對護理長查房做出實際的規定，例如科護理長每月兩次，護理長每週一次。查房的方式可以多式多樣，可單獨組織，也可以隨同各科主任共同做。落實查房制度，可以及時發現護理上的問題，執行業務技術指導，解決疑難問題，提昇護理品質。

4. **主任護理師查房制度：**由主任或副主任護理師帶領護理師查房，同樣解決技術關鍵問題。一般一週一次，由下級護理人員提出技術的難點，或整合教學查房，以解決技術的問題。

5. **護理部門業務技術資訊交流會議制度：**護理部門對全院重大技術資訊及重要技術專案的執行，做每季或每半年召開一次專題護理長會議，通報進展資訊或開展技術討論。對外出進修、學習、參觀以及參加各種學術會議的護理人員規定返院有書面彙報和口頭彙報，在必要時以專科或病房為單位做彙報和體會報告，以提昇護理業務的技術水準。

醫院的分級標準

醫院分等的標準和指標主要有5個層面的內容

1. 醫院的規模

包括床位、建築、人員配置、科室配置等四方面的要求和指標。

2. 醫院的技術水準

3. 醫療設備

包括床位、建築、人員配置、科室配置等四方面的要求和指標。

4. 醫院的管理水準

包括院長的素質、從事管理、資訊管理、現代管理技術、醫院感染控制、資源利用、經濟效益等七個層面的要求和指標

5. 醫院的品質

包括診斷品質、治療品質、護理品質、工作品質、綜合品質等幾個方面的要求和指標

醫療

1. 急診醫療	對社區內急診病例能夠在24小時之內應診（包括出診）。
2. 內、兒科	(1)正確處理常見的病症，並能對疑難病症做適當處理與轉診。 (2)能對循環、泌尿、呼吸系統功能衰竭、急性中毒和休克及其它一般急重症病人作出初診斷並做維持生命的搶救處理。 (3)掌握當地傳染病的治療和消毒隔離技術。
3. 外科、婦產科	(1)能對外科急腹症做出臨床診斷和及時、正確的處理。 (2)能開展一般上腹部手術。 (3)能完成外科的止血、縫合、包紮、骨折固定等處理。 (4)能完成生理產科、部分常見病病理產科的處理及剖腹產手術。
4. 五官科	(1)能診斷治療本科常見病及部分急症。 (2)開展防盲、防齲、防聾工作。
5. 中醫科	(1)能辯證施治內、外、婦、兒科的常見病與部分疑難雜症。 (2)開展針灸、按摩等。
6. 護理	(1)熟練掌握各種疾病的護理，嚴格執行各項技術操作規程。 (2)做好病房管理和分級護理，正確地書寫五種護理表格（體溫單、醫囑單、醫囑記錄、護理人員交班、護理記錄）。
7. 醫技科	(1)能夠開展心電圖、超音波檢查。 (2)能開展血液、尿液、糞便常規核對總和部分生化檢驗。 (3)檢驗中心化地區，有關的安排要有契約書。 (4)能夠開展透視、攝影、一般胃腸道造影等檢查。

7-11 護理業務技術管理（一）

制定護理技術操作規程的原則

護理技術常規規程是護理技術工作的標準，是開展護理業務技術工作的必要條件，是標準化管理的重要基礎。常規規程本身就具有技術管理的監督性質，制定常規和規程，是一項技術性很強的工作，技術常規和規程應基本上反映現階段護理工作進展的水準及人們的認識水準，要整合國內目前護理工作實際水準和醫院實際工作情況來制定，護理部門制定整體性的標準，各病房也要有實際要求，便於衡量和管理。

（一）制定護理技術標準常規和規程的一般性要求

1. **加強理論的研究**：制定或修訂規章制度，要具有相當程度的理論修養、政策水準、知識結構和思考能力，要提昇對規章制度認知的理論水準，認識其本質、種類、功能、特色等，以便系統地制定和自覺地貫徹執行，減少錯誤。

2. **掌握目的之需求**：規章制度是在調查和預測基礎上形成的決策，在制定時要具有各種依據。首先要具有理論的根據，例如相關的政策、上級的要求，有關病理與病因等；其次要有實際的依據，即實現需求性；以及具有社會心理依據，即執行者的心理承受力。總之要瞭解擬訂專案的目的內容、可行性、要求以及所影響範圍，可能產生的結果等背景。

3. **文字精準簡練**：醫院制度種類繁多，為了便於執行、記憶，所訂制度條目不宜過多。在不遺漏重要內容的先決條件下，文字儘量準確、簡練、嚴密。可以按照一定的順序排列，以利於記憶。

4. **民主參與**：在制定的流程中，使管理者、被管理者共同參與，既可以集思廣義，又有利於貫徹執行，使其具有民眾的基礎。

5. **遵循制定的程序**：

（1）根據有關依據提出初步草案；

（2）由護理部門動員相關人員討論、補充；

（3）實驗執行；

（4）在歸納的基礎上再修改與改善；

（5）交付決策部門審核批准；

（6）頒佈執行。

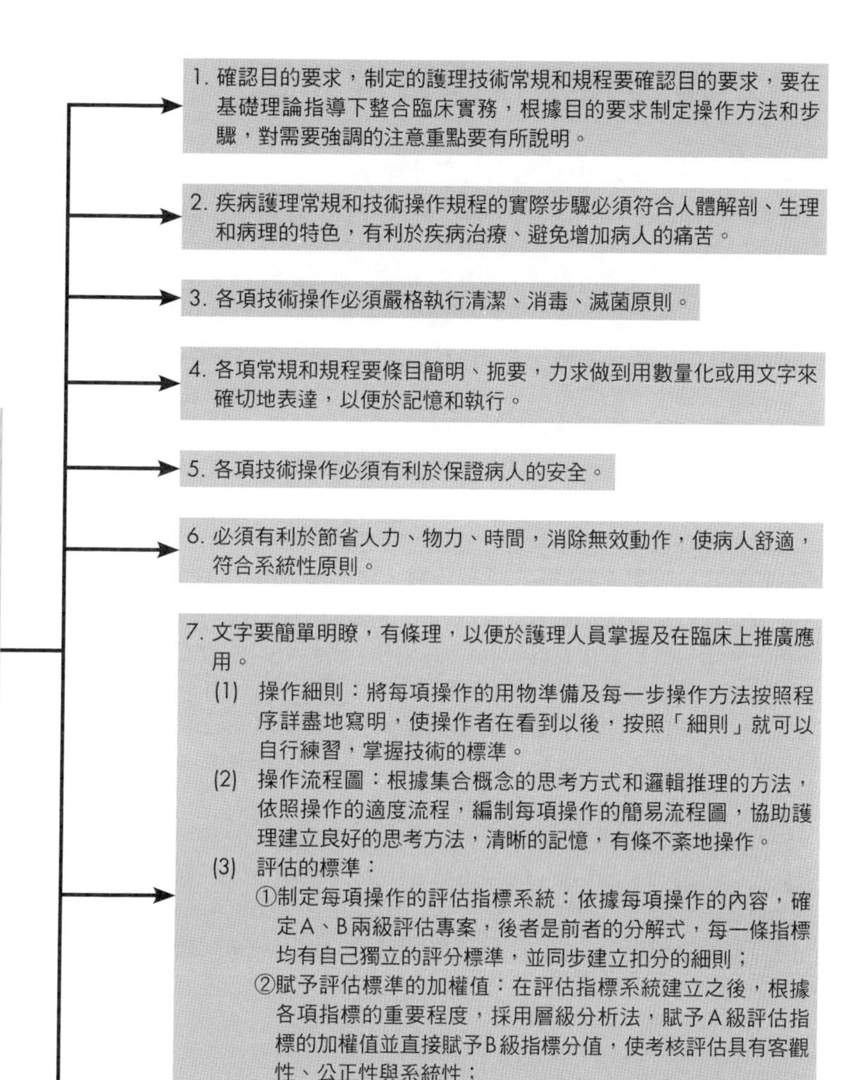
制訂護理技術操作規程的原則
1. 確認目的要求，制定的護理技術常規和規程要確認目的要求，要在基礎理論指導下整合臨床實務，根據目的要求制定操作方法和步驟，對需要強調的注意重點要有所說明。
2. 疾病護理常規和技術操作規程的實際步驟必須符合人體解剖、生理和病理的特色，有利於疾病治療、避免增加病人的痛苦。
3. 各項技術操作必須嚴格執行清潔、消毒、滅菌原則。
4. 各項常規和規程要條目簡明、扼要，力求做到用數量化或用文字來確切地表達，以便於記憶和執行。
5. 各項技術操作必須有利於保證病人的安全。
6. 必須有利於節省人力、物力、時間，消除無效動作，使病人舒適，符合系統性原則。
7. 文字要簡單明瞭，有條理，以便於護理人員掌握及在臨床上推廣應用。
(1) 操作細則：將每項操作的用物準備及每一步操作方法按照程序詳盡地寫明，使操作者在看到以後，按照「細則」就可以自行練習，掌握技術的標準。
(2) 操作流程圖：根據集合概念的思考方式和邏輯推理的方法，依照操作的適度流程，編制每項操作的簡易流程圖，協助護理建立良好的思考方法，清晰的記憶，有條不紊地操作。
(3) 評估的標準：
①制定每項操作的評估指標系統：依據每項操作的內容，確定A、B兩級評估專案，後者是前者的分解式，每一條指標均有自己獨立的評分標準，並同步建立扣分的細則；
②賦予評估標準的加權值：在評估指標系統建立之後，根據各項指標的重要程度，採用層級分析法，賦予A級評估指標的加權值並直接賦予B級指標分值，使考核評估具有客觀性、公正性與系統性；
③確定整體的印象分數：根據護理在整體性操作中表現的素質及整合能力，給予一定的分數，發揮運用基礎護理技術訓練整體來提昇護理素質的導引功能。
8. 根據新業務與新技術的開展來及時修訂和補充。

7-12 護理業務技術管理（二）

（二）執行護理技術操作規程的要求

貫徹執行是制定規章制度的目的和歸宿，在執行護理技術操作規程中要遵循下列的原則：

1. 護理管理系統各級組織，既是規定規章制度的部門，也是貫徹執行的主管機構，要運用各級主管成員認真組織貫徹執行，管理團隊要具有相當程度的護理業務知識和組織管理能力，在貫徹執行中加強管理，工作得力，以身作則，並能言傳身教。

2. 加強獨立思考的教育，提昇執行各項規章制度的自覺性，定期地動員職護理人員的學習意願，特別是對於新參加工作、進修、實習人員，要做集中式學習，掌握各項制度的內容和要求，充分認識各項制度的重要性，必要性，樹立良好的工作作風和認真負責的態度。

3. 加強護理人員的基礎理論、基本知識、基本技能的訓練，掌握護理學科及相關學科的新進展，確認各項制度的系統依據，保證執行制度的完整性和準確性。

4. 發揮行政管理者的檢查、監督功能和護理人員的互動監督功能，規章制度是組織的紀律，是各級組織促其成員克制個人的慾望，努力共同完成任務目標的重要因素。在貫徹執行時要一絲不苟，嚴加管理，持之以恆，杜絕有章不循。對模範執行者必須表揚獎勵，對違反阻礙者違章必須糾正，對違反制度造成不良後果者要嚴肅處理，各級組織成員要深入瞭解實際的情況，檢查督促，發現薄弱部分要及時做經驗的歸納整理。

5. 醫院是一個整體，臨床各科、輔助各科、儀器、設備、維修、物資材料供應、水電氣維修等部門要密切配合，互相支援，行為與動作保持統一，才有利於規章制度的整體落實。

規章制度為管理方法之一，要注意與其他的管理技術配套運用，以取得整體性與改善的設備，在使用中要與目標管理、行為系統方法、心理方法、品質管制方法、經濟方法等多種管理方法配套運用。

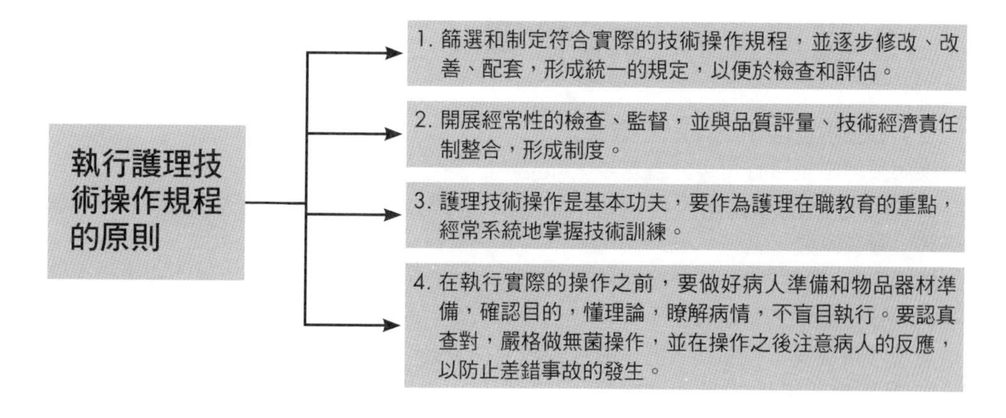

執行疾病護理常規性檢查的原則

制定疾病護理常規性檢查的目的，是為了加強品品質管制制，達到標準化管理，執行疾病護理常規檢查時要注意下列幾點：

1. 要求護理人員要掌握各種疾病護理常規檢查的內容及制定常規的理論依據，確認系統的道理，在疾病的護理中自覺地執行護理常規性檢查。
2. 在護理工作流程中必須嚴肅認真，根據疾病護理常規檢查來做護理工作，不能任意改變，以免加重病情或發生意外，給病人造成不應有的痛苦。
3. 為了配合醫學系統發展的需求，對疾病護理常規要及時地做修改和充實。
4. 護理人員要掌握病情變化，加強護理。
5. 護理人員要掌握病人的心理狀態，依據病情和病人心理狀態做心理護理。

護理技術常規檢查和規程的主要內容

護理技術的操作規程:護理技術的操作規程可以分為三類，即：

1. 基礎護理的操作技術規程

(1)是對各科通用的基本技術制定的統一標準。
(2)例如體溫、脈搏、呼吸、血壓的測定，無菌技術，各種注射採血技術，各種穿刺技術，導尿、灌腸、給氧、吸痰、標本採集等。

2. 專科護理技術操作規程

(1)是根據各不同專科的特色，制定的各專科護理操作技術的標準。
(2)例如燒傷護理、糖尿病及併發症護理、產後出血護理等。

3. 特別護理技術操作規程

(1)是對專業人員做訓練，動員專業人員執行護理技術的標準。
(2)例如急重症監護、血液透析、腹膜透析等。

7-13 護理業務技術管理（三）

（三）疾病護理的常規性檢查

疾病護理常規檢查可以分為三類，即：

1. **特殊症狀的護理常規性檢查：**指各種疾病均會出現的共同症狀，例如昏迷，發高燒，呼吸困難、黃疸、頭痛等。

2. **各科一般性的護理常規性檢查：**是指根據專科疾病的共同點，從中找出疾病發展的規律而制定的常規性檢查，例如內科病人的一般護理常規性檢查、外科病人的一般護理常規檢查、腫瘤病人的一般性護理常規檢查。

3. **各種疾病護理的常規性檢查：**是根據每一種疾病的特色制訂的各項實際護理常規檢查，例如糖尿病的典型症狀是三多一少，急性腎小球腎炎的主要臨床症狀是血尿、尿少、浮腫、高血壓等。根據這些疾病特色，整制度定常規檢查的原則，制定各種疾病護理的常規性檢查。

（四）護理資料檔案管理的主要方法

護理部門要設立專人或指定一名成員分工負責資料的收集、登記和保管工作。

1. **收集資料：**（1）收集本院和護理部印發的材料，各科上報的護理報告等。（2）收集院外交換或學術會議交流的資料。

2. **建立資料登記簿：**將各種資料收集之後蓋護理部門的印章。在登記本上按照規定格式使用鋼筆來逐項填寫，其他的登記表和索引卡也可以按照需要來自行設計。

3. **建立保管的制度：**平時按照分類的順序，分卷、分檔存放。每年做分類，在分冊裝訂之後要長期地保管。在保管之中不得換頁、失漏、塗改或拆散。

4. **借閱資料：**一律必須辦理借閱手續，閱後要按期歸還。

5. **建立統計登記表：**登記好人好事、差錯事故、出勤、研發成果、論文等，並要每月做統計登記，按照年度來製表。從此表中要反映出護理工作品質和護理人員健康狀況與業務水準等。

小博士解說

護理資訊管理

人類社會正在進入資訊時代。資訊時代的到來是科技高度發展和進步的指標。資訊無處不在，資訊與每個護理人員都有密切的關係，護理系統內外的人際交流在很大程度上是資訊的交流，護理人員的行為也受到資訊的影響。護理管理者離不開與護理人員、醫師、其他的技術人員、病人、家屬等的交往，瞭解護理工作狀態，病人的滿意度，護理品質的高低，護理研發的進展等。因此，護理管理離不開對護理的資訊管理。

資訊的定義	目前，關於資訊尚無統一的定義。資訊泛指情報、訊息、指令、資料、訊號等有關周圍環境的知識，通常用聲音、影像、文字、資料等方式來傳遞。資訊是由事物的差異和傳遞所構成的。資訊起源於物質及其運動，具有物質的屬性，但它並不是物質，資訊是現代社會一種極其重要的資源。從廣義上而言，資訊也是一種能量，它可以影響事物的變化，對人類社會產生巨大的創造力。一個系統的組織程度越高，它的資訊量就越大
資訊的特色	(1) 可識別性　(2) 可傳遞性　(3) 可儲存性　(4) 可濃縮性　(5) 可替代性　(6) 可分享性　(7) 可延伸性 醫院護理資訊本身的特色為： (1) 資訊量大而複雜。護理資訊種類繁多，資料資訊、影像資訊、聲音資訊、有形無形資訊等。有護理系統內部資訊，例如工作資訊、病人病情資訊、護理技術資訊等；有護理系統外部資訊，例如醫生要求護理人員共同治療病人，醫院各醫技部門、各科要求護理配合、參與等資訊。這些資訊往往互相交錯、互相影響。 (2) 部分資訊必須及時擷取，準確地判斷，作出迅速的反應。醫院護理資訊的收集需要許多部門和人員的配合，加之護理人員分布廣泛，給資訊的收集和傳遞造成相當程度的困難。護理資訊中一部分可以使用客觀資料來表達，例如病人出入院人數，護理人員出勤率，病人血壓、脈搏的變化，病人的平均住院日等；而一部分則是來自主觀的反映，例如在病情觀察時，病人神智、意識的變化，心理狀態資訊，需要護理人員準確的觀察，敏銳的判斷和綜合分析的處理能力。否則，在病人病情急重時，病情突變危及生命時，資訊判斷、處理失誤，造成不可挽回的損失。 (3) 護理資訊主要是與人的健康和疾病有關的資訊 。由於健康和疾病是處於動態變化狀態之中，護理資訊具有流動性和持續性。

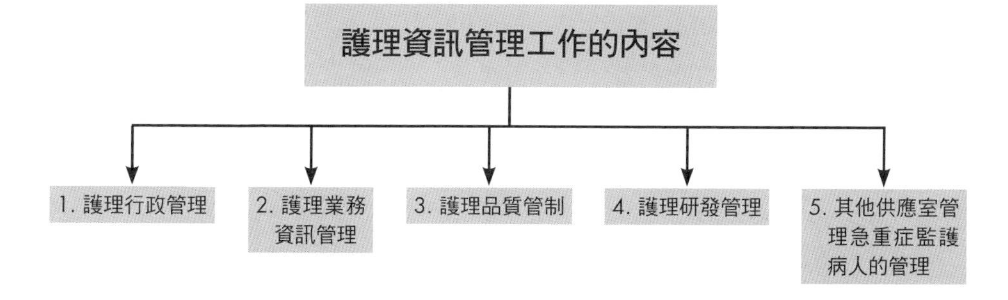

+知識補充站

護理資訊的分類及其來源護理資訊可分為護理業務和護理管理資訊。護理業務資訊是大量而複雜的，相互之間具有密切的關係。它包括院內和院外兩部分。院內資訊主要有護理業務活動資訊及護理科學技術資訊。院外部分有國內護理情報資訊和國外護理情報資訊。護理管理資訊主要包括對人、對工作管理的資訊，如人員編制、工作計畫和歸納、訓練計畫、考核標準、規章制度等。

7-14 護理業務技術管理（四）

（五）護理新業務新技術的管理

1. 概念：新業務新技術的概念有廣義和狹義之分，廣義的概念是指在國內外醫學領域之中，近十年來具有發展新趨勢的新項目以及取得的新成果和新方式，狹義的則是指在本地區、本單位尚未開展過的專案和尚未採用過的方式。護理工作如何密切配合各相關學科的發展，加強護理新理論、新知識、新技術的研究管理，是指高醫療護理品質的重要保障。

2. 新業務與新技術的管理措施

（1）建立資料檔案：開展新業務、新技術的資料，包括設計、查閱、運用觀察和歸納等，要及時地做整理並分類存檔。

（2）護理部門要成立護理新業務、新技術管理小組，由護理部主任負責，吸收開展新業務、新技術較多的各科護理長、護理參加，開展業務公關和新業務引進工作。

（3）對於擬引進的新業務、新技術，必須經過查新和論證，保證引進開展的新業務、新技術的先進性、可靠性與安全性。

（4）護理新業務、新技術立項後先報護理部審批同意，再呈報院學術委員會批准；本單位研究成功的新技術，新護理用具必須經過護理學術組和院內外相關專家的鑒定，方可以推廣運用，做好運用效果評估及成果報告；對已確定開展的新業務、新技術要制定執行方案，動員有關護理人員學習，運用訓練確認目的、要求，掌握操作規程與注意事項等。

（5）護理部門要動員護理人員參加護理新業務、新技術的學習，並且鼓勵各級護理人員參加與護理有關的新業務、新技術學習講座，掌握新技術運用的理論基礎；鼓勵創新，引導創新，使新業務技術得以持續開發和運用。

（6）新業務、新技術應當以病人為重點，以病人的利益為導向，有利於病人的治療和康復，從而取得良好的社會效益和經濟效益。

小博士解說

實例分析

某衛生局動員護理專家到某醫院突擊檢查急診搶救工作，發現搶救現場秩序混亂，護理人員搶救技術不熟練，搶救的程序主次不清，醫生急得滿頭大汗，大聲斥責護理人員。檢查組人員看到這種情況非常鎮靜地告訴護理人員不要著急，應該按照專科疾病搶救個案的程序：環環相扣地配合醫生的搶救工作。請分析造成這種被動局面的原因是什麼？急診科護理應該具備哪些方面的素質才能勝任本工作？

護理資訊管理

護理資訊的收集

(1) 護理資訊的收集是護理學習管理的基礎。
(2) 護理部為醫院資訊管理的執行單位，有必要全方位地瞭解全院護理資訊的工作動態。
(3) 護理資訊收集可以從院內採集，例如各病房單元護理工作日報表、手術預定單、護理人員值班表、護理人員出勤表、急重症病人情況報告、護理人員交班報告等，還可以從院內醫務科、統計室、病歷室等瞭解病人出院動態、門診病人總數等。
(4) 另外，護理資訊可以從院外收集，例如國內各種護理學資訊雜誌、專業書刊、各種學術交流會議、參觀訪問學習和國外情報資訊等等。
(5) 採用口頭詢問、書面記錄、電腦輸入等收集資訊。

護理資訊的處理

(1) 護理學習在收集的基礎上，對資訊的處理做有效的管理。
(2) 護理資訊經過初步收集往往是專案繁多、零散、複雜，難以從這資訊中歸納出規律，發現問題，作出判斷，難以給管理者、決策者提供有效的參考資訊。
(3) 護理資訊的處理常常是藉助於人或電腦對原始資訊做加工、整理、分析、歸納、一般化、提煉和濃縮，而有利於資訊的傳遞、儲存和利用。

護理資訊管理的主要措施

1. 護理部門應組織護理人員學習護理資訊管理的有關知識和護理資訊管理制度

加強對護理資訊管理重要性的認識，自覺地參與護理資訊管理。

2. 護理部應健全垂直式護理資訊管理系統，作到分級管理，實行護理師－護理長－科護理長－護理部主任負責制。

保證資訊的完整和真實，減少資訊傳遞中不必要的部分，保證資訊傳遞管道的暢通，逐級上報。並建立切實可行的護理資訊管理制度。

3. 加強護理人員的專業知識，新業務、新技術的學習，在醫院對護理人員做電腦應用的訓練，提高對資訊的收集、分析、判斷和緊急處理的能力。

(1) 例如工作中遇到一位急重症病人有心跳驟停的可能，護理人員一旦發現與心跳驟停的相關資訊，準確識別，馬上彙報醫生，作出迅速處理，不得有任何延誤。
(2) 另外，像顱腦嚴重外傷病人，往往病情變化很快，對於任何病情資訊的變化要有預測能力。

4. 各級護理管理人員對資訊應及時傳遞、回饋，經常檢查和督促資訊管理工作。

對於違反資訊管理制度，例如漏報或遲報資訊而影響別人搶救，造成工作紊亂或經濟損失者，應追究責任，作好品德教育。

NOTE

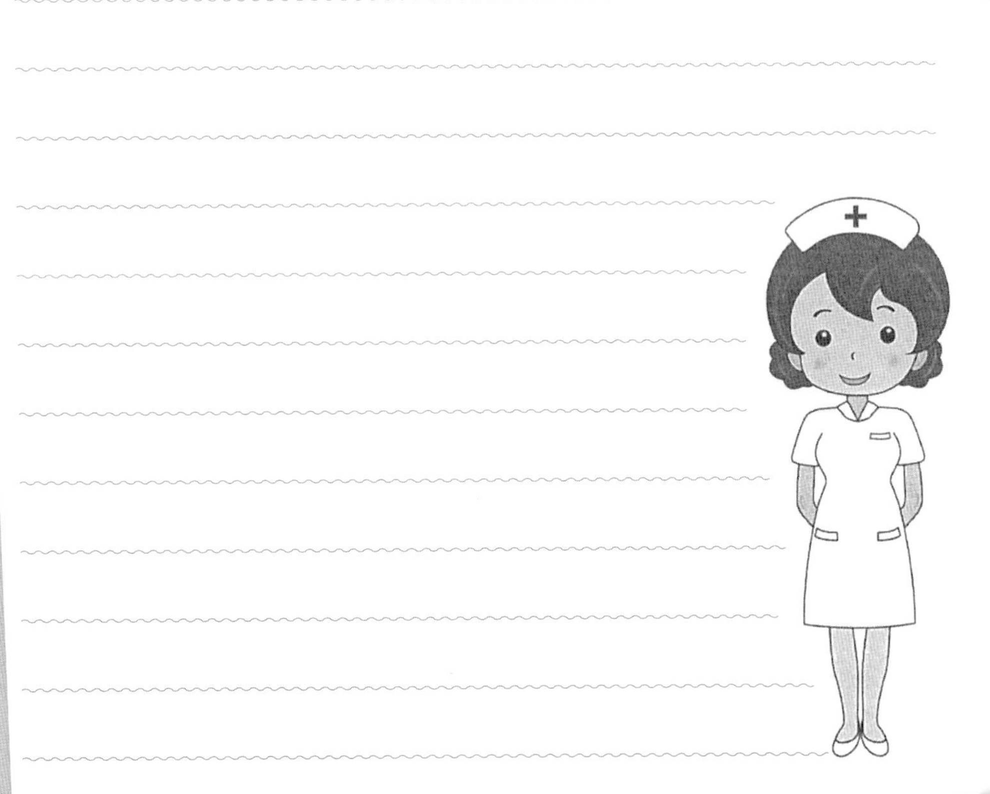

第八章
護理人力資源管理

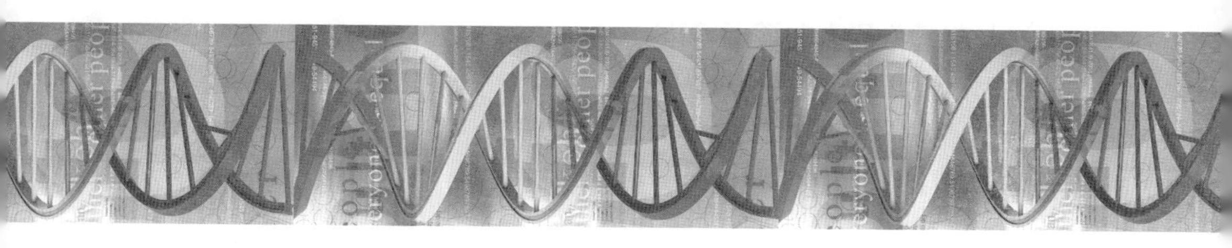

本章學習目標

1. 正確陳述人力資源管理的原則。
2. 簡要概述護理人力資源配備的原則。
3. 正確闡述護理人力資源考核的方法及內容。
4. 運用自己的語言正確解釋下列的概念：人力資源、人力資源管理與護理人員的績效考核。
5. 舉例說明國內目前護理人力資源管理流程中存在的問題，並提出你自己的解決策略。
6. 運用本章所學知識，整合國內臨床護理實際情況，系統地論述如何有效地使用護理人力資源。
7. 如何以護理工作量為依據，為各科適度配備護理人員？並運用實例來做計算。

8-1 人力資源管理的意義及原則（一）

一般而言，護理人力占醫院總人力的三分之一左右，護理人力資源能否滿足工作需要，護理人員的能力和潛能能否得到充分發揮，與護理工作品質具有密切的關係。那麼，如何對護理人力資源做系統管理，以達到護理人員的分層使用，充分激勵和發揮護理人員的主觀意願，提昇護理工作的系統性和系統性，促進護理學科水準的提昇，是護理管理者面臨亟待解決、十分現實而又緊迫的難題。

（一）人力資源及人力資源管理

「人力資源」（Human resource）此一名詞的出現大約在1970年之後，並逐漸取代「人事」或「人力」等狹隘的字眼，這種轉變正是由於先進國家在過度強調物質與財政資源之後，認識到了人在組織中的關鍵地位之後才出現的。所謂人力資源，是指一個組織所擁有的用以製造產品或提供服務的人力，是工作能力的集合。在目前知識經濟時代，人是一個組織中最重要的資產，人力資源是一個組織在激烈的競爭中生存、發展的特殊資源，組織的成敗主要取決於該組織的人員配備是否適度、能否充分發揮人的意願。人力資源管理（Human resource management）也稱為人員管理或人員配w置（Staffing），它是指以系統的方法使人與事做適當的配合，最有效的發揮人力的功能，促進企業的發展。也就是對人力資源做有效開發、適度利用和系統管理。人力資源管理基本上要解決的問題是：尋找合適的人員，為其安排合適的工作，為了更好地完成工作對其做訓練和指導，提供良好的工作環境以激勵員工，並保持這種激勵，以使企業和員工獲得報酬並得到承認。

（二）護理人力資源管理的意義

護理人力是指在醫療系統中能夠提供保健、護理服務的護理人員，這些人員必須由正式護理學院畢業，並獲得專業執照，能夠執行護理的工作。護理人力資源管理是指以某一特定的護理模式執行護理工作時，能保證提供足夠合格的護理人員，使患者得到適當且安全的照顧，並確保護理工作能產生意義及令人滿意的流程。隨著經濟系統的建立和逐步改善，醫院改革面臨的主要衝突是醫療衛生資源的浪費和醫院補償不足並行，改革的方法是充分利用現有的、有限的衛生資源，建立優質、高效率、低消耗、富有生機和活力的執行機制。為此，許多醫院確定了緊縮編制、定員定編、減員增效等原則，這勢必會影響護理人員的編制。護理人力資源管理的意義就在於在護理人員緊張的情況下，能保證每位護理人員都得到適度使用，並獲得令人滿意的護理效果。護理人力資源管理是一個流程，它主要包括制定人力資源規劃、增加或減少護理人員、對在職護理人員做適度安置、訓練及考核，並根據考核結果決定晉升或獎懲。只有採用適度、系統的人員編制測算方法，對護理人力做系統規劃，才能保證編制數及團體結構中各類人員配置適度、符合工作需要。只有運用對護理人員的績效考核，才有利於發現、選聘最佳的護理人才，將其充實到護理團隊中來；可以根據考核結果安排他們合適的單位，並給予相關的待遇，做到人盡其才，激勵他們的意願、主動性和創意；績效考核也能夠激勵護理人員以更高的工作熱情和責任投入到為病人服務的工作中。只有運用訓練，才能不斷提昇護理人員自身的整合素質，一方面能滿足病人的護理需求，另一方面也能滿足護理人員自身的精神需求；另外，只有運用人員管理，才有利於護理人員的適度流動，以配合不斷變革的形勢需求。

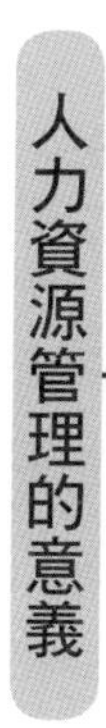

1. 隨著現代醫學科學的發展，與國內衛生制度的改革和醫療保險的實施，如何發揮人的功能，已受到高度的重視。
2. 因為只有掌握人力資源的管理，才能充分激勵每個人的意願，提高效率，做到人盡其才，才盡其用。
3. 醫院在人力資源管理中，應注意醫院服務模式和對各級人員的需求相一致的特色，在人才選用上，逐步提高對各類人員的智力、能力、專業知識和道德等要求，在服務過程中，強調標準化效應，提供高品質的醫療服務，滿足病人的身心需求，以保證醫院工作的正常運轉。
4. 醫院中護理人員服務品質，會直接影響醫院的醫療品質。加強對護理人員的管理，使之有效地使用，產生良好的工作效果顯然是十分重要的。
5. 如何保證合理的護理師數目，對病人提供所需要的護理時數；透過訓練來提高護理師的知識水準和技能，重視她們的知識結構和能力的提高，保證高品質的護理服務，滿足社會的需求，是護理管理者最重要的責任。

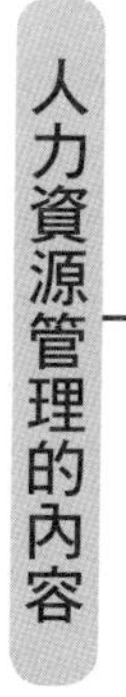

1. 護理人員管理是指採用某一特定的護理模式執行護理工作時，能提供足夠合格的護理人員，使患者得到適當且安全的照顧，並確保護理工作能產生意義及令人滿意的過程。
2. 其內容包括人員編制、分工方式、任用調配、訓練教育、考核評估、獎懲晉升等人事管理和人才資源管理。
3. 制訂不同的單位職責，改善組合服務團體，運用多種護理服務模式，提供病人多元化的護理服務，以達到高品質的護理服務效果。

人員管理政策

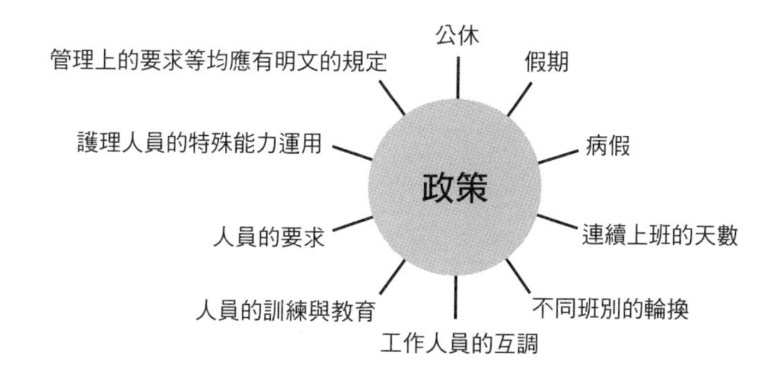

護理管理者在制定這些管理政策時，要整合醫院及護理部門的理念及目標，且能讓臨床護理人員參與，制定出合乎需求的政策；還需要定期審查及更新這些政策，使其能夠有效且經濟地運作。

8-2 人力資源管理的意義及原則（二）

（三）護理人力資源管理的原則

1. **以系統化為原則**：護理人力資源的管理工作是一項系統化的工程，護理人員的篩選、配備與使用、訓練及考核之間是互動關係、互動功能的系統，是密切關係的整體。運用考核，才能選聘到優秀的護理人員，才能對護理人員做適度使用，才能為護理人員的獎懲提供依據，並且考核的結果也有助於決定護理人員的訓練內容與目標。所以，管理者應重視選聘—使用訓練—考核之間的有機整合。

2. **以公平競爭為原則**：在護理人力資源管理上，管理者是否能做到公平，對其下屬的工作意願及工作態度有很大的影響。在選聘、使用、晉升職務、推薦進修、委派任務時，只有奉行公平競爭的原則，為護理人員提供一個公平競爭的環境，才能得到最合適的人才，也才能充分激勵護理人員的意願和創意。

3. **以揚長避短為原則**：人各有所長，各有所短，管理者在管理流程中，要遵循揚長避短的原則，以發揚人之長，避免人之短，使每個人都能在自己的單位上發揮最大的才能，以保證獲得最佳的護理效果。如有的護理人員反應敏捷、技術操作嫻熟，則可以安排到急診科、手術室或重症監護病房工作；有的護理人員業務能力強，技術操作嫻熟，但如果不善於管理工作，也不能安排到護理長的單位上。

4. **以責、權、利一致為原則**：責，即所承擔的責任；權，即權利；利，即利益和待遇。在人員管理流程中，管理者必須遵循責權利一致的原則，有足夠權利的人必須承擔所負的責任，同時也必須擁有相關的利益和待遇，反過來說，也只有擁有了權利，才能擔當起所負的責任。相關的利益和待遇可以激勵意願，保證組織目標的順利完成。所以，管理者必須保證三者一致，避免權責不明和權責利相衝突。

5. **以確認職責為原則**：護理部主任、護理長、護理師及護工均有自己不同的職責，在人員管理流程中，要求各級護理人員都要明瞭自己的責任和任務，瞭解自己工作的重要性。如此不僅可以保證護理工作的完成，也有利於對護理人員做考核與訓練。

目前國內護理人員受教育情況及職責範圍簡況見下頁所示。

小博士解說

「護理人力資源管理與責任制排班」系統地介紹了護理人力資源的基本概念、特點、現狀及發展趨勢；以責任制排班為切入點，從管理層面介紹了護理人力資源管理的重要性、職能及內容；針對護理人力資源配置中存在的問題，介紹了配置原則、方法，以及責任制排班的原則和管理；介紹了總責任護理人員、責任組長的競聘上班及單位職責及護理工作。

護理人力資源與護理人力資源管理

護理人力資源 （Human Resources of Nursing）	是指經職業註冊取得護理師職業證書，依照護理師條例規定從事護理活動的護理師，以及未取得護理師執業證書，經過單位培訓考核合格，協助註冊護理人員承擔患者生活護理等職責的護護理人員。
護理人力資源管理 （Human Resources management of Nursing）	是管理部門以實現「以病人為導向」的護理服務目標為重點，從經濟學角度來指導和執行護理人力與護理單位配合的管理活動過程。

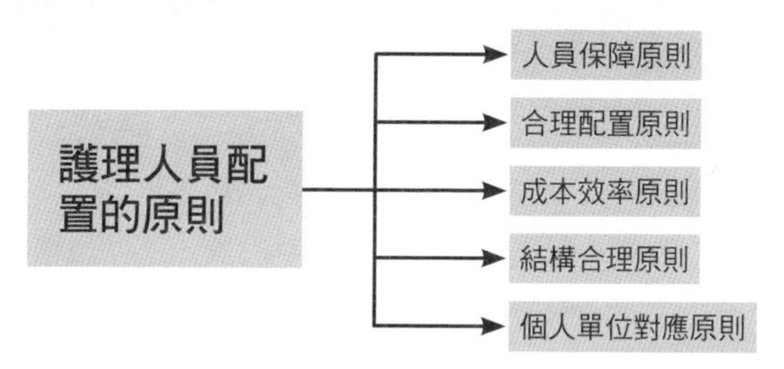

護理人員配置的依據

護理人力配置 （nursing staffing）	是以組織護理服務目標為宗旨，根據護理單位數量萊填補適當的護理人員、保證護理人員、護理單位、護理服務目標合理配合的過程。
護理人力資源配置主要依據	國內衛生行政主管部門的相關政策和規定。

護理人力資源管理系統

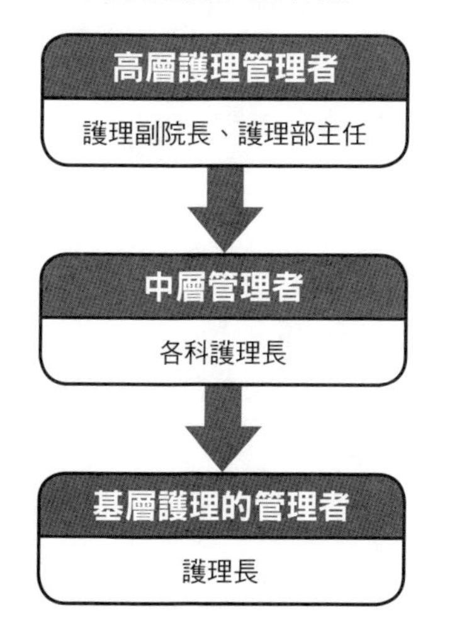

護理人力資源管理目標和特色

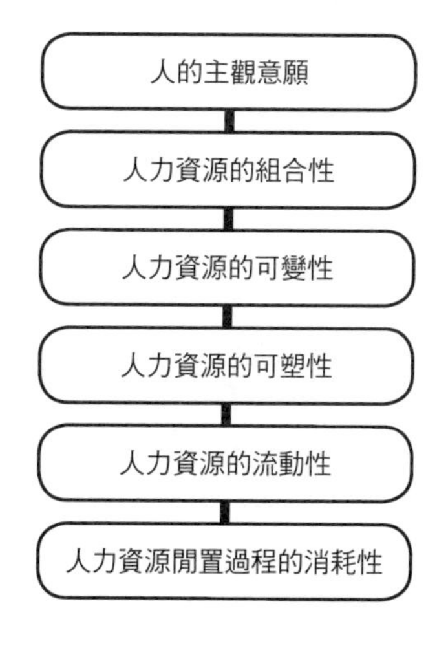

8-3 護理人力資源的適度配備及使用（一）

（一）護理人力資源配備的原則

護理人力資源配備就是對護理人員做恰當而有效的篩選，使人員與工作達到最完美的適配，保證護理工作的正常進行，實現為病人提供高品質護理服務的目標。護理人力資源適度配備要遵循下列的幾項原則。

1. **以滿足病人的護理需求為原則：**任何管理系統，其人員的配備，都以服務目標為基準。人員的數量、類別、技能等要求，都要有利於服務目標的實現，護理的工作目標是為病人提供最佳的整體護理，因此在護理人員編配上應整合醫院情況和護理工作的系統性、社會性、持續性和女性個別的生理特色等，以滿足病人對護理服務的需求，做整體的安排。

2. **以改善組合為原則：**由於人員配備的目的是以合適的人員去承擔組織結構中所規定的各項任務，而護理工作又具有高度的系統性和嚴密性，因此在人員編制管理上需要做人才組織結構的改善、配置合理，使不同年齡層，不同個性智慧素質特長的護理人員能充分發揮個人潛能，做到優勢互補，以最少的投入達到最大效益，同時也發揮了人力資源的經濟效能。

3. **以合理結構為原則：**國內醫院分級管理標準規定，二、三級醫院護理人員占衛生技術人員總數的50%，醫師與護理人員之比為1：2，病房床位與病房護理人員之比為1：0.4等基本要求，其目的是保證護理人員群體的數量，能夠有效地完成醫院各部門的護理任務。為了適應社會的需求和護理專業的發展，合理編配護理人員結構比例，以提供高品質的護理服務。護理人員的結構比例包括分類比例和品質比例。從事行政管理、教學研發、臨床護理人員數量中所占的比例為分類比例；護理人員所具有不同學歷和專業職務所占有的比例為品質比例。例如普通病房從事基本護理技術操作的以初級職務的青年護理人員比例較大；急重症病人科需要配備較高學歷、有臨床護理經驗、實務能力較強和專業知識紮實的護理人員比例大一些。現代化醫院的發展，要保持目前護理人員高、中、初級的學歷與職務的結構比例發展，以保證護理服務品質護理對工作的滿意度。

4. **以動態調整為原則：**在現代社會中，科技發展迅速，醫療和護理學科也不斷進步，醫療護理技術項目不斷增加。同時，在護理管理制度、機構方面不斷變化。因此，人員編制必須跟隨時代的步伐加以動態調整。護理管理者要有預見能力，重視和落實人員的繼續教育，在人事工作上發揮對護理人員的篩選、調配、篩選、培養的權利；為配合醫院的整體發展，提供護理人員編配的決策性建議，發揮管理功能應有的功能。

5. **以責、權、利相互一致為原則：**要實現護理臨床、教學、研發的高品質目標，就要做到使各級人員，特別是各級管理者的責、權、利相互一致。職責是各級護理人員的工作任務，也是他們的義務，在各自的單位上必須盡職盡責。權力是給予相當程度的自主性，讓他們在所管理的職責範圍內有權做出決定。並根據各自完成任務的情況，與應該得到的報酬和待遇整合起來，從而充分激勵人員的意願，提高工作的效率和品質。

各種患者分類比較表

運用評估患者的照顧需求，以累計的護理時數為標準，可以將患者分為不同的等級，例如三等級、四等級等，詳見下表。

分類 / 專家姓名	I	II	III	IV	V
Georgette	0.65	1.35	2.0		
Harris	1.58	2.53	2.79	3.27	4.47
Edgecore/Cash	2.73	4.2	5.7	8.5	
Medicus	0.2	2.4	4-10	10以上	

Cash的實際分類法

CASH分類法			
項目	所需的總時數	所需註冊護理的護理時數（小時）	所需其他工作人員的照顧時數（小時）
IV	8.5	5.5	3.0
III	5.7	3.4	2.3
II	4.2	2.4	1.8
I	2.73	2.23	0.5

+知識補充站

1. 從上表中可以看出，不同等級的病人所需護理時數是有差別的。IV類患者所需的照顧最多，例如重症監護病房的患者；III類的患者次之；II類患者需要一般性的照顧；I類患者只需要少許的照顧即可。美國麥迪克斯系統（Medicus systems）電腦公司與美國聖路加醫學重點合作編制的羅斯麥迪克斯量表一病人分類系統（rush medicus tool-patient classification system; RMT-PCS）至今已在美國幾百家醫院用於護理人力資源的管理，做到了根據病人護理工作量的需要，安排護理人員在班的人數，系統適度地利用了護理人力資源。此外，國外還提出依據護理工作量確定護理人員數量的方法，但計算方法相對繁瑣，而且其計算的結果與以上方法基本相同，所以，運用者較少。

2. 護理人員配備的概念和基本原則：護理人員配備是對護理人員做適當而有效的選擇、訓練和評量。其目的是為了配備合適的人員去充實組織機構中所規定的各項職務，以保證組織活動的正常進行，實現組織的既定目標。

8-4 護理人力資源的適度配備及使用（二）

（二）護理人員配備的方法

1. 國外護理人員的配備方法：國外有關專家根據患者的護理需求，提出了護理人員編製的計算方法：

$$護理人員數量=\frac{平均每位患者每天所需的護理時數\times 365（天）\times 床位數\times 占床率}{每天工作時數\times 每年實際工作天數}$$

這裡關鍵的問題是確定護理時數，如果能根據「患者的護理需求」，確定出患者所需的護理時數，然後就可以根據護理時數，計算出最經濟的護理人數。但評估患者所需護理時數，要受到病床使用率、病人嚴重程度、特殊護理、直接護理、間接護理及所需專業人員數量等多層面的影響而難以預估，近幾十年來，美國護理界的專家一致推薦執行「病人分類」，即根據病人在特定時間內所需護理需要的等級而將病人做分類，該等級一般是根據病人每天所需護理的時數而定。這樣的計算方法有許多優點，如可以提供各單位、各班別所做的護理類別的指數；提供護理收費標準；長期監測病人類別及所需護理活動；預測病人的護理需要等等。

2. 國內護理人員的配備方法：

（1）病床與工作人員之比：一般根據醫院的規模和承擔的任務分類：300張床位下列的醫院：1：1.30～1：1.40；300到500張床位的醫院：1：1.40～1：1.50；500張以上的床位的醫院：1：1.60～1：1.70。

（2）各類人員的比例：行政管理和工勤人員占28%～30%；衛生技術人員占70%～72%（其中醫師占25%，護理人員占50%，其他衛生技術人員占25%）。醫院中衛生技術、行政管理人員、出勤人員的比例及衛生技術人員中各類專業人員的比例，見右頁表。

（3）護理人員的工作量：衛生福利部確定的每名護理人員擔當的病床數見右表。

（4）病房之外各科護理人員的配製：「編制原則」規定，門診護理人員與門診醫師之比為1：2；急診室護理人員與醫院總床位之比為1：100～1.5：100；嬰兒室護理人員與病床之比為1：3～1：6；供應室護理人員與病床之比為2：100～2.5：100；手術室護理人員與手術臺之比為2：1～3：1；助產士與婦產科病床之比為1：8～1：10。此外，以上各各科每6名護理人員增加替班機動人員1名。近年來，國內各醫院根據醫院分級管理標準和對醫院的需求，在某些特種各科也配備了護理人員，例如血液透析室、內視鏡室、高壓氧艙、電腦斷層掃描（CT）室等。

（5）護理管理人員的配備：一般每個各科設護理長1名，病床多，可設副職。300張床位以上的醫院可設專職護理副院長，並兼職護理部主任，另設副主任2～3名。病床不足300張，但醫、教、研任務繁重的專科醫院，設護理部主任1名，副主任1～2名；其他300張床位下列的縣和縣以上醫院，設總護理長1名。100張床位以上或3個護理單元以上的大科，以及任務繁重的手術室、急診科、門診部，設科護理長1名。

醫院中各類人員的比例

衛生技術人員70～72%						行政和工勤人員	
醫師	護理人員	藥劑人員	檢定人員	放射人員	其他醫技	管理人員	清潔人員
25%	50%	8%	4.6%	4.4%	8%	8%～10%	18%～22%

每名護理人員擔當的病床工作量

	每名護理人員擔當的病床工作量		
	白班	小夜班	大夜班
婦產科	12～14	18～22	34～36
皮膚科	14～16	24～26	38～42
小兒科	8～10	14～16	24～26

+知識補充站

範例：某科床位40張，其中一級護理人數6人，二級護理人數16人，三級護理人數18人，則該病區應編的護理人員數目為

$$\frac{(4.5\times6+2.5\times16+0.5\times18+13.5)}{8}\times(1+20\%)=13.39$$

公式II

$$\text{應編護理人數}=\frac{\text{病房床數}\times\text{床位使用率}\times\text{平均的護理時數(分鐘)}}{\text{每名護理人員每天的工作時間(分鐘)}}+\text{機動數}$$

其中平均護理時數＝各級病人護理時數的總和 ÷ 該病房病人總數

$$\text{床位使用率}=\frac{\text{占用床位數}}{\text{開放床位數}}\times100\%$$

病床使用率是：一級醫院≥60%；二級醫院85%～90%；三級醫院93%。

每名護理平均每天工作的時間為8小時

機動人數一般按照17%～25%來計算，這是對全年法定假日、護理的產假、病假等缺勤的補充

範例：某醫院內科病房50張床位，平均床位使用率為93%，每名病人平均護理時數為170分鐘，則該病區應編的護理人數為

$$\frac{\times(1+20\%)=19.76\approx20(\text{人})，480(\text{分})}{50\times93\%\times170}$$

8-5 護理人力資源的適度配備及使用（三）

3. **按照工作量的配備，實際計算方法如下：**國內計算護理工作量是依據分級護理要求的內容，計算每名病人在24小時內所需的直接護理和間接護理的平均時數，再以平均時數為依據做計算工作量。目前，一級護理病人，每天所需護理時數為4.5小時，二級護理為2.5小時，三級護理為0.5小時；間接護理40張床日平均護理時間為13.5小時。如有機動、搶救、特殊護理時應增加護理的時間。計算公式：

$$\text{應編護理人數} = \frac{\text{各級護理所需時間總和}}{\text{每名護理人員每天工作時間}} + \text{機動的人數}$$

按照公式計算時，機動數一般為20%～25%，包括因為各種假期缺勤人數。

4. **按照工時單位計算護理人員編制**

計算公式

$$\text{應編護理人數} = \frac{\text{床位數} \times \text{床位使用率} \times \text{每名病人日均所需護理時間}}{\text{每名護理人員日有效工時單位值}} + \text{機動的人數}$$

工時單位是指完成某項工作所消耗的平均工時，通常以分計算。每人每小時完成的工時單位稱工時單位值。最理想的工時單位值為每小時45個工時單位。因此，每名護理人員日有效工時單位值為360個工時單位，即每天的實際有效工作時間為360分鐘。

例：某三級醫院外科病房50張床位，每個病人日均所需護理時數為170分鐘，則該病房應編護理人數為：

$$\frac{50 \times 93\% \times 170(\text{分})}{360(\text{分})} \times (1+25\%) = 27.45(\text{人})$$

目前，國內外評估標準不一，如何參照國外先進的方法，找到適合國內開展的整體護理需要的護理人員編制方法，是將來應該努力的方向。

（三）護理人員的適量使用

在確定實現護理目標所需要的護理人員數量之後，如何系統地使用他們，使他們每個人的聰明才智得到充分的發揮，並且保證最大程度地發揮護理團體的績效，最大限度地提昇工作效率，是護理管理者面臨的又一重大考驗。所以，護理管理者必須做到適度使用護理人員。**1. 實行上班競爭，充分呈現出護理人員的價值：**在堅持技術職務主管任職條件的基礎上，要打破專業技術職務聘任終身制的作法，按照各科規定的單位、職位數做聘任。實行民主、公開、平等、競爭、擇優的原則，對護理業務能力強的護理實行高聘，對能力差的護理人員實行高職低聘，真正做到分層使用，充分呈現護理人員的自身價值，這不僅有利於增強護理人員的自信心和工作意願，而且還有利於護理團隊的穩定。**2. 確認護理單位，真正做到責、權的統一：**在國內的部分醫院，從事非護理工作但仍占護理編制的問題仍然存在，這不僅造成了真正從事臨床護理工作人員的短缺，也會間接影響到護理品質。要適量使用護理人員，就必須與醫院管理部門合作，解決此類問題。**3. 人員彈性流動，保證護理小組的結構改善：**從護理總共的編制人數來看，護理人力資源是短缺的，但實際上每個護理單位也存在忙閒不均的問題，有的護理單位人員超過編制，而有的護理單位人員短缺，解決此類問題的關鍵是護理部人員要樹立整體的觀念，對全院護理的情況做到量化處理。

有些科別可能由於新業務、新技術的開展，導致非預期的病人數增加，也可能由於護理人員突發疾病或各類假期等，導致暫時性的人力資源相對不足，管理者要及時地協調各科之間的護理人力，保證工作量較大、急重症病人較多的科別能夠得到適度的人力支援，充分發揮人力資源的功能。另外，還應該注意解決護理人員老化的問題，及時更新護理團隊，保持護理組織的結構改善。

常用的護理分工

按照職務分工法

職務分工法包括行政管理職務和技術職務分工。行政管理職務包括專職護理副院長、護理部正、副主任（總護理長）、科護理長、護理長。技術職務包括正、副主任護理師、主管護理師、護理師；還設立護理人員。

按照工作任務分工法

一般指工作內容和工作方式兩種。工作內容分工法，例如病房室護理師、手術室護理師、供應室護理師、門診護理師、營養室護理師等等；工作方式分工是隨著醫學發展和護理行政管理的變化，而出現的不同型態的護理方式。根據不同等級的醫院要求和人員條件、經費等因素，採用的護理工作方式亦不完全相同。

護理的類別

1. 個案護理也稱之為「特別護理」或「專人護理」。它是指一名患者所需要的全部護理，由一名護理人員獨立來完成。用於大手術之後或急重症搶救病人的病情嚴重且複雜，護理需要量大，24小時離不開護理師，當班護理師需要完成指定患者的全部護理內容。

2. 功能制護理是以工作為中心的護理方法，由護理長分配給每位護理人員固定的工作，例如主班、治療班、護理班及大小夜班等，病人所需的全部護理是由各班護理人員相互配合共同完成。每班的單位職責，根據不同等級醫院而制訂執行。

3. 小組護理是將護理人員分成若干組，每組有一名業務技術組織能力較強的任組長，在組長的策劃和小組成員的參與下，提供給一組病人的護理服務。小組成員有護理師和護理人員。小組之間相互合作，負責對本組病人制訂護理計畫，評估護理效果。小組人員大約3～4名，負責10～20位病人的護理。

4. 責任制護理是病人從入院到出院，由一名護理人員全面負責提供整體性持續的護理。護理人員透過病人對疾病所產生的生理、病理、心理變化，收集主客觀資料作詳細評估，作出護理診斷，制訂護理計畫和實施內容，最後評估效果。

5. 整體性護理是以現代護理觀作為指標，以護理程序作為架構，向病人提供生理、心理面的護理。整體護理的開展要求醫院保證護理人員編制，護理人員職責到位和輔助系統工作到位，以確保護護理人力最大限度地投入對病人的直接護理工作。為病人處理健康問題，要求護理哲理、護理人員職責與評估、人員組織結構、標準護理計畫和標準教育計畫、臨床護理表格的書寫及護理品質的評估等，以確保整體護理的有效實施。

+知識補充站

1. 嚴格獎懲制度，提昇人員素質：護理工作的性質決定了護理人員必須有高度的責任心和自覺性，稍有疏忽就會威脅到病人的生命。所以，管理者在加大教育力度的同時，還應該實行嚴格的獎懲制度，對工作成績突出者給予表揚、獎勵，促使每位護理人員都確認自己的職責所在，更加努力地工作；對存在缺點的護理人員要及時批評，指出其錯誤所在，當然要讓接受批評者明白，不滿意的只是他的工作，如此才能做到受批評者樂於接受批評，並避免同樣錯誤的發生。

2. 系統化排班，提昇護理品質：為了適度、有效地使用護理人員，保證工作到位，管理者應根據本各科的人員結構、工作性質系統化排班。一方面保持了各班工作量的均衡，使病人得到及時、正確的治療和護理，另一方面保證了在一定時間之內護理人員的穩定，保證了護理人員休息及學習的時間。

8-6 護理人員的績效考核與訓練（一）

（一）護理人員的績效考核

績效考核（Performance appraisal; PA）是護理管理者評估護理人員的工作表現、個人的優缺點，評估所設定的工作目標執行完成情況，從而採取預防和矯正措施，促使護理人員改進工作的一種方法。自從1970年美國最高法院決定以工作績效考核作為甄選、升遷、調職的依據以來，績效考核已經被廣泛使用，凡是人事考核、工作表現、行為態度等均以此為控制的工具。醫療護理管理也普遍使用績效考核協助護理管理工作。

績效考核是一項持久的程序、持續性的評估，在本質上是呈現週期循環的，它要求考核者要本著慎重的態度、尊重的心理去評估護理人員的所有工作表現、工作態度和行為、儀表與舉止等等。另外，如果護理人員和管理者能夠共同制定目標和標準，並能做到互動溝通，就會有助於護理人員目標的實現。

1. 績效考核的重要性：績效考核對考核者和被考核者有不同的目的和重要性。（1）對於考核者而言：①考核所獲得的資料，可以作為護理人員甄選、使用、提拔和獎懲的依據；②考核所獲得的資料，可以作為管理者制定上班前訓練、在職教育和訓練的目標和標準；③績效考核的標準，可以作為篩選新進護理人員的依據，也可以為護理人才庫提供人才資料。

（2）對於被考核者而言：①考核的結果，有助於護理人員對自我的成長和工作表現有正確的認知，從而發揮自我省思、自我警惕的功能。②護理人員可以依據績效考核標準，建立自我期望標準，從而在工作中不斷地激勵自己。

2. 績效考核的內容：績效考核可以說開始於上班，終止於離職。它建立於每項工作的職責、職權和職務的基準之上，在護理目標、護理宗旨的大原則下，涵蓋了護理人員的行為、儀表態度。考核的實際內容應與各級護理人員的職責相符，並做到每個護理人員都清楚明瞭考核的內容和標準。（1）道德：思想品德和職業道德；（2）能力：創新能力、研發能力、組織管理能力、表達能力、解決實際問題的能力；（3）勤勞：工作態度，事業心，責任心，組織紀律性；（4）績效：工作成績、成果和貢獻。

3. 績效考核的方法：考核的方法有很多，要根據考核的目的和對象適度使用。常見的方法有下列幾種：

（1）評語法（essay）：考核者對被考核者的情況以評語的方式寫出，這是一種非正式的方法，主要以肉眼觀察為基礎。例如可以觀察被考核者面對討論或協調時的能力；在開會時的反應和表現；可以瞭解被考核者對患者及其家屬的影響力等等。該方法的優點是簡單易行，缺點是帶有主觀和直覺成份，尤其是當上級對下級缺乏瞭解時，評估會趨於一般化。

（2）評分法（rating）：按照護理人員各種單位職責和操作技能的要求，設計出不同的分數做評量。評分法又可以分為數字評分法、字母評分法、圖表式評分法及敘述性評分法。

評分法

內容＼評分法	數位元評分法	字母評分法	圖表式評分法	描述性評分法
分數	1	A	從不	正確且完整的
	2	B	偶爾	正確但是不完整
	3	C	時常	欠缺正確但是完整
	4	D	經常	欠缺正確稍微完整
	5	E	總是	不正確也不完整

動態管理與護理人員的考核晉升

1. 動態管理的意義

(1)人員配備從開始起就意味著不會是靜止不動的，因此要求對人才進行動態管理。
(2)動態管理有利於解決人才老化的問題，有利於人才的更新。
(3)隨著時間的流逝，人員有一個自然裁員的問題。護理團隊要求保持年齡結構的合理性，要有相當數量的中老年護理師作為領頭人，動態管理有利於保持護理團隊的合理結構，有利於護理管理目標的實現。

2. 護理人員的考核

(1)要做到人才合理使用，執行動態式管理，保持護理團隊品質的穩定；並力求知識的不斷更新，其有效的措施是考核。
(2)在考核的過程中，應遵循考核的原則。其主要的考核原則包括：①整體性；②公平；③標準化；④以工作實績為主；⑤考核經常化；⑥考核之後，回饋調整。
(3)對醫院護理人員的考核方法可以採用：①自我鑒定法；②考試考查法；③工作和職務標準法；④同行評議法；⑤臆斷考核法；⑥評分法；⑦目標量化考核法。

+知識補充站

1. 護理人員的績效考核:績效考核的重要性具有控制的功能、激勵的功能與開發的功能。
2. 護理人員的發展：(1) 護理人員發展的含義：是指護理人員的專業發展，是在組織的協助下，設計專業發展計畫，動員整合自身的發展和需求，對個人的專業發展計畫予以指導和鼓勵，並採取相關的保證措施，達到滿足護理人員職業發展願望，滿足組織對成員不斷提昇品質的要求。(2) 護理人員發展的趨勢：①臨床護理專家②社區全科護理③護理管理者④護理教育者。

8-7 護理人員的績效考核與訓練（二）

（3）考核表法（checklist）：該方法從圖表式評分法衍生而出，但是採用二選一方式，對考核專案，考核者只對被考核者的表現逐欄在「是」或「否」處打「✓」即可。

（4）目標管理法（management by objectives）：管理者與護理人員共同制訂工作與行為目標，要求制訂的實際目標、可測量、量化，以避免評估的主觀性，管理者定時按目標做考核。此方法的優點是因為護理人員加入了評估自己工作的行列，可以激勵他們自我認知、自我成長、自我控制，並增強他們的自信心；另外，在考核上也比較客觀。缺點是制訂目標時費時較長。總之，護理管理者無論採用哪一種考核方法，其最基本的態度是：公平、公正、客觀、真實、省時、經濟、實惠、合適、可接受，從而真正達到考核的目的。

（二）護理人員的訓練

護理人員訓練是護理人力資源管理的重要內容之一，它是指在完成護理專業院校基礎教育後，為了培養合格的臨床護理專業人才，而對在職護理人員做的標準化訓練。目的是使護理人員始終保持高尚的道德風範，不斷提昇專業工作能力和業務水準，以配合護理學科發展的需求。

1. 護理人員訓練的內容

（1）職業道德教育：主要包括護理道德、護理倫理、護理人員的行為標準與社會責任，以及護理人員的素質要求等。

（2）護理基礎理論與技能：主要指完成護理任務所必需的基本理論知識、護理操作技能，屬於護理的基本功訓練，也是專科護理的基礎。

（3）專科護理理論及技能：為了配合現代醫院拓展新業務、新技術的需要，護理人員還必須掌握專科護理理論知識及技能，這是成為既具有專科理論知識，又具有臨床工作經驗的護理人員的必備條件。

（4）管理、教學與研發能力的訓練：一個合格的護理人員，不僅要能勝任本職的護理工作，還應該具有現代護理管理能力、教學能力及研發能力，這是高素質護理人才必備的能力。

（5）外語能力：隨著社會、經濟的發展，對外交流將越來越頻繁，外語作為對外交往的工具，其重要性不言而喻。所以，身為一位21世紀的護理人員，必須掌握一門外語，以擴大國際的交流，以縮短國內護理水準與國外的差距。

小博士解說

教育訓練

護理人員的教育與訓練，在不同的國家地區有所不同，由於護理人員是健康照護業的從業要角，工作內容事涉受照顧者的權益，所以都會有相關法規。在國內，依照「護理人員執業登記及繼續教育辦法」，從事護理執業的人員須每6年完成指定範疇之繼續教育課程且課程積分必須達到150點以上。

醫院護理人才培養教育的內容

1. 職業道德教育	⇨	包括現代護理學的特徵，護理人員素質的要求，護理人員行為規範，護理道德，社會責任，護理倫理等護理人員應遵循的基本道德教育。
2. 基礎理論、基本知識、基本技能的教育	⇨	屬於護理人員的基本訓練，也是專科護理的基礎，是護理人才成長的重要階段，是為進一步發展和深造奠定基礎。
3. 專科護理理論及技術操作教育	⇨	在具有紮實的基本基礎上，對護理人才做專科定位培養，使其掌握護理專科理論知識和專科技能，以適應現代醫院發展所拓展的新業務、新技術。
4. 管理、教學、研發能力的培養教育		對道德好、專業基礎紮實、心理素質較好、身體健康的護理人員做重點培養，使其掌握現代護理管理、教學和研發方面的知識與技能，能承擔臨床護理、教學和研發工作，成為其學科的先鋒。
5. 外語能力的訓練		對護理人員做外語的訓練，提高護理人員的外語應用能力，有利於國際交往、學術交流、國外資料的引用等。

醫院護理人才培養教育的方法與要求

醫院護理人才培養教育的方法	1. 醫院各科輪轉：護理部門制訂計畫，對護理人員進行分期分批在內、外、婦、兒等主要科室輪轉。透過實務，以擴大業務知識面，掌握各個專科技能。
	2. 個人自學：護理教導者指定內容，確認要求，示範輔導，透過個人自學，達到學習的目標。
	3. 在工作實務中培養：透過床邊教學、護理查房、各種業務活動、病例討論等方法，從實務工作中培養，提高用護理程序工作方法和實際工作能力。
	4. 學術講座、讀書報告會：透過學術講座和讀書報告會，瞭解護理新業務發展和新理論內容，並交流個人的心得，達到護理族群素質的提昇。
	5. 各種訓練班：針對某一個專題，展開理論、操作於一爐的各種短期訓練班，例如急救護理、整體護理、護理長管理學習班。還可以根據醫院任務的需求，參加業餘的補習班，提高外語的水準，開展國際交往等工作。
	6. 進修教育：包括國內外進修或參、學術交流等，是中高階護理人員的持續教育的方法之一。
	7. 學歷教育：(1)醫院對護理人才應有計劃的培養，讓其通過指考、參加高等院校的學習或自學考試等，以獲得大專學歷。(2)另外，允許大學部護理科系畢業生攻讀研究所，以培養臨床護理專家，提高醫院的護理地位。(3)對護理人才的培養教育途徑和方法很多，管理者應動員不同類別的護理人員接受教育。
醫院護理人才培養教育的要求	1. 職前教育：新畢業護理人員上班前訓練的目的是預防緊張心理，加快熟悉環境和工作。主要訓練內容包括醫院和護理部門的理念、目標和組織機構、規章制度、考勤紀律、環境介紹、基本技能要求。
	2. 在職教育：(1)畢業後1～2年的護理師：完成有計劃輪轉訓練，其目的是鞏固在校所學的基礎知識。訓練內容應以基本訓練為主，要求能熟練掌握護理學基礎技能和疾病護理常規及各項規章制度。(3)畢業之後3～5年的護理師：培養要求應以加強專科理論和專科技能，逐步掌握對急重症病人的搶救和處理問題能力，針對專科病人心理特色，掌握與病人的溝通技巧，執行整體護理；並指導實習生臨床實習，做個案護理；配合研發的工作，撰寫護理方面的文章。(4)護理師的培養：除了達到高階護理師的專業要求之外，應具有開展護理新技術、使用新設備以及掌握護理理論、急救護理的知識，能以護理程序的工作方式為病人服務。大學本科系畢業的護理師，在經過1～2年的輪轉各科之後，應具備護師的要求，並根據其個人特長，專科定位培養，逐步熟悉教學研發能力和精通專科護理的高階人才。

8-8 護理人力資源管理存在的問題與策略（一）

2. 護理人員訓練的方法：護理管理者必須為護理人員的成長負責，他們必須運用多種途徑，滿足護理人員受教育的需求。常見的護理人員訓練方法有下列幾種：

（1）職前的訓練：職前的訓練是引導護理人員在開始時就朝正確方向前進的重要部位。其一是醫院環境的介紹，一個好的環境介紹可以降低新畢業或新調入護理人員因為不熟悉環境而引起的焦慮感；其二是介紹醫院的特色、特殊的工作規則及職責、所在單位統一的護理操作規程、護理檔案書寫規定等。好的職前訓練是保證今後工作的基礎。

（2）在職教育：在職教育主要是利用本醫院的教學資源來進行。其方式有：①在醫院內各科輪調：為擴大護理人員的知識面，使他們能掌握各專科的護理技能，護理部可以制訂計畫，使全院護理人員分期、分批的到內科、外科、婦科、兒科、急診科、手術室、重症監護室等輪調學習。②在工作中培養：利用床邊教學、護理查房、病例討論等方法在工作實務中培養護理人員，提昇他們的護理操作技能及解決問題的能力。③參加訓練班及讀書報告會：護理部門就某一專題，動員短期訓練班，例如整體性護理、護理長管理訓練班等；定期動員全院護理人員做讀書報告會，介紹護理新理論、新技術的發展，並鼓勵個人之間交流心得，達到共同提昇的目的。

（3）持續性教育：持續性教育主要指利用院外的資源對護理人員做的教育訓練。包括到國內外更高階水準的醫院進修或參觀，或者參加國內外學術研討會。

（4）個人自學：個人自學是培養護理人員的一項非常重要的措施，任何人想要有所作為，都離不開自學這條途徑，這是人們擷取知識的重要方法。自學內容可以由護理管理者根據工作的實際需求或發展的需求指定，另一方面，也可以參加成人自學考試。

（5）留職停薪出外學習之學歷教育：護理管理者制訂訓練教育計畫和目標，有計劃地選送護理人員留職停薪出外學習，以獲得更高水準的學歷和學位。這是培養護理專家，提昇護理學科的專業水準及護理服務品質的關鍵。

隨著社會的發展，人們健康意識的增強，社會對護理人力的需求也會增強，這種需求不僅呈現在數量上，更呈現在品質上。護理管理者已經意識到所面臨的挑戰，他們在關於護理人力資源的問題上做了大量的研究，取得了相當好的成績，但是縱觀國內護理人力資源狀況，還存在一些問題需要解決。

（一）護理人力資源之不足及其對策

依據相關的檔案證實，醫生與護理之比為1：2，在調查中，未達標者占94%。因此，我們可以看到，目前擺在每個護理管理者面前的突出問題就是社會對護理需求的提昇與護理人力資源不足的衝突，而且這個衝突已經相當尖銳，如果人力資源的問題不解決，這一衝突有可能會更加激化。解決這一問題的有效途徑是擴大護理人員招生規模，加大培養力度，但是運用教育培養護理人員需要一定的週期，而且還牽涉到許多方面的問題，不是一朝一夕就能得到解決的。

護理人力資源之不足及其對策

1. 加強思考素質教育，減少護理人力資源的流失

廣泛地開展素質教育，教育護理人員正確認識護理工作的性質，熱愛護理事業，堅信護理事業是人類崇高的事業，熱愛病人，牢固樹立為病人服務的思想，忠於職守，勇於戰勝困難，樹立為護理事業獻身的精神。

2. 運用網路技術，執行動態調配

在護理人力資源較緊缺的情況下，對護理人員做動態調配，使護理人員的編制由過去的固定狀態變為一種動態的、能及時配合臨床需求的狀態，以求達到適度配置和充分利用護理人力資源的目的。

3. 運用新技術，執行護理人力資源的「加值」

護理部門可以好好地利用這個平臺，對全院護理人員做新技術、新理論、新方法的訓練，使護理真正掌握新的技術和設備，真正改變護理單純手工操作的局面，使護理工作由體力型向智力型、勞力型向科技型轉變，提昇單位護理的工作效率，實現護理人力資源的「加值」。

4. 充分發揮現有護理人員的潛能

如果能使現有護理人員都充分發揮自身的潛能，那麼，在相當程度上也可以緩解護理人力資源的不足。

護理管理人員考核評估制度：考核的原則

1. 定期考核與隨機考核相互整合
2. 綜合考核與單項考核相互整合
3. 主管考核與民眾評議相互整合
4. 學歷與能力相互整合

+知識補充站

小組研究性學習彙報

國內護理人力資源管理存在哪些問題？應當如何應付？ 在完成該項調查工作的過程中你有什麼體會與收穫？

8-9 護理人力資源管理存在的問題與策略（二）

（二）護理人力資源浪費的現象及其對策

目前的情況是，一方面護理人員資源非常缺乏，另一方面又存在著資源的極大浪費。主要表現在：第一，護理人員的有效工時較低。護理工作的有效工時是指花費在具有「面對面」服務特色專案上的時間。據相關的調查證實，護理人員床邊服務時間僅占日工作量的56.23%，在病房的工作時間僅占62%，這充分證實護理人力資源較低的使用效率。第二，各科工作量的不均衡。有的科別人員緊張，工作量大，工作強度大，而也有的各科人浮於事，造成人員不必要的浪費。第三，人力資源的能級浪費，沒有分層級使用護理人員。據相關的調查發現，雖然各級護理人員的工作著重點不同，但在多數操作專案上卻沒有明顯的層級區別。這說明分級護理管理尚沒有在護理操作專案上得到呈現。針對此類問題，應採取下列幾個方面的對策：

1. **突顯以病人為重點的人力資源投資方向**：現代護理的工作對象是病人，護理目標是為病人提供整體的、系統的、整體的整合性服務。所以，每位護理工作者都應該確認自身的職責所在。護理人員應該意識到自己的單位是在病人身邊，是為病人提供面對面的醫療、生活、心理等全方位的服務，從而將自己的工作重點自覺地放在病房；護理管理者應該將護理人力資源投資到病房，保證為病人的護理服務的人力資源花費更多。

2. **建立護理檔案庫，確定職責**：根據相關的統計調查證實，在國內有5%的護理人員不在護理單位，4%以上的護理人員從事非護理工作，這是對護理人力資源的極大浪費。為了避免此類浪費現象的發生，管理者可以建立全院護理檔案庫，確認護理人員的職責，使那些占有護理編制而又不從事護理工作的人員及時歸隊，減少護理人力資源的流失。

3. **加強支援系統，提昇護理人力的資源利用率**：現代護理理念認為護理的獨特功能是醫院內任何其他部門都不能替代的，而相關的調查發現，目前護理人員將相當大的工作時間用於在病房外的工作，造成用較高的護理人力成本換回較低的工作收益，這也是一種浪費。所以，管理者要採取多種的措施，加強各部門之間的配合與合作，建立新的分工合作關係，要求後勤一切以病房為重點，一切為臨床服務，將護理從護理專業工作以外繁雜的、非專業性的業務中解脫出來，減少護理人員間接護理工作負擔，全身心投入到整體護理工作中去；對部分低層級、非技術性的護理工作，可以讓看護去做，提昇護理人力資源的利用率。

4. **適度地使用高層級護理人才**：實行分級管理，轉變目前分工不明、職責不清的狀況，使得不同層級、不同職稱的護理人員從事不同的護理工作，並制訂不同的考核目標，儘量降低護理自身的消耗。例如護理人員主要協助護理為病人做生活護理；護理主要從事以護理技術操作為主的臨床護理；護理師主要從事臨床護理、臨床教學、護理管理，並參加護理研發工作；高階的護理人員除了承擔和護理師相同的職責之外，還要負責對年輕護理師的訓練與引導，並適當從事護理雜誌編輯的工作。

護理人力資源的現狀

1. 護理人力資源不足
2. 護理人力資源結構不適當
   (1) 學歷結構偏低
   (2) 平均年齡偏低
   (3) 職稱結構偏低
   (4) 護理分布不均
   (5) 社區護理偏少

護理人力資源配置不足的影響

護理人力資源配置不足的影響
1. 影響護理的品質
2. 影響護理的健康
3. 影響護理發展的提昇

配合社會需求的訓練系統的缺乏及其對策

加強管理，保證護理人力資源訓練的真正落實

1. 首先，管理者應該充分認識護理人力資源訓練的重要性。其次，健全訓練機構。
2. 護理人力資源訓練要充分依靠高等醫學院校和醫院的優勢學科，建立訓練基地，將基本素質較高、專業技術能力較強的護理人才吸引到護理師資團隊中，並給予先進教學方法的指導，以保證護理人力資源訓練的成效。

正面探討多重層級、多重途徑的訓練方式

1. 首先，要大力發展高等護理教育事業，將護理人力資源的基本教育定位於大專學歷；其次，開展多種方式的成人高等教育。
2. 根據不同層級護理的需求，聚焦性地安排持續教育的內容和方式，爭取接受持續教育的廣泛性與多層性，爭取持續教育內容的多元性和實用性。
3. 可以將留職停薪、半留職停薪、函授及自學等方式整合起來，並根據實際情況，安排短期訓練、專題講座、外出考察、長期訓練、疑難病例講座會、學術會議等，以真正提昇護理人員的素質。

+知識補充站

隨著社會的發展，雖然護理人員已經認識到了學習的重要性，但是由於護理人員的短缺以及病人疾病嚴重程度的增加，使護理人員離開病房去參加教育的時間愈來愈少，而新知識的獲得對護理人員而言，又是不可間斷的，如果不重視護理人力資源的訓練，將影響護理品質的提昇和護理學科的發展。但是目前在國內尚未形成一套配合社會需要的訓練系統，這在相當程度上限制了護理學科的快速發展。

8-10 護理人力資源管理存在的問題與策略（三）

缺乏適度的計算人員編制的方法與系統

國內護理人力資源的配置與使用，目前尚未達到系統化與適量的要求。「醫院護理管理學」中所介紹的按照實際工作量計算護理人力的方法，其中護理各級病人所用的護理時數均為固定不變的平均數，並沒有呈現在實際工作之中個人需求的差異，而且在所列出各級護理時間平均數的專案中，也並非每天、每個病人都必須執行的內容，同時，一些專科護理的內容也未納入統計，如此確定的工作量與實際工作量之間存在著很大的差距。目前美國廣泛使用的羅斯麥迪可斯量表在病人分類、測定護理工作量方面確有推廣運用的價值，但還需要整合國內的實際情況來做修訂。

在國內，為了更加系統化與適度地配置與使用護理人力資源，護理專家從多方面整合本院的實際工作情況，或根據整體護理模式對配置方法做了研究，提出了各自的觀點。普通病房每4張床設1名護理人員，每40～50張床設有3～4名治療護理人員，每60～80門診人次設1名門診護理人員，每張ICU床設2～3名護理人員，每張手術臺設3名護理人員，承擔教學、研發任務的科別設置1～2名教學、研發護理人員。神經內科、神經外科、兒科等護理工作量較大的科別在人員編制方面給予較多的配置。特殊專業科別根據工作量或單位特色來做配備。

小博士解說

實例分析

某醫院神經內科採用目標管理方法管理病人和護理人員，並有效地做品質管制，使神經科病房管理逐步趨向於標準化，護理品質得到了保證。其實際的做法是：

1. 病人分類管理：按照輕、中、重、危、緩、急來做分類：第一類為需要急診搶救的病人；第二類為急重症的病人；第三類為病情穩定，術後需要監護和擇期手術的病人；第四類為恢復期的病人。根據每類病人的護理重點來執行護理，並選派合適的護理人員。例如對急重症病人，選派責任心強、業務技術水準較好的護理人員來承擔。

2. 護理人員的管理：將全部病人分為兩組，兩名護理長各負責一組，主班護理負責全科醫囑處理，治療班護理人員負責全科治療準備工作，臨床班護理人員負責全科的護理管理，其餘人員全部分組承包病房。（1）按照病人的類別來決定分配床位的多少，第二、第三類的病人根據病情一般分配3～6張床位；四類病人為12張。（2）對承包範圍內的病人，全部工作內容由承包人員來負責完成，分擔督責任與任務確認。（3）對護理人員的派班執行系統、適度、實際、機動的方法。根據病房病人總數及病情的輕重、緩急程度來及時調整分配的床位及各班人員，每班的分配床位是根據客觀的實際工作量來做及時的調整，其重點在於保證護理的品質。

3. 實例分析之體會：（1）強化基礎護理和臨床護理工作的水準：對病人的治療護理做到了成竹在胸，能夠主動、有計劃地根據病人的情況來管理好病人，急重症病人並無一例的褥瘡發生。（2）提昇了急重症急診病人的護理品質：各種併發症減少，護理品質不到位的現象明顯地減少。（3）改善了護患的關係，縮短了護患的距離，增加了護患之間的溝通與交流，避免了功能式護理只完成工作內容，不管病人的現象。

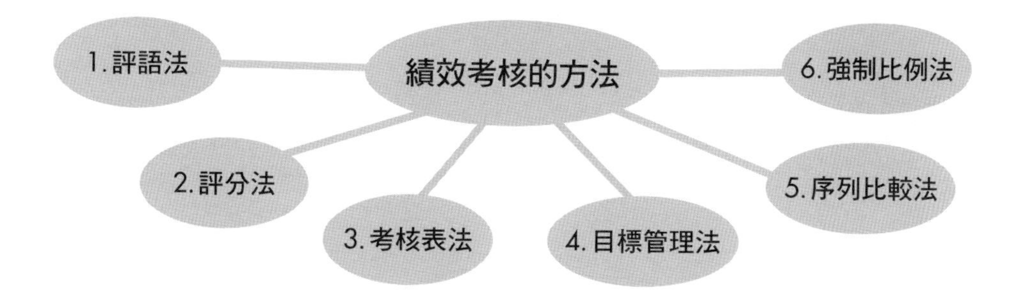

建議與對策

為了穩定護理人員團隊，提高護理人員的專業素質和核心能力，激發護理人員的潛能和創造力全面履行護理工作職責的目的，建議如下：

醫院制定相關政策提高契約制與臨時護理人員的薪酬待遇	1. 儘管招聘護理人員在院主管的重視和關心，以及護理部的努力和爭取下，近年來待遇有所改善，招聘護理人員的流動性較前年有所好轉，但是由於種種原因，成效不彰，和一些大醫院相比更是相差甚遠，同工不同酬仍是導致護理人員對本專業缺乏敬業精神的主要原因之一。 2. 應從長遠的角度考量，制定切實可行的制度，提高薪酬待遇，以待遇和制度留人，穩定護理團隊，提高護理人員素質和從業技能，全面提高醫療護理的品質。
建立契約制護理人員和臨時護理人員的身分轉換機制，穩定護理人員的團隊	1. 契約制護理人員是指不占醫院正式編制，但是與醫院簽訂工作契約的護理人員；臨時護理人員是指不占據醫院的正式編制，醫院也不與之簽訂契約的護理人員。 2. 逐步建立起規範性的激勵機制和轉換制度，降低同一家醫院對不同護理人員區別對待的差距。 3. 發揮她們的工作意願，解決她們在醫院護理工作中責任心不強、職業發展通道受阻的問題。 4. 制定轉換過程的實際要求、程序，對於工作表現好的契約制和臨時護理人員加以考核。 5. 對表現優秀的人員給予同等的外派進修學習、競爭護理管理主管職務的機會，以便更好的激發護理人員的工作熱情，最終提高對醫院的歸屬感和對本職業的忠誠感度。
按照規定來配置護理人員，均衡有效地使用護理人員	1. 在護理人員安排時，要「以患者為導向」，把患者的利益放在首位，以為患者提供優質、高效率、持續的服務為宗旨，呈現為以患者最需要的護理內容為護理人員的工作內容，護理人員配置是否合理，關係到醫療工作品質，更直接影響到護理品質、患者安全。 2. 足量均衡的配置是有效的保證每個病區、每個單位、每個班次的護理品質的前題，目前尤其要重視的是夜班、中午、節假日人力的足量均衡的和足夠的技術能力。

NOTE

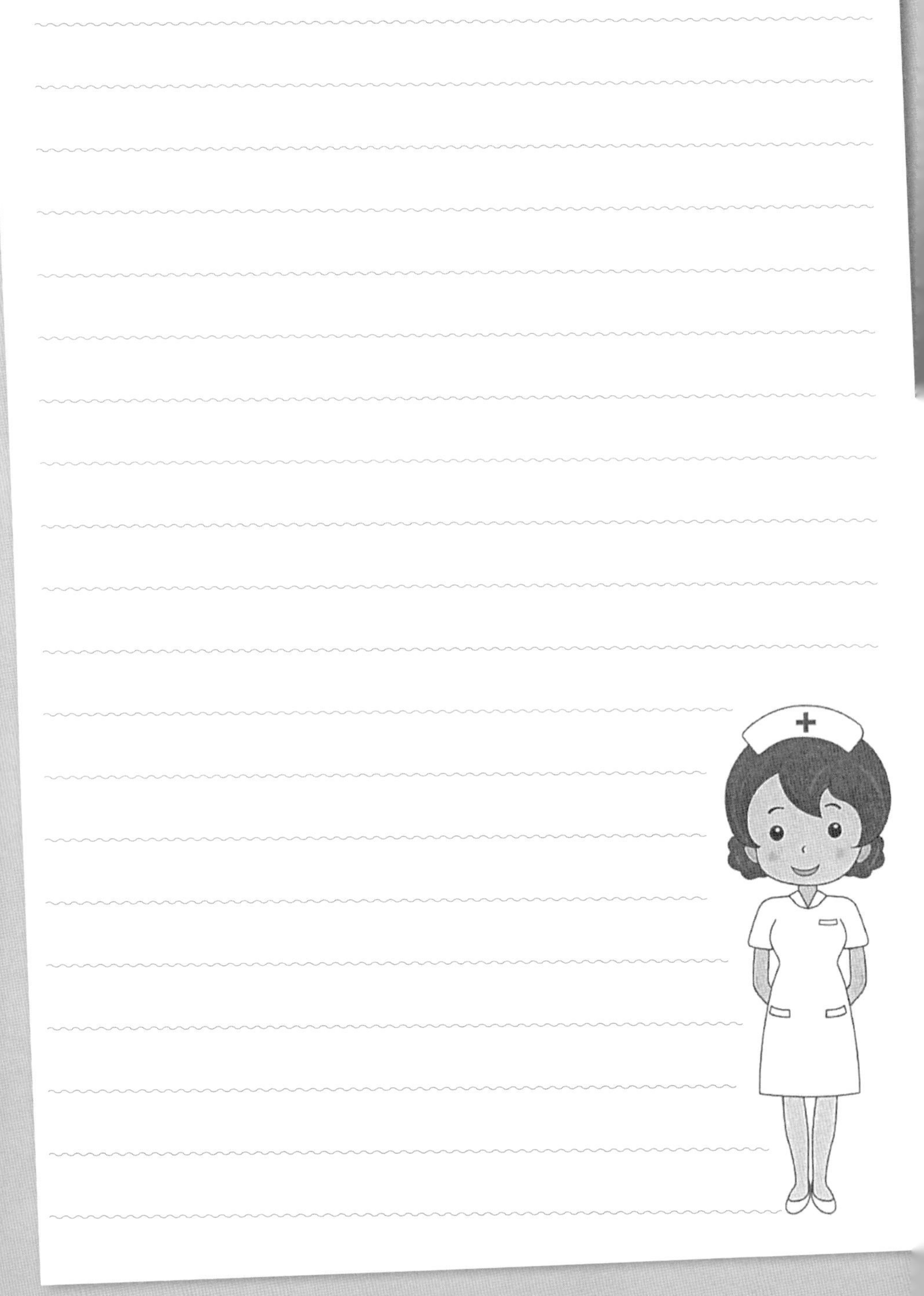

第九章
護理資訊管理

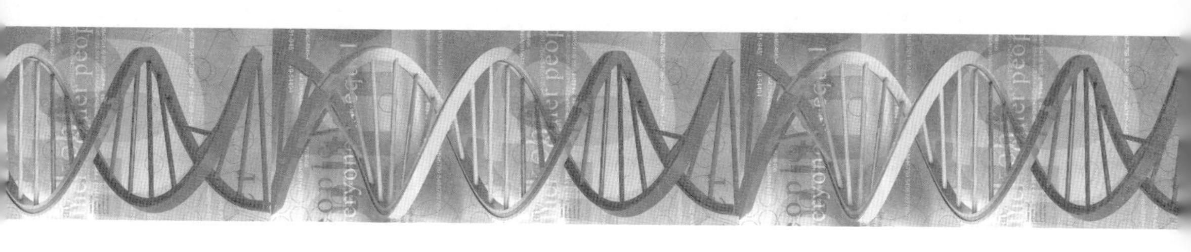

本章學習目標

1. 說出護理資訊系統（Nursing information Management）的概念。
2. 解釋護理資訊系統的主要工作內容有哪些

9-1 護理資訊管理（一）

（一）衛生資訊化

資訊化建構主要的內容是實現人類各種資訊交流方式，包括資料、文字、圖形、聲音和影音的數位化、電腦化和網路化，以利於資訊的交流、儲存、檢索、傳播、利用、再處理和管理。

1. 衛生資訊化的概念

衛生資訊化是指在國家統一計畫和動員的推動下，在衛生動員中廣泛運用現代化的資訊技術（電腦，多媒體、網路、通訊等），充分地利用各種衛生資訊資源，促進醫療衛生技術的開發、推廣與運用，促進衛生服務能力、創新能力的提昇，促進動員結構、功能的變革與資訊文化的發展，加速衛生服務現代化的流程。衛生資訊化是一個大型的整體概念，是國家資訊化的一個重要部分。

2. 衛生資訊化的發展現狀

（1）在1993年美國前總統柯林頓提出的建設全美資訊高速公路計畫轟動全球，各國競相仿效，而積極參與此一國際大行動。世界各主要國家都在積極地推進資訊化建設的行程，以獲得資訊化社會的主動權來整體推進國家的發展。

（2）目前，電腦網路的發展突飛猛進，運用領域日益廣泛，網路化已成為電腦發展的必然趨勢。

（二）護理資訊系統

醫院為跨部門、跨學科、跨層級的系統機構，資訊化程度較高，各項業務的正常運作都要靠資訊的輸入、傳輸、提煉、回饋和輸出來執行。護理資訊是醫院資訊的重要部分，是實現系統管理必不或缺的因素。

1. 醫院資訊系統

電腦網路技術的迅速發展和運用，給「醫院資訊系統」的建設奠定了堅實的基礎，為醫院的現代化管理以及醫療、教學和研發工作注入了新的活力。

近年來，各大中型醫院開發建構「醫院資訊系統」時，都在考量如何處理護理工作中的資訊。未來醫學對電腦技術的依賴程度將日益提昇，並必將成為不可或缺的工具。

（1）醫院資訊系統的概念：醫院資訊系統（hospital information system，簡稱HIS）是電腦技術、通訊技術和管理系統在醫院資訊管理中的運用，是電腦對醫院管理、臨床醫學、醫院資訊管理長期影響及互動整合的產物。

（2）醫院資訊系統基本上執行了對醫院各個部門的資訊做收集、傳輸、加工、儲存和維護。可以對大量的醫院業務層的工作資訊做有效的處理，完成日常基本的醫療資訊、經濟資訊和物資資訊的統計和分析，並能夠提供迅速變化的資訊，為醫院管理層提供及時的醫院資訊。

（3）醫院資訊系統不僅是一個電腦軟體，而且是一個醫院管理的系統工程，醫院資訊系統融入了大量先進的醫院管理思考，醫院資訊系統的運用，是醫院系統管理的重要指標。

醫院資訊系統資訊的基本內容

病人的資訊

涵蓋了病案首頁、醫囑、檢查、檢定、手術、護理、病程等內容，其中病案首頁又包括：病人主索引、入出轉院記錄、診斷、手術、費用等，是醫療效率品質指標的主要資訊來源。

費用的資訊

1. 包含了門診病人費用明細表和住院病人費用明細表。
2. 其中，住院病人費用明細記錄了病人住院的每一天的每一項費用。
3. 費用專案包含了開單各科、執行各科，可以用於收入統計分析和成本核算。

物資的資訊

1. 包括：藥品、消耗性材料和設備資訊。
2. 其中，藥品包含了藥庫、各藥局的庫存、入出庫資料，設備資訊包含了全院所有在用設備的位置、狀況和折舊等資訊。
3. 物資資訊主要用於醫院內部各科級的成本核算。

+知識補充站

1. 隨著系統技術的迅速發展，醫院資訊系統(HIS)已是大中型醫院醫學、教學、研發管理中不可或缺的現代化工具

2. HIS從管理導向到醫療服務導向的演變流程已經開始，1990年代中期以來，隨著高性能電腦系統和高速網路的出現，此種進展將更加加速化。

3. HIS構成了醫學和電腦系統之間的新興科際整合學科:醫學資訊學的重要部分。

9-2 護理資訊管理（二）

2. 護理資訊系統

（1）護理資訊是醫院資訊的重要內容。（2）包括系統技術資訊、護理業務以及各項為診療服務的業務資訊、護理管理資訊，這三類護理資訊是互動交錯，互為依據的。（3）由它們相整合形成的護理資訊系統的改善程度和輸送量大小，是護理系統技術水準和系統管理水準高低的決定因素。（4）在護理管理中必須實現護理資訊的系統管理。

（1）護理資訊系統的概念

①護理工作在醫院，特別是在病房醫療工作中的重要地位。

②而成功的醫院資訊系統的功能設計可以使護理從繁瑣的業務性工作中解脫出來，而有更多的時間從事於護理專業的工作，為病人提供更高品質的基礎護理，心理護理和對病人做必要的健康教育。

③目前，在眾多的醫院資訊系統中都有相當規模而關於病房和護理工作方面的功能。護理資訊系統（Nursing Information System，NIS）係指一個由護理人員和電腦所組成，能夠迅速地對護理管理和業務技術資訊做收集、儲存和處理的集合。

④隨著醫院資訊系統的不斷發展，護理資訊系統已成為醫院資訊系統的重要部分，是醫院資訊管理系統的一個子系統。

⑤NIS有自己獨特的部分。例如「醫院醫囑管理系統」軟體，可以大大地提昇護理處理醫囑的工作效率，並有效地減少差錯。

（2）護理資訊的內容

①廣義的護理資訊包括以各種方式存在的護理系統技術資訊、護理業務及各項為醫療護理服務的業務資訊與護理管理的資訊。

②這三類護理資訊的互動，由它們相互整合形成的護理資訊系統的處理量大小和改善程度，是護理系統技術水準和系統管理水準高低的決定因素。

③狹義的護理資訊是指以電子資料的方式把文字、影像、聲音、動畫等多種方式存放在光碟片等非印刷媒介的載體中，並運用網路通訊、電腦或終端機等方式再現出來的資訊資源。

④在實際上包括護理工作量，護理品質管制，整體護理，護理技術檔案，護理教學、研發，護理物品供應，醫囑處理，差錯分析，護理人力安排(排班)等護理資訊。醫院管理資訊的流程包括收集、匯總、加工、處理、分析、儲存、傳遞、檢索等基本部位。

⑤運用NIS掌握護理工作狀況，充分發揮各級指揮系統功能，使護理工作得以執行。

⑥NIS在國外已經廣泛運用，近年來也在國內各大醫院使用。

護理資訊的功能

1. 護理資訊是護理工作諸要素中最基本的一個要素

(1)在管理的五大要素中，資訊是一個基本要素，也是一個最為活躍的因素。護理資訊包括系統內部產生的資訊和系統外部環境所產生的資訊，好比是護理管理的神經系統，如果它的功能發生失調，就會使整個護理系統失去控制。
(2)在醫院中，護理資訊無所不在，如規章制度、情報、指令、檔案、計畫、醫囑、檢查報告、病歷等，若資訊不全、不靈，會直接影響管理效果和醫療護理效果。
(3)管理者水準的高低在很大程度上取決於他掌握資訊的能力。

2. 護理資訊是護理工作決策和計畫的依據

(1)護理工作系統的決策和安排必須以整體來反映實際的資訊為依據，這是管理者正確判斷和決策的基本先決條件，是計畫切實執行的根本保證，就像孫子兵法中所講的：「知己知彼，百戰不殆」。
(2)計畫本身就是資訊，是任務到執行的橋梁，是管理的首要功能。
(3)管理者不僅要掌握護理系統內部的資訊，例如各項護理工作的運作情況與所存在的問題等，還要掌握護理系統的外部資訊，例如政策、醫院的計畫、醫院各部門對護理工作的反應等。
(4)只有掌握足夠的資訊，才能做出正確的計畫和決策。決策的水準和品質與資訊工作的水準和品質密切相關。

3. 資訊是控制管理流程的依據和方式

(1)任何一項任務的完成，或多或少會遇到一些意想不到的問題，必須依靠資訊來做協調和控制，瞭解和消除這些偏差。
(2)計畫的動員和執行是根據決策和任務而做的，在執行流程中，又會不斷地產生新的資訊，依據執行的資訊不斷地做回饋調節，保證整個護理系統的正常執行，從而實現既定的目標。
(3)整個護理管理流程都離不開對資訊的處理。

4. 資訊是保證護理工作系統協調執行的方式

(1)護理部門是醫院的子系統，各個護理單位又是護理部門的子系統，各層級、各個部位的關係、協調運作，需要以資訊為樞紐，達到上傳下達、互動溝通、密切合作的功能。
(2)由於資訊在護理工作中的重要功能，賦予資訊本身不同的價值。
(3)掌握資訊、利用資訊、生產資訊，對提昇護理品質，提昇醫院的經濟效益和社會效益具有重要的功能。

9-3 護理資訊管理（三）

（三）護理資訊系統在護理領域中的運用

1. 護理資訊已經成為當代醫院管理的主要資源，因此運用電腦技術來執行護理資訊管理，是醫院管理現代化的重要途徑之一。2. 隨著微電腦在國內的普及和運用，電腦已成為執行醫院系統化、現代化管理的強有力工具。3. 將電腦用於護理工作之中，是醫院現代化管理的指標。4. 電腦可以用於行政管理、動員管理、品質管制、人才管理、業務管理、考勤管理、工作量統計、設備和藥品管理、病區管理等等日常護理工作之中，許多醫院建立了微電腦局部網路，開發了一些子系統，例如門診住院收費系統、機關業務處理系統等，為護理管理提供及時、準確、實用、經濟的資訊，大大地提昇了護理工作的效率；醫院各病區護理站安裝了連線的電腦，由護理人員上機操作，輸入全院住院病人的醫囑，重點藥房在接收到護理人員發出的資訊同時擺好藥品，而護理人員將醫囑列印輸出。並在執行流程中建立相關的管理制度，而收到了良好的效果。

1. 護理資訊管理在護理管理中的功能

（1）提供可靠的護理資料：

①電腦可以依據病人的病情與護理的需求，根據標準工作單位計算出單位元護理需要量和要投入的人力及工作指數，以便於適度地使用護理資源、系統地做人員的分工。在運用電腦之後，減少了管理人員及護理的許多文書工作。

②例如「醫院管理資訊電腦網路系統」，以管理資訊為主，以院長查詢為重點，包括病房管理、住院處管理、藥房管理、藥庫管理、院長查詢等子系統，以及若干工作站，為護理管理營造了良好的條件。

③護理長可以不用看病歷，就能隨時查看到每個病人的情況；護理部門也可以運用個人電腦（PC）在短時間內查看到各病區病人的診斷、護理級別、治療、飲食、床位使用情況等為護理管理及業務查房提供可靠的第一手資料。

④院主管運用微電腦聯線可以隨時瞭解全院的醫療動態，為決策提供了可靠與便捷的資訊和資料。

⑤隨著護理學的發展，學歷教育、在職教育等內容增加，使得護理人才檔案量龐大而且分散，為了準確且及時地獲得相關的資料，許多醫院都開始運用電腦做人才管理。

⑥例如：某醫院護理部開發、運用的「護理人才檔案管理系統」軟體，對護理人員的基本情況、在職訓練、業務考核、獎懲情況、差錯事故、出勤情況、護理年齡的情況、教學能力、研發成果、研發專案、出版書籍、論文情況等作分類統計，為護理人才管理提供有關的縱橫資料，自動生成固定統計表，使管理者可一目了然地瞭解某些資訊，對護理人力資源做動態管理。

（2）儲存醫院的規章制度、護理常規與操作規程等：將醫院的規章制度、護理常規檢查、操作規程等儲存於電腦中，在需要時可以隨時查詢，若需更新時可以做修改。

護理資訊管理在臨床護理中的功能

電腦在臨床護理工作中可以用於醫囑處理、執行整體護理、護理會診、急診分診、手術室、門診工作、病區管理、臨床病人的監護等。

處理醫囑	1. 電腦用於醫囑輸入、處理和化驗結果的報告，並儲存在病人的檔案中，相關各科別根據醫囑和護理指令，執行各種檢查和治療，配置和發送藥品，提供飲食服務。 2. 若有關用藥的醫囑由護理輸入系統之後，藥房從系統中即可得到資訊，核准並自動列印給藥單，藥師在審查無誤之後交給擺藥的護理，擺藥的護理在擺完查對之後，在清單上簽名。 3. 臨床各科取消了處方、護理取消了轉抄醫囑、重點藥房取消了批價與統計，有效地減輕了醫、藥、護的工作量。 4. 另外藥品集中管理，防止了積壓、變質、失效和浪費，增加了收費透明度，控制了胡亂加價、胡亂收費及漏收、隨意減免的現象，提昇了社會效益和經濟效益。
執行病人的監護工作	1. 自從1960年代以來，許多國家以現代化的儀器為裝備設立冠心病監護病房（Coronary Care Unit，CCU）和急重症病人監護病房（Intensive Care Unit，ICU）促進了對監護系統的研究工作。 2. 監護系統能夠對人體重要生理、生化指標有篩選性地做經常性或持續性監測，提供不疲勞性觀察和一些病情記錄，獲得資訊速度快、精確、簡明，從而為病人提供及時、有效的治療和護理。
急診之分診	1. 急診科急重症病人相當多，疑難搶救病人相當多，急診分診中需要處理的資料類型複雜、數量龐大。 2. 將電腦用於急診分診工作，可以根據急診的特色，採用模組式多重層級結構，完成輸入病人資料、查詢病人資訊、統計急診工作、列印統計結果、修改病人資料、資料庫索引等功能，該系統整個操作流程由螢幕標示篩選的代號，有效地實現了人機互動，達到了輸入速度較快、查詢方便靈活的目的，促進了急診分診工作的系統化，提昇了急診分診的工作效率。
手術室管理	手術室人員工作安排是手術室管理的主要部分，並且歷來靠人工來完成，這往往占用了護理長大量的工作時間，在工作安排上容易形成忙閒不均的現象，在不斷調整變化流程中難於保證不出差錯。引入電腦輔助管理軟體，能夠協助護理長完成繁瑣的工作。例如統計每人工作量，制定階段（日、週）工作計畫等，每天抄寫登記手術單的工作也可以由軟體完成，工作效率提昇幾倍至幾十倍，工作安排的適度性也得到了保障，使手術室管理更加系統化與適度化。

9-4 護理資訊管理（四）

整體護理模式病房建構：執行以病人為重點的整體護理，是國內護理學科發展的必然趨勢，也是現代護理管理中所關注的重大課題。為了配合整體護理模式病房建設及管理工作需要，應根據整體護理模式病房建設電腦管理系統。本系統具有的主要運作功能包括人事管理、制度管理、檔管理、資訊管理、護理長工作、統計報表、藥品管理，物資管理、系統維護、護理宗旨、護理哲理、動員結構、排班方式、工作規劃，評估標準、護理表格、滿意度調查、網路通訊及操作說明。護理人員可以根據臨床需要篩選相關的功能表即可執行所需要的功能。建立整體護理模式病房的電腦管理系統，不僅促進整體性護理工作的開展，高效率地呈現了護理程序的全部程序，同時使各種護理檔及護理表格達到清晰、美觀及格式化的標準，從而保證護理檔案的品質。

整合式資訊服務：門診諮詢系統可以為病人就診和有關健康問題提供指南；門診收費系統可以自動證實藥品是否充足，電腦運用證實的儀器和患者導向的收費系統同時證實應付款項，根據患者實付的金額而顯示找零，並列印電子發票，增加了收費的透明度；各類操作人員可以隨時查詢工作情況及相關資訊，為門診整合管理、工作考核、經濟核算提供準確的資訊，為醫院制定政策和整體調控發揮十分重要的功能。

2. 護理資訊管理在護理研發中的功能：在護理研發中電腦的用途更加廣泛，如護理文獻的檢索、資料的統計學處理、類比實驗等，都離不開電腦。在犯罪圖書館的檢索室和網路重點不僅可以瞭解到所有藏書、雜誌資料，還可以瞭解國外某些圖書館的資料，可以為研發設計提供最新的資訊和想法。

3. 護理資訊管理在護理教學中的功能：護理的組織目前密切注視著資訊高速公路的發展，國內外許多護理院校均有網際網路（INTERNET）的網址，世界各地的教師可以運用INTERNET來交流教學方法、授課內容和研發成果。

在電腦輔助教學（CAI）中，電腦可以提供全部護理教程科目，按照「人－機」互動的方式做直接的交流。各種輔助教學軟體，可以用於關係、輔導、解疑、模擬等。例如：利用電腦程序來模擬病人，教授實際的臨床護理操作，指導學生處理一些實際問題和危急情況。多媒體教學中電腦可以發揮錄影、投影片、幻燈片、動畫、甚至替代教師的功能。因此，電腦在護理永續性教育中可以發揮較大的優勢。

（四）護理資訊系統的維護管理

電腦資訊系統的維護是為了保證系統能持續地與客戶環境、資料處理操作、相關部門的查詢取得協調而從事的各項活動。系統維護包括對硬體設備的維護和軟體及資料的維護。

電腦的硬體維護：硬體維護要由專職人員來承擔。維護方式主要有兩個層面，一是定期的預防性維護，例如在週末或月末做設備的例行檢查與保養；二是突發性的故障維修，時間要求緊迫，要盡快地排除故障，恢復系統的正常執行。在日常工作中要嚴格地按照操作的規程來使用電腦。在機器發生故障時，要請專業人員來維修，以免損壞其他零組件和破壞已存資料，保證整個系統安全、有效、高速地運作。

電腦軟體的維護

1. 養成資料備份習慣，以免因為意外故障造成資訊的失漏。一般在每天下班之後備份當天修改過的資料，每個月做一次全部系統的備份。資料備份的媒介通常是隨身碟或光碟片。為了保證資訊系統資料的完整性，按照上述的方法備份的資料要保存1個月以內的日備份和3個月的全部系統備份。
2. 不使用來歷不明的光碟片，防毒軟體要定期升級，以保證整個系統不受到電腦病毒的侵襲。
3. 在整個系統中設定不同級別的密碼，規定擁護使用系統的級別，保證系統資訊的安全和保密程度。
4. 在系統投入使用之後，要及時地處理所出現的問題，並根據實際工作中所提出的需求對系統做調整，讓系統在工作中不斷地改善。
5. 凡是使用電腦者，必須經過訓練，並要不斷地更新知識。

護理資訊系統的管理

1. 組織管理

(1)對護理資訊系統的管理必須設有專業的組織機構，例如護理資訊管理組，負責護理資訊系統的整體設計和開發運用。
(2)對投入執行的護理資訊系統，必須制定一套切實可行的規章制度來加強對系統使用的管理。

2. 技術管理

首先要做好開發研製各種運用軟體的工作，使醫院護理人員樂於接受；同時也要注意新技術的發展動向，不斷改善和更新護理資訊系統的技術狀況，跟上時代的水準。

+知識補充站

1. 高科技革命推動著世界發展的潮流，資訊革命影響了人類文明行程的速度，而電腦具有一種嶄新的生產力，在促進經濟發展、提昇工作生產率方面具有鉅大的影響，在醫院管理、護理管理、護理教育中也發揮了重要的功能。積極地開發護理管理軟體，例如護理管理資料庫、護理管理專家系統、知識庫等，使護理管理資訊系統在護理工作中能有效地發揮功能。但是電腦的運用，特別是護理電腦管理系統的執行是一項複雜的整合性的軟工程，需要相當程度的基礎與條件。電腦管理系統的運用甚至可能與人們習慣的傳統工作方法格格不入，所以還要考量到與醫院一系列的管理系統相互配合。隨著電腦的普及以及網際網路的建設，護理資訊系統在護理領域中已得到廣泛的運用，在護理工作中完全執行電腦化已具有可行性。護理人員必須從提昇自身素質著手，學習資訊網路的知識，掌握電腦操作技能，利用電腦的優勢來執行對護理工作的整合式管理，使護理管理、研發和教育能跟上經濟時代的發展。

2. 實例分析：如果你現在是護理部的人事助理人員，現在需要設計電腦管理軟體，對全院的護理人員做整體式的管理，設計人員在輸入電腦時要管理哪些方面的資訊？

NOTE

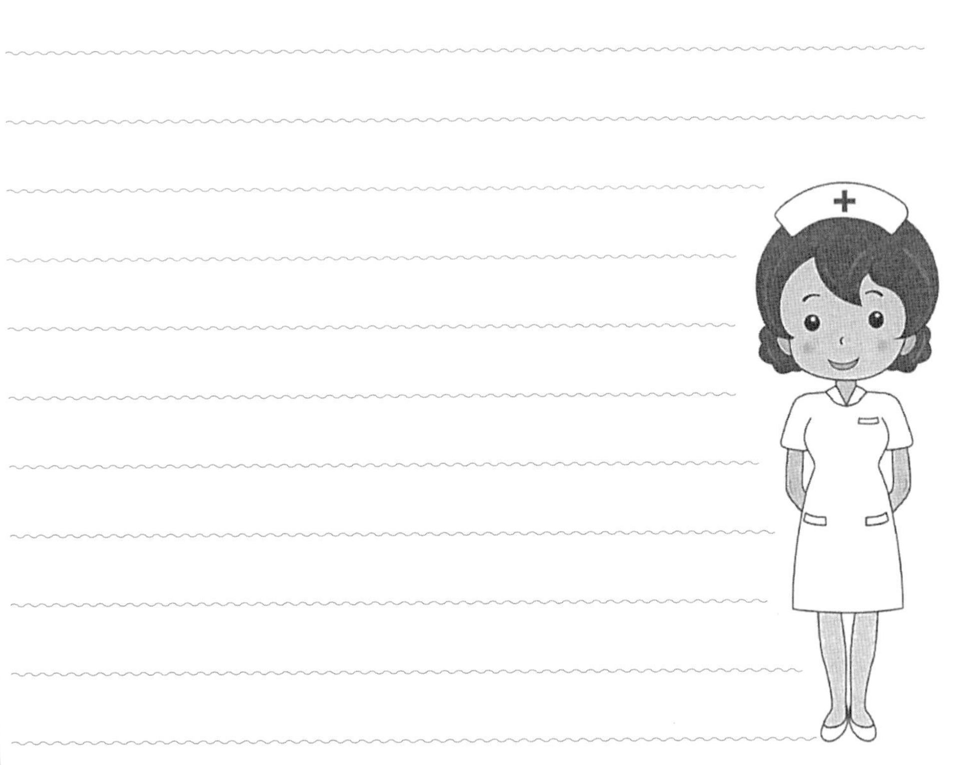

第十章
護理研發管理

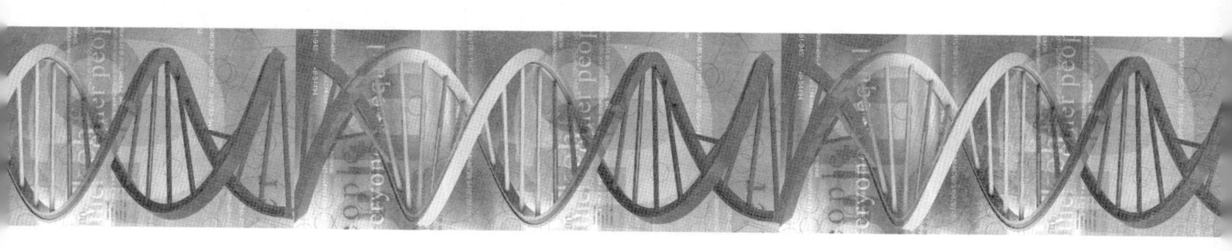

本章學習目標

1. 說出護理研發管理的概念。
2. 正確敘述護理研發的原則。
3. 說出研發課題的概念。
4. 正確敘述護理研發的基本程序。
5. 正確敘述護理研發課題管理的程序。
6. 正確敘述研發成果管理的程序。
7. 填寫一份課題申報書。

10-1 護理研發管理概論（一）

系統研究工作的特色是具有探討性和創意，還具有持續性和累積性。系統研究是保證並不斷地提昇醫療護理品質和培養人才的一項重要方式。護理學是一門獨立的學科，必須運用系統的研究工作來充實護理學的內容，護理研發為促進護理學發展的方式，越來越受到衛生福利部門的重視。

護理研發與其他的研發工作一樣，是以實務和系統實驗為基礎，認識人體的規律。但是護理研發的對象是人，因此決定了護理研發必須以人的需求為導向，以服務人類健康為目的。所以護理研發是運用系統方法，有系統地探討或評估護理問題，運用研究，改進護理工作、提昇對病人的護理。護理研發管理是運用現代管理的系統原理、原則和方法，整合護理研發規律和特色，對護理研發工作做主管、協調、規劃和控制，以保證和促進護理研發工作發展的一項重要活動。

（一）護理研發的任務

護理學屬於生命系統的範疇，其系統性、技術性、服務性、社會性皆相當強，故需要運用系統的方法來做研究，以從整體上來提昇此一學科的水準。凡是與護理工作相關的問題，做系統調查和研究，都屬於護理研究的任務，其內容包括：

1. **護理理論的研究**：醫學模式的轉變、系統技術的發展、各種精密的醫療儀器設備和新療法的不斷引進，已經促進了護理內容和方式的改革和發展。護理學為現代系統系統中整合自然系統、社會系統和人文系統的實用系統，其所面臨的任務橫跨了人的生命流程。國內的護理內容已由過去的功能式生理護理邁向集生理、社會心理、文化為一爐的整體性護理轉變；護理方式已由直覺操作向遙控、監護等方面發展；護理範圍已由臨床治療型護理向醫療、預防、保健、復健整合性護理發展，從患者延伸到對健康的個人、家庭、社區工作場所，從醫院延伸到社會。面臨新的情況與新的要求，迫切需要研究和發展相關的護理實務與各種的護理理論。

2. **護理實務的研究**：各種專科護理技術、急救護理、監護、護患的關係，掌握和運用新技術、新儀器等方面的研究，對直接提昇對病人的護理工作，具有實用的價值。例如在1972年，羅斯（Ross）有關輸液靜脈炎的研究，結果發現留置靜脈導管與靜脈炎的發生有關，留置靜脈導管時間越長，靜脈炎發生率越高。經過研究之後發現其原因，也就可能提出避免的方法，改進工作，使病人得到更好的治療。其他評估或比較幾種護理方法，探討護理措施的優缺點和臨床效應等方面，都是護理研究中可供篩選的課題。

護理教育的研究

1. 隨著社會的發展，系統技術進步以及民眾生活水準的不斷提昇，民眾對衛生、醫療、護理工作提出了更多與更高的要求。
2. 21世紀醫學的發展，對護理教育也提出了更高的要求。
3. 培養高素質的護理人才，是護理事業發展和護理工作更好地為民眾健康服務的關鍵。護理教育必須做必要的改革，使教育制度、教學內容、教學方法、教學設施等方面能更好地符合教學的方法，要在能夠使學生在學習和掌握知識的流程中，不斷地提昇學習和獲得新知識的能力，以及運用知識來解決實際問題的能力，以配合新世紀護理學發展和護理工作的需求。

護理管理的研究

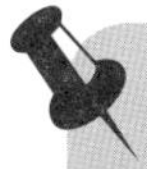

現代化的關鍵是系統技術現代化，而系統技術現代化則有賴於管理的系統化。

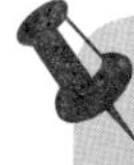

為了配合護理學的發展，護理管理也必須由單純行政和經驗管理向現代系統化管理轉化，必須研究護理管理的歷史、管理的對象、管理的流程、管理的方法、現代系統技術方式在護理管理中的運用及護理立法等問題。

護理心理學的研究與其他相關的研究

護理心理學研究：護理心理學研究是運用心理學的理論和方法研究人的心理規律與健康的關係，探討有效的心理護理方法與技巧。

其他相關的研究：社會和醫學的發展，向護理系統研究提出了新的挑戰，促使我們從經驗性歸納向前瞻性研究發展，從將人體做為一個整體的導向去研究護理；要與醫學發展的新技術、新儀器、新設備同步發展，從多重學科、多重層級、多重管道做研究，探討與發展新科技的各項護理工作。

10-2 護理研發管理概論（二）

（二）護理研發的原則

護理研發必須遵循下列的原則：

1. **保障病人安全，減輕病人的痛苦：**動物實驗可以在完全類比的情況下做實驗，也可以做破壞性實驗。但在以人為觀察對象的臨床實驗時，一切研發題目的選定，研發設計和擬採用的方法等，必須在保障病人安全的先決條件下來做。此外，還要開展如何防範危害性效果和減輕病人痛苦的系統化研究。

2. **具有準確性和系統性：**護理研發必須在控制條件下來做，盡量避免受到干擾，以免影響結果的準確性。要對觀察對象規定嚴格的篩選標準和效果的評量標準，要設定對照組，若按照隨機化原則來做分組，以保證樣本的真實性與樣本對整體的代表性。

3. **掌握足夠數量的資料：**資料的數量過多則浪費人力、物力、財力；但若數量過少，提供的資訊不足，估計就不易準確，結果也不可靠。樣本的大小一般可以運用數學公式推算或利用查表法來確定。

（三）護理研發的基本程序與方法

護理研發的基本程序，是指一項護理研究課題從開始到終結所經過的步驟。根據研發工作的規律，對研發工作規定一個系統的、嚴密的程序和方法是實現計畫管理、確保課題研究有效做的重要方式。因此，要求每個研發人員與研發管理人員都應熟悉和掌握它，並嚴格執行。醫學研發的基本程序如下：

1. **選定研發的課題：**選題主要運用各種線索、途徑和方法，確定研究的方向，篩選並論證研究課題。選題要有確認的綱目、充分的系統性、水準的先進性以及實際的可行性和實用性。要篩選在護理工作中常見的、可以提昇工作效率和品質、有利於實現護理工作的現代化，具有重要實際價值的題目。題目可以分為兩類，即主題與子題。主題範圍較大，需要較長的時間才能完成，子題是主題的一部分，一般在數月至1～2年內可以完成。階段子題不要太多，以免分散力量。

2. **研究課題設計：**研發設計是完成研究課題的系統執行方案，是對研發內容的實際安排和想法。課題設計必須具有實用性、先進性、可重複性及經濟性，要根據研發專案、目的、內容、條件及統計學原理做計畫，制訂研究工作方案和實際執行方案。研究工作方案包括研究內容、研究方法、研究計畫、研究人員、物質條件、規章制度、動員主管等設計，這是課題整體設計方案；根據研究內容和任務分工，分別制定各項研究內容的實際詳細的研究工作方案，其中包括實驗設計及調查計畫。理論性較強的課題應由護理經驗豐富、有較高理論水準者擔任課題負責人。與醫療關係十分密切的課題，可以邀請相關的醫師參加。儀器與一些特殊用具的研究，可以邀請這方面的專業人員合作。

實驗（調查）

1. 首先要按照實驗（調查）設計，做預備實驗，以檢查研發設計方案是否切實可行。
2. 然後再按照預定的程序、運用系統方法來搜集事實的資料。
3. 研究人員運用此一系統活動來獲得第一手客觀的資料，為以後的理論推導來做搜集素材的工作；而創意在此一系統實務之中，可以為有所準備的研究人員所捕捉，從而作出系統原創性的發現。

理性的歸納

1. 對實驗或調查所獲資料經過整理之後，做分析、整合和抽象化、一般化，以建立概念；再運用概念做判斷和推理，從而得出相當程度的系統結論，或論證系統假設，甚至是系統化理論。
2. 這是護理系統研究流程的最後一步，也是最高階段，是從現象深入到本質的理性認知流程。
3. 同時，它又是護理研發的新的起點，為深入探討未知而提出新的研究課題。

資料整理

1. 運用實驗或調查等系統實務搜集的大量資料，需要做系統的整理和加工，為最後做系統分析和抽象化做好準備。
2. 資料整理和資料處理，是對實驗或調查獲得的資料做系統加工，對大量資料做編譯分析，主要包括資料的系統化、判斷比較組間結果差異的意義、顯示各個因素之間的互動關係。
3. 在研發完成或告一段落後，課題負責人應迅速動員研發人員做好資料的匯總整理和分析歸納。研發資料要確保系統性、完整性、準確性。
4. 每次研究結果（包括成功的和失敗的），都必須寫出學術歸納報告或學術論文，並及時發表。
5. 在做好學術歸納的同時，還要做好工作的歸納。

10-3 護理研發管理概論（三）

（四）護理研發管理的內容

1. 編制規劃和計畫（Programming and Planning）

規劃是呈現策略思考對遠景目標的想法和藍圖。規劃的特色是設計的範圍大、規模大、時間長，是一個時期之內工作的整體方向。計畫是在規劃的指導和規定下，根據一定的決策目標作出的實際安排和落實措施。計畫的特色是時間短、詳細而實際、便於執行與檢查。

規劃和計畫都是對某項工作的設計，是一項工作的開始；規劃與計畫的關係是整體與局部、整體與實際的關係。編制研發規劃和計畫，有利於確定一段時間內護理研發的方向和重點，不臨時突擊。

國內護理研發起步較晚，起點較低，選題範圍受到限制，前瞻性的研究較少，歸納性的研究較多。要想提昇護理研發水準，必須加強研發工作的動員主管工作和整體諮詢，制定出水準較高的研發規劃和計畫。

2. 審查研發設計

凡是新開立的課題，在完成研究課題設計及預備實驗之後，均要履行命題的報告、同儕評議，對課題做審查。運用同行專家的討論評議，可以使研發設計更加完備與適度，也協助主管在確定專案時減少重複的命題，做好選題的工作。

審查的內容包括：該課題是否符合選題的系統性、創新性、實用性、可行性原則；在理論上、時間上是否有意義；是否具備研究條件；研究方法、步驟是否得當；經費、物資核算是否適度與具有可行性；預期的結果能否實現。

3. 課題執行管理

在研究課題一經過上級批准之後，要迅速地加以執行。管理部門與課題負責人根據批准的「計畫任務書」或「契約書」，掌握組織、計畫、措施三項落實。課題負責人對課題的執行及完成負有全責，要親自參加全部或部分研究工作，特別是關鍵部位。要認真做好課題組的組動員、指揮、協調和對課題組各個成員的考核。在執行流程中，要定期檢查課題進度指標完成情況，取得哪些重要的階段性成果，有哪些重要進展，存在什麼問題和困難，經費開支情況等。在檢查中發現比原計畫有重大的進展時，要採取相關措施來加以支持，在必要時爭取增加經費指標。若發現原來的開題論證有較大漏洞，研究工作停滯不前，則要暫時終止原計畫，重新審查原有命題的論證報告，以確定是否調整或撤銷。對完成計畫進展好的要給予表揚鼓勵，而對無故不完成計畫與契約書的，要取消條件支持或撤銷計畫與契約書，在必要時要追查工作責任、經濟責任，甚至法律責任。

研發經費管理與研發成果管理

研發經費管理	研發經費在系統研究中占有重要地位。在護理研發經費緊缺的情況下，以最少的投入達到最佳的效果，必須加強研發經費管理，多重管道來爭取研發經費，適度地使用好研發經費。
研發成果管理	1. 研發成果是指系統技術研究活動取得的具有使用價值或學術意義的成型結果或結論。 2. 研發成果要經得起實務的考核和檢定，結果和結論能夠重複。研發成果的管理包括評量學術論文品質、動員學術交流、申報研發成果、研發成果鑒定和獎勵。

加強護理研發團隊的建構

1. 在研發工作中，科技人才占有舉足輕重的地位，在研發管理中對科技人才的管理，同樣應該占首位。
2. 科技人才管理包括：發現選拔人才、培養造就人才、管理使用人才。既要發揮老經驗專家的功能，也要掌握青年人的培養，提昇護理幹部的研發水準。對於的確有專長的護理人員，要積極地營造條件，使其在研發方面發揮功能。
3. 為了開展實驗研究及新學科、跨學門的研究，還需要不斷地吸收相關專業人員，而充實到護理研發團隊之中。

+知識補充站

科技檔案管理

科技檔案是指在研發活動中形成的，應當歸檔保存的原始實驗記錄、圖表文字資料、統計資料、照片、影片、錄影、錄音等科技檔資料，以及經費、課題、儀器設備、成果、人才、學科、科技資訊等。科技檔案管理的基本任務是收集、整理、保管、鑒定、統計和提供利用等六個構面，研發管理部門針對上述六個構面來建立和改善相關的管理制度，以保證科技檔案的完整性、準確性、系統化與標準化，以利於歸納研發的工作。

10-4 護理研發課題的管理（一）

研發課題的管理是護理研發計畫管理的重要部分，而課題管理是研發計畫工作的第一線。課題研究及其管理優劣，決定成果的品質，為人才水準的指標，只有課題管理的系統化，才能保證研發計畫的最佳效果，提昇課題研究水準和研發效率。

（一）課題與專案

課題（Subject）是為瞭解決系統技術問題最基本的研究單元。在確定研究的分類、性質、動員研究計畫的執行時，必須以課題為基礎。專案（Project）是為了瞭解決某一系統技術目標的系統研究單元。它的範圍視需要研究的問題涉及的學科範疇而定。

專案（Project）是由若干課題所組成，這些課題之間有內在關係。例如：戰爭傷害護理是一個研究專案，可以包括戰爭傷害心理護理研究、戰爭傷害感染研究、戰爭傷害康復研究等課題。專案的規模大、涉及面廣泛、週期較長。

（二）課題與專案的來源

1. **國家題目**：國家題目屬於指令性的題目，是按照國家發展規劃要求來和衛生保健事業發展的需求，由衛生福利主管部門經過周密的調查研究確定的。

2. **單位題目**：是醫護研發單位根據任務、以本單位的實際情況為基礎來制定的研發題目。

3. **個人題目**：屬於自選的課題，是研發人員根據學科發展、個人興趣，整合自己的專業特長、工作條件，從實際情況的角度來選定的研發的題目。一般單位內部有經費的資助，對護理課題較為實用。

（三）課題管理程序

課題管理由命題管理、課題執行管理、課題歸納管理三部分所組成。

1. 命題管理

命題是研發工作的第一步，首先是選題，選題要遵循需要性、目的性、創新性、先進性、系統性、可行性、績效性的原則。例如目前腦血管病、心血管病、惡性腫瘤三種疾病已占死亡總人數的57.44%，故此三種嚴重威脅民眾健康的疾病防治，已成為目前醫學研發的重點，護理研發在選題時如果將這三方面有關的預防、護理、保健作為研究方向，得標的機會就比較大。其次，要做好命題的報告。命題報告包括實際的研究內容、國內外研究現狀、水準、發展趨勢、經費物資條件、需要支援的條件、研究的階段性目標、研究進度及預期達到的結果和階段性成果。另外，要求科技管理部門或承擔單位的學術委員會給予實際的評估、審核並簽署意見。

命題管理的主要步驟

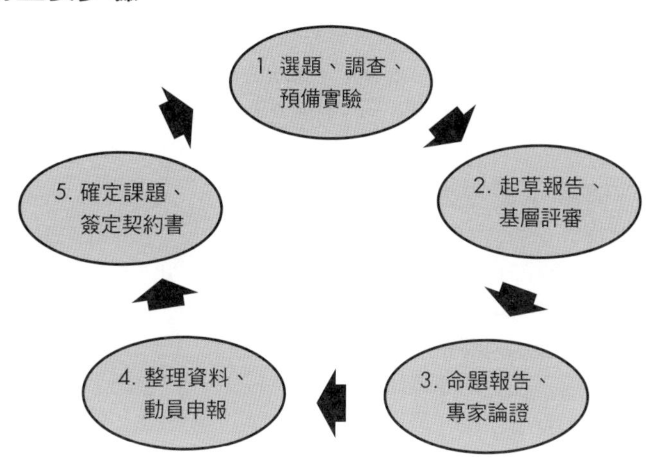

課題執行管理

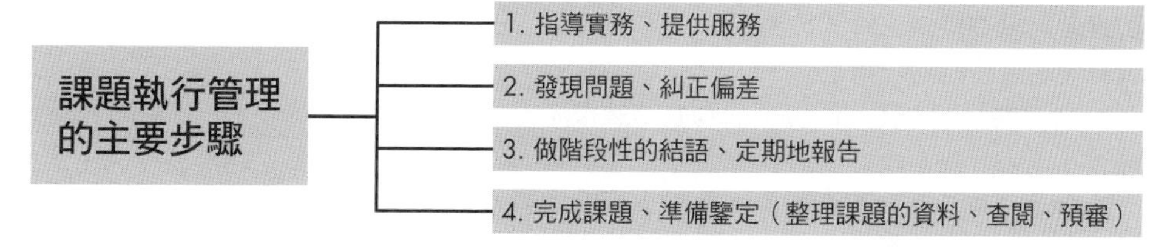

課題執行管理的主要步驟

1. 指導實務、提供服務
2. 發現問題、糾正偏差
3. 做階段性的結語、定期地報告
4. 完成課題、準備鑒定（整理課題的資料、查閱、預審）

課題歸納管理

結束研究的課題，要及時地歸納資料、發表論文、申請鑒定成果，按照要求來歸檔。課題歸納管理的主要步驟如下：

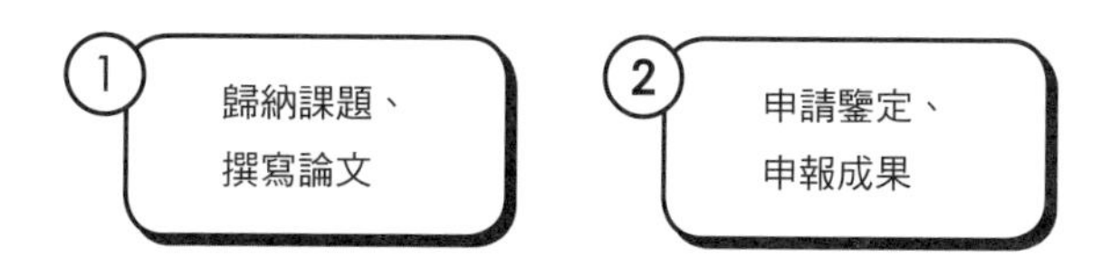

10-5 研發經費管理與科技成果管理

研發經費在系統研究中占的地位是眾所周知的。沒有足夠的物質資料保障，是難以完成課題並獲得成果的。多方籌措經費，加強經費管理，適度使用經費，是研發管理者的重要責任，也是研發經費管理的主要內容。

（一）研發經費的主要來源

醫藥衛生研發基金有嚴格的資助目標和申請資格要求。例如重點課題基金主要支持具有重要系統價值和實際意義的運用研究和基礎研究課題；開發基金主要用於引進、創新先進技術，開發具有重大社會效益、經濟效益的新產品；青年創業基金主要支持具有相當程度的創造能力和開拓能力，年齡在35歲以下的優秀青年和留學歸國青年科技人員。如果課題不在資助專案所規定的範圍之內，或申請者不具備課題的申請資格，很容易在課題初審時落選。所以，瞭解經費的主要來源和管理方法，可以提昇課題申報的命中率。

1. **上級撥款**：例如國科會的研究專案是由國科會所直接撥款的。隨著研發經費管理的改革，上級撥款的比例將會明顯地減少。2. 國家重點科技專案的契約經費。3. 縣市科技部門專案的契約經費。4. 合作單位委託研發專案經費:例如：臨床很多新藥、新儀器的開發、運用研究，有些是由醫藥公司或醫療儀器公司委託或協助的。5. 科技成果轉讓費：研究成果轉化為經濟效益後，其中一部分用於研發工作。6. 銀行貸款：研究專案不屬於以上經費資助範圍，申請不到以上經費、但研究成果有比較大的經濟效益，可以先在銀行貸款。7. 其他：例如國際科技、衛生動員和國內外機構、團體或個人資助研發單位或某課題小組的研發經費。

（二）研發經費的使用原則

1. **政策性原則**：整個研究流程自始到終必須嚴格執行國家的財政法規和財會政策，切實做到單獨做帳、單獨核算、專款專用，防止任何不符合財務政策規定的行為，保證研發的財務活動正常進行。

2. **計畫性原則**：任何的資金活動必須計畫開支，依據課題來核算，保證適度地使用經費。

3. **節省原則**：在研發活動中，要最大程度地節省人力、物力和財力。在課題設計適度的先決條件下，對儀器購置和其他消耗性開支，要嚴格審核。提昇設備的使用率和使用壽命，減少儀器設備的自然損耗，防止損壞與失漏等。

4. **監督原則**：財務部門和科技管理部門要制定必要的檢查與監督制度，定期檢查課題進展和經費使用情況，對那些申請了基金而不開展工作或工作確無成效的，要實行退款或中止其研發經費，對那些違反財務法規的人員，要追究其責任，並執行相關的處罰規定。

科技成果必須具備的條件

申報成果獎勵的研發工作要具備下列的條件：

1. 新穎性	2. 先進性	3. 實用性
在一定的時間或空間範圍之內首創或前所未有，例如地區內首創或國內首創。	在一定的時間或空間範圍之內，超過已公開成果的最高水準。	具有經濟價值和實用價值。

科技成果的水準等級

科技成果的水準等級分三個層級三個等級：

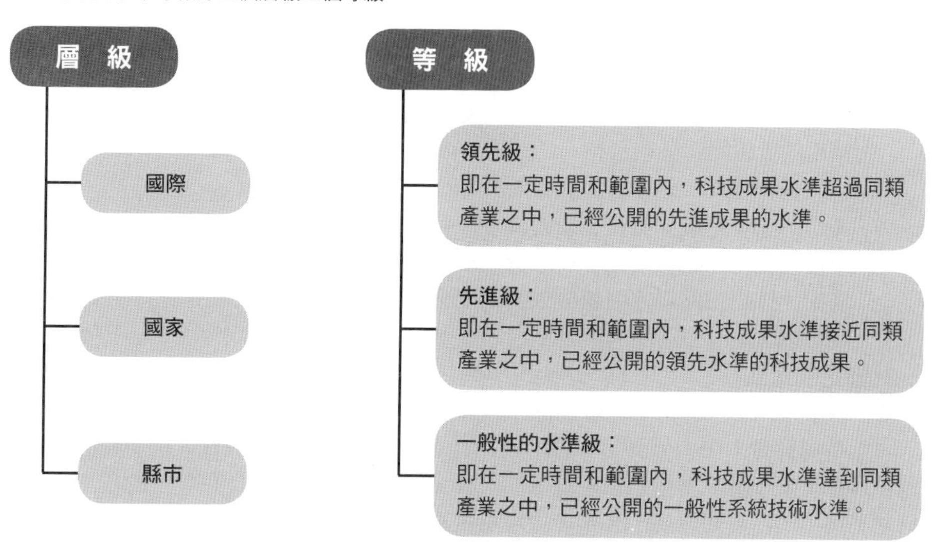

+知識補充站

1. 科技的成果是生產力，科技成果的運用對推動社會發展、加速經濟建設具有正面的意義。身為護理管理者，要掌握時機，加強護理研發工作和科技成果管理，提昇護理的研發水準。
2. 研發經費是在發展科技事業所產生的經費。主要用於解決特定的科技方面問題。

10-6 科技成果管理（一）

科技成果管理的內容

成果管理內容較多，歸納起來大致有：成果鑒定、成果登記、申報獎勵、材料建檔、技術保密、推廣運用、技術轉讓等幾個層面，其中成果鑒定、登記、申報、推廣四個層面是科技成果管理的重點。

1. 科技成果的鑒定

正確地評估系統技術成果的水準，做好醫藥衛生成果的鑒定，是加強科技成果管理，促進系統成果的推廣運用的關鍵部分。

（1）申請成果鑒定的條件：

①研究課題整體完成研發契約、任務書或計畫的各項要求。

②技術資料完整，並符合科技檔案管理部門的要求。包括設計、研究、實驗、試製、運用效果等原始資料和報告，有關單位測試、驗證、使用證實、生產技術圖樣、製程和工作結語，相關論文與專著等。

③運用性研發成果必須經過實際驗證並已經推廣運用，取得相當程度的經濟效益和社會效益。

④理論成果發表（會議宣讀）一年以後，得到同行的承認。

⑤使用的實驗動物必須合格。

⑥經過查新檢索，確認達到國際或國內的領先水準。

⑦課題的主要完成單位及主要完成者在名次排列上已經達成一致的意見，各參加單位已有書面認可意見，並加蓋了單位的簽章。凡是具備鑒定條件的護理研發成果，按照相關規定填報成果鑒定申請書，交付研究報告和相關的技術資料，向機構鑒定的主管部門申請鑒定。

2. 鑒定的方式

要根據成果的不同類型，採取不同方式動員鑒定，各種鑒定方式具有同等的效力。

（1）會議鑒定：由機構鑒定單位聘請同行專家，組成鑒定委員會（或小組），由鑒定委員會（或小組）對按照規定提供的證實、技術資料、檔案做審查、評估，並作出結論。適用於涉及面較廣、必須運用現場鑒定才能評量其科技水準的成果。聘請專家的人數要控制在5～13人，與專案有直接關係的人員不得參加技術鑒定或評審，科技成果完成單位參加技術鑒定的人數不得超過總數的二分之一，高級職稱的專家不得少於三分之二，組成專家組，確認1名主任委員，1～3名副主任委員。科技成果鑒定一般由行政機關負責動員，由任務的下一個部門動員鑒定。在研究課題完成以後，各級研發管理部門應於鑒定前一個月上報資料到研發處辦理鑒定申請。

研發課題申請書

實例分析

按照下列所提示的要求撰寫一份研發課題申請書。

課題能否申報成功，一方面取決於課題是否具備系統性、創新性、先進性、實用性、目的性、可行性，時限性，另一方面取決於課題申報書的內容是否條理清晰、完整，能否充分表達課題的內涵。因此，在充分調查研究、論證的基礎上，在填寫課題申報書時要注意下列的問題：

1. 簡表	研究專案、申請者、專案組成員、研究內容（這部分是整個課題的精髓，一定要填好，要精簡扼要，不超過150個字，要求簡明扼要地寫出本課題研究什麼？具有什麼意義？），主題詞或關鍵字不多於3個，標題少於25個字。
2. 立論的依據	研究意義（對學科發展是否有用，能發揮哪些功能？對實際工作是否有用，能發揮哪些功能？），國內外的研究現狀（國內外對此問題是否有研究，如果有研究，做到了什麼程度，還有哪些問題沒有解決；如果對此問題沒有研究，與此問題有關的工作有哪些，其結果對此課題有無幫助；目前要研究的問題是什麼）
3. 研究的方案	(1)研究目標：研究內容和擬解決的關鍵。 (2)研究方法：包括技術路徑圖、實驗方案、可行性分析。要詳細寫明實驗對象、每一步採用什麼方法，具有可重複性。 (3)研究特色：即創新之處，與國內外同類研究相比有何獨特之處。 (4)預期研究進展和結果：分階段的目標和要完成的工作，最後的成果。例如：發表幾篇論文，是否完成專著，拿到什麼獎等，或形成什麼標準、技術、儀器等。
4. 研究的基礎	(1)研究工作累積和已經取得的研究工作成績。 (2)已具備的實驗條件、缺少的實驗條件和擬解決的途徑。例如：利用某實驗室。 (3)申請者、主要學歷、研究工作簡歷、近期的論著、目錄、文章。
5. 經費預算	支出科目、經費、計算根據及理由（研發業務費、實驗材料費（占大部分）、合作費、實驗室改裝費），申請總數略多於標準，不能過多。
6. 申請者正在承擔的其他專案和過去已申請的專案。	

10-7 科技成果管理（二）

（2）**通訊鑒定**：又稱為函審。凡是不需要現場考察或實際測試，僅依靠技術報告報告和有關技術資料就能鑒定的科技成果，均可以採用函審來鑒定。由機構鑒定單位確定函聘同行專家名單，專家人數一般控制在5-7人，並確認其中一位任專家組長，由動員鑒定單位將該項成果的有關證實、技術資料、檔及「專家評審意見書」函送所聘專家，並請其在一定時期內回饋具有專家親筆簽名及加蓋專家所在單位公章的評審意見書，回饋的評審意見書不得少於5份，若少於此數時，應增聘評審專家。

（3）**檢測鑒定**：由被鑒定單位委託專業檢測機構按照政府的標準、產業標準或者有關技術指標對被鑒定的科技成果做檢定、測試，並出具附有檢測人員簽名和檢測機構加蓋公章的檢測證實，由機構鑒定單位根據檢測證實及計畫任務書(或契約)、技術資料、檔案做整體的評估，並依此填寫入（鑒定證書），在必要時，再聘請8～5名同行專家參與，做諮詢和評議。

（4）**驗收鑒定**：由機構鑒定單位或委託下達任務的專業主管部門（或委託的單位）主持，根據計畫任務書（或委託契約書）或規定的驗收標準和方法，在必要時可視實際情況邀請3～5名同行專家參加，對被鑒定的科技成果做整體的驗收，並出具附有驗收人員簽名和驗收單位加蓋公家章的驗收合格證實，同時根據驗收合格證實及有關技術資由驗收單位按照計畫任務書（契約書）所規定的驗收標準和方法做測試、評估，並作出結論。

2. 科技成果獎勵

研發成果獎勵，是對研發活動和研究人員的研發能力的社會承認，是研發管理工作的一項重要任務。護理管理人員要加強成果的績效，鼓勵護理研發人員敢於創新，協助研發人員做好申請科技獎勵的各項工作。

3. 研發成果的推廣運用

研發成果的推廣運用包括兩個層面，一是努力將本單位的成果推向醫療、護理第一線；二是引進、消化、吸收國內外已有的新成果，特別是要注意將高科技成果引入護理工作和護理研發。如何將研發成果盡快轉化為現實生產力，為提昇醫療護理品質、保障民眾健康服務是研發成果管理的重點和目標。設定對接的推廣機構、篩選適宜的推廣專案、採取不同的推廣方式、建立適度的推廣機制等顯得尤為重要。運用研發成果的推廣運用，推動國內護理理論和技術水準的整體進步，是全體護理工作人員的共同責任。推廣醫藥科技成果，可以採取靈活多樣化的方式。

研發成果的推廣運用方式

1. 運用媒體的方式	運用新聞媒體，例如新聞發表會、報刊、雜誌、電視等做推廣。
2. 運用展覽的方式	實物、圖片、現場指教等。
3. 學術活動的方式	學術會議、專題講座、研討會、科技交流會、發表論文、出版專著等。
4. 貿易的方式	技術轉讓、技術開發、技術諮詢、技術服務、技術訓練、技術承包、技術入股、各種研發生產的水準整合等。
5. 計畫的方式	對經濟影響較大的成果可以由各級經濟部門安排將推廣計畫納入經濟計畫。
6. 其他	(1)可以採取優惠價格、分期付款、優質服務、送貨上門等方式做新儀器的推廣。 (2)對一些前瞻性研究、理論性研究，例如「中風預測的諮詢」、「急性心肌梗塞症及心肺復甦的現場搶救技術」等，最好彙編成防治手冊，送到基層或社區保健部門及時推廣，提昇全民醫療、預防、保健水準。 (3)另外，還要以發展科技和經濟的政策為導向，篩選一些先進性、成熟性、實用性的研究成果做推廣。同時要適度地處置智慧財產權，避免因推廣無力、急功近利、以遠低於成果自身價值的價格轉讓，造成成果的隱性流失，或因為盲目擴大推廣的範圍，造成政府推廣資金的浪費。

研發成果的推廣運用方式

1. 科技活動已經由科學家的自由研究，有組織的團體研究，發展到國際性的合作研究。

   加強科技成果的收集和推理，有利於推動社會、經濟和科技的發展具有重要的意義。

2. 科技成果利用的週期縮短。

   藥品、生物製品、醫療儀器等成果轉化為商品之後，為民眾健康提供新的防治手段。

3. 科技成果的整體，可以反映一個國家或地區的科技發展規模和發展水準。

   某一項突出成果或重大成果可以從某一個期度反映出一個國家或地區的科技水準。

4. 加強成果管理有利於人才的發掘和成長

   高品質的優秀科技人才往往以其高水準的科技成果作為一項重要的指標。

5. 科技成果管理是研發管理工作的重要一環

   (1)研發工作從確定計劃任務、研發設計論證、研究實驗，到成果鑒定、成果推廣應用，是一個完整的過程。
   (2)做好成果管理工作，直接影響研發工作的效益。
   (3)對研發工作的預測、研發計畫的決策、課題選擇等一系列研發管理活動有回饋的功能。

+知識補充站

科技成果管理是指對科技成果的管理。在研發管理中占有十分重要的地位，科技成果是人類寶貴的財富，是推動經濟建設和社會發展的必要資源，其推廣和應用於社會，是研發任務的最終歸宿。

NOTE

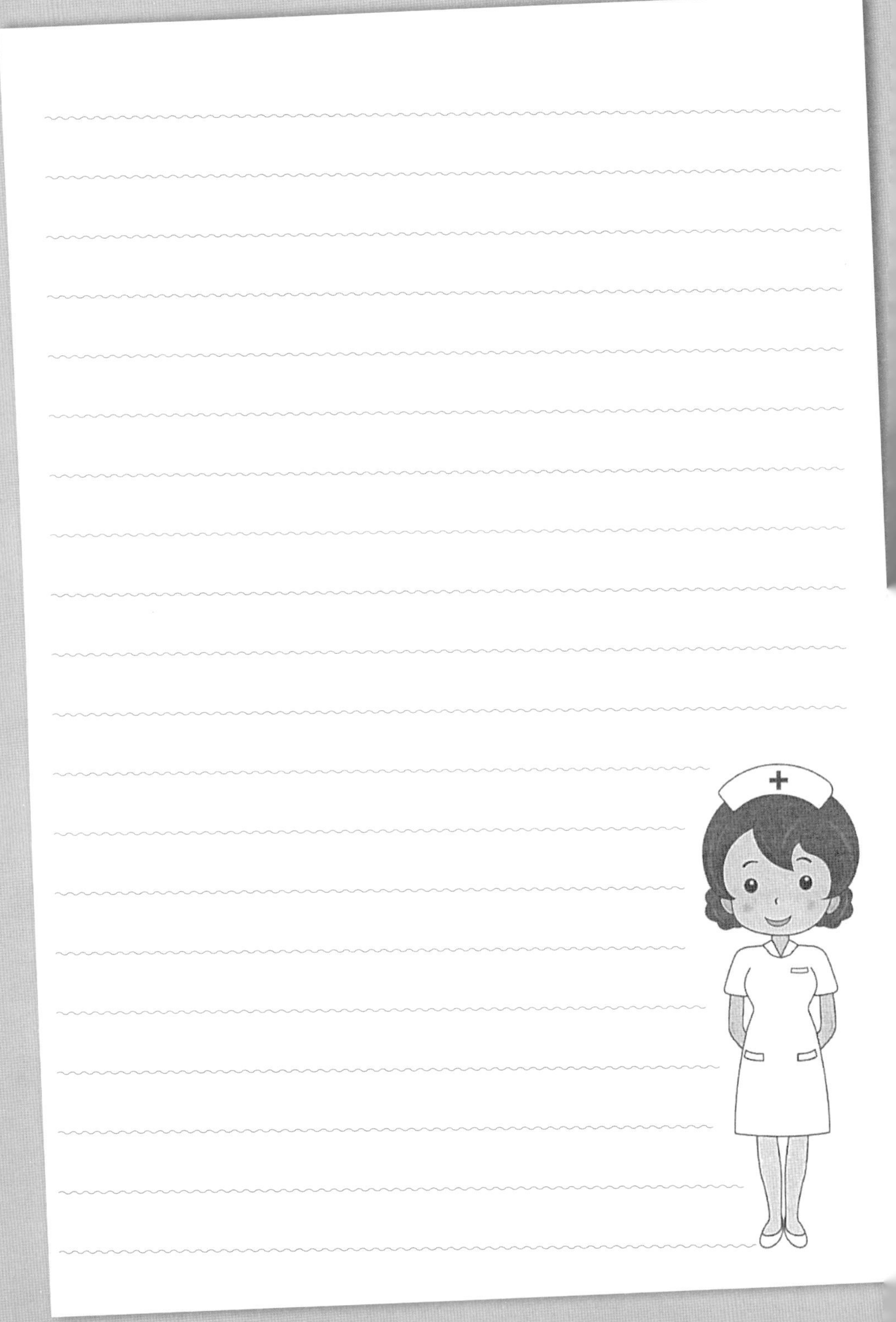

第十一章
持續性護理學教育管理

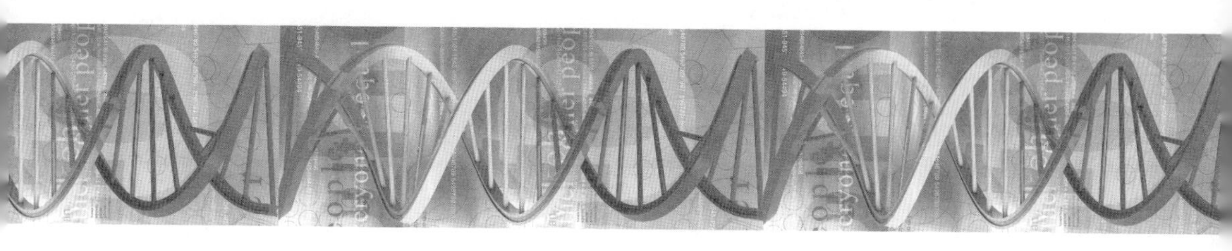

本章學習目標

1. 持續性醫學教育、持續性護理學教育的概念。
2. 持續性護理學教育的原則。
3. 國內目前的持續性護理學教育的組織層級系統。
4. 國內對持續性醫學教育的專案的有關規定。
5. 持續性醫學教育的現狀。
6. 持續性護理學教育的學分要求和學分分類。
7. 國外持續性護理學教育的方法，其主要優勢是什麼？
8. 請整合您的實際工作經驗，論述如何有效地開展持續性護理學教育？

11-1 持續性醫學教育（一）

（一）持續性醫學教育的概論

持續性醫學教育是在終身教育思考影響下建立的，經過不斷地實驗和改善，目前在世界上已經逐步形成了一個系統化和標準化的持續性醫學教育系統。持續性醫學教育是醫學教育的一個重要的部分，是執行終身教育的必經途徑。

1. 持續性醫學教育的概念

（1）持續性教育：持續性教育（Continuing Education，CE）是指對全日制學校和高等學校完成學業或中途輟學的青年和成人所做的專業訓練和一般性的文化教育，此種教育要在人的一生中不斷地做，以配合社會變化和系統技術不斷革新的需求。

（2）持續性醫學教育：持續性醫學教育（Continuing Medical Education，CME）是以學習新理論、新知識、新方法、新技術為主的醫學教育，是醫學教育的持續性統一，是基本醫學教育、畢業後醫學教育、持續性醫學教育的最高階段。其對象是畢業之後運用標準或非標準的專業訓練，正在從事專業技術工作的各類衛生技術人員。

2. 持續性醫學教育的現狀

持續性醫學教育為一種教育制度，並成為醫學教育持續性的一部分，在國外，持續性醫學教育是1970年代以後才得到發展；在國內，持續性醫學教育則是1970年代末和1980年代初引入國內。經過三十多年的發展，目前在世界上已經逐步形成了一個系統、標準、完備的持續性醫學教育系統，持續性醫學教育的現狀可以從下列5個層面來呈現出來。

（1）持續性醫學教育的立法和制度化：目前，運用政府對持續性醫學教育立法的國家不多，但不少國家已經逐步從部門規章地方立法或學會的章程轉向全國性立法。要使持續性醫學教育制度化，其關鍵是運用立法方式，使衛生技術人員參加持續性醫學教育的權利和義務得到確認，同時也促進持續性醫學教育經自願參加向強制性參加的方向發展。

（2）國外的情況：在美國，繼1972年部分的州對持續性醫學教育立法之後，聯邦政府制定了持續性醫學教育的法律，運用立法對全美的持續性醫學教育作了強制性規定，要求每位醫師、護理每年必須完成規定的學分，以此作為執照再註冊的必要條件。在歐洲，法國是第一個對持續性醫學教育立法的國家。1993年，英國皇家醫學會規定以學分制為基礎的持續性醫學教育制度，每年每人50學分（時），5年內必須完成250學分（時）。聯邦德國公法中的職業法確認規定，各類醫師均有義務接受持續性醫學教育，要求每位醫師3年內完成60學時的持續性醫學教育課程，並規定60%（36學時）要在聯邦持續性醫學教育重點完成，40%（24學時）可以在其他州舉辦的持續性醫學教育課程中完成。

持續性醫學教育現狀的五個層面

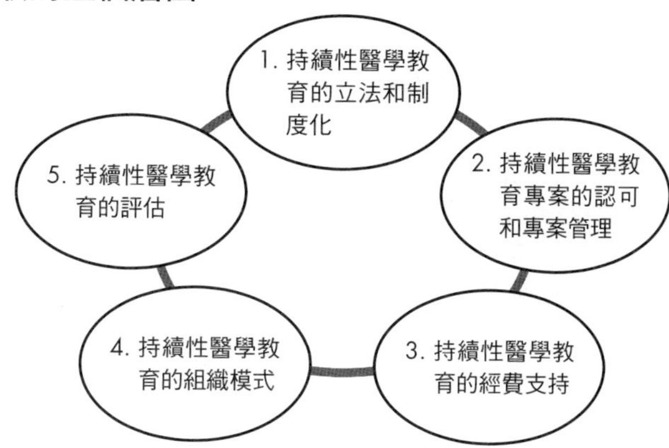

持續性醫學教育

1. 持續性醫學教育是衛生人力資源開發和培養的主要途徑和重要方式，也是衛生技術人員團隊建構的重要內容，對提高衛生團隊整體素質和衛生服務水準、推動醫院的整體改革與發展具有重要的價值

2. 目前綜合性醫院，在組織員工接受院級繼續醫學教育過程中仍發現部分醫護工作者存在以賺學分為唯一目的，使一些講座、培訓流於形式等現象，要對此問題的原因加以分析，並在做持續性醫學教育的品質控制和保證措施方面提出改革和解決的方法。

持續性醫學教育專案的認可

專案認可

(1)認可又稱為評鑒（Accreditation）是指對持續性醫學專案做承認、許可的准許流程。
(2)美國，持續性醫學教育專案由持續性醫學教育評鑒委員會（Accreditation Council for continuing medical education，ACCME）做出認可。ACCME是一個非官方的持續性醫學教育評鑒機構，成立於1979年，它由美國醫學會、美國醫學院協會、美國醫院聯合會、美國醫學教育聯合會、美國州醫學執照委員會聯合會、美國醫學專科醫師協會所組成，並設有常設的機構。州級的持續性醫學教育專案，由州醫學會和相關的專家來負責認可，聯邦級的持續性醫學教育專案，由ACCME來負責認可。
(3)ACCME的功能是：對提供持續性醫學教育專案的主辦單位授予認可；提出認可和評估的政策；研究如何提昇持續性醫學教育的組織和流程；研究持續性醫學教育評估標準和方法等。

+知識補充站

在歐美先進國家，持續性醫學教育為衛生系統的一部分，不僅運用立法機構對衛生技術人員參加持續性醫學教育的義務和權利做出了確認的規定，而且對專案的管理也制定了嚴格的標準，以保證持續性醫學教育的品質。

11-2 持續性醫學教育（二）

3. 持續性醫學教育的經費支持：在國外，持續性醫學教育的經費來源大致上有5種途徑：（1）政府：政府對持續性醫學教育的經費支持，在實行公立衛生服務管理系統占主導地位的國家，政府給予主要的投資。例如英國每年向每一位符合享受持續性醫學教育費用的人提供2400英磅的費用。義大利的國家法律第48條規定，對長期在公有衛生服務系統工作的人，可以利用國家衛生基金強制地參加持續性醫學教育。（2）企業和保險公司：企業出資，包括制藥工業、醫療設備、保險公司等。在德國、美國許多保險公司對持續性醫學教育有專項資助的專案，並將持續性醫學教育列為降低保險索賠的一項對策。因此，企業和保險公司均樂意為持續性醫學教育出資。（3）醫療機構自籌資金：美國的醫療衛生已成為僅次於國防的第二大消費部門。醫院的持續性醫學教育經費中，40%用於醫院自行舉辦的持續性醫學教育專案，60%用於各種方式的持續性醫學教育活動。（4）個人支付：在私有衛生服務市場與占主導地位的國家，國家對持續性醫學教育投入有限，由於法律上或制度上要求必須接受持續性醫學教育，所以個人出資是集資的主要管道；（5）運用多重的管道來集資（即上述途徑的混合）。

4. 持續性醫學教育的組織模式：目前主要以學習新知識、新技術為目標，以大學和醫院為基礎的持續性醫學教育組織模式。在美國，持續性醫學教育在內容篩選和方法上採取多種的方式，大致上有下列7種：（1）短訓班：這是一種持續性性的課程，對選定的課程在幾天或幾周中來完成；（2）間斷性課程：這類課程是每週或每月授課1～2天，全部課程在幾周或幾個月內完成；（3）研究生受訓者課程：這是一種住宿方式的教學，多數在醫學院校或醫院中做短期離職進修；（4）家庭學習：這類課程通常以自學方式來進行，由主辦單位元元運用函授方式給予指導，提供多種具有影音資料的教材；（5）巡迴教學：這類課程是為分散在農村或缺乏教育資源的小城鎮醫務人員所提供，由主辦單位派演講團做巡迴教學；（6）遠端教學：這是一種利用現代通訊工具做教學的持續性醫學教育課程。它是一種新技術，將逐步取代集中的現場教學，使每一位在職衛生技術人員都有機會獲得持續性醫學教育。美國在1980年已經成功地運用通訊衛星，將全國性醫學會議向全國播放。設在洛杉磯的醫院衛星聯播網路（Hospital Satellite Network，HSN），自1983年以來，利用製作的持續性醫學教育專案，每週7天，每天24小時向全美大多數州的醫院播放，正規的持續性醫學教育節目，每節授課30分鐘，每3次給予1學分，學分由經認可的主辦單位或大學持續性醫學教育部簽發；（7）其他的方式：包括參加學術會議、參觀新技術展覽、舉辦各種討論會等。

持續性醫學教育評鑒委員會的功能

1. 對提供持續性醫學教育專案的主辦單位授予認可；
2. 提出認可和評估的政策；
3. 研究如何提昇持續性醫學教育的組織和流程；
4. 研究持續性醫學教育評估標準和方法等。

持續性醫學教育的評估

1. 對個人的評估

(1)首先，要確認對個人的評估是持續性醫學教育性質所決定的，因為持續性醫學教育是一個按個人學習需要來組織的流程。
(2)評估的重點是受訓者在訓練前後行為的改變，評估的模式採用了6個指標：①參加（Attendance）：指入學率與就學率；②滿意度（Satisfaction）：採用問卷調查法，對一般性的問題做質化分析和量化分析，及時地回饋；③知識（Knowledge）：採用測試法，與考核之前的成績做比較；④能力（Competence）：採用臨床能力測試法，即對臨床思考能力的測試；⑤操作的技能（Performance）：採用現場考察，模擬考試等；⑥醫療的品質（Patient outcome）：是對醫療品質的考核，其中包括診斷的正確率、處方品質、臨床檢查專案篩選適度性、治療率等。

2. 對效益的評估

(1)主要是對效益的分析流程，評估模式由3部分所組成：①業務活動分析（Task analysis）：運用業務活動分析，可以判斷運用持續性醫學教育後，衛生服務的品質得到改善的程度。
(2)可以採用同專案相關的疾病診斷準確率、治療率、平均住院日、轉診率等指標做訓練前後的比較研究來判斷；②費用分析（Cost analysis）：按照持續性醫學教育的費用投入和產出單位數來計算報酬率；③效率分析（Efficiency analysis）：可以根據持續性醫學教育的活動類型、參加人數和投入的資金來做比較。

+知識補充站

持續性醫學教育的評估是一項複雜的工作，包括持續性醫學教育需要和專案的評估、專案執行和效益的評估。其中對持續性醫學教育需要和專案的評估已經建立了較改善的制度，我們在前面曾闡述過。對專案執行流程的評估，要著重於對個人的評估，對效益的評估，應著重於對執行效益的分析。

11-3 持續性護理學教育（一）

持續性護理學教育的概論

1. 持續性護理學教育是臨床護理教育的重要部分，也是現代醫院護理管理的重要任務之一。

2. 臨床護理教育是繼醫學院校教育之後，對從事臨床護理專業技術工作的各級、各類護理人員做專業教育的統稱。

3. 它包括新護理的職前訓練、護理標準化訓練、持續性護理學教育、護理實習生臨床教學和臨床實習、護理進修生訓練等。

（一）持續性護理學教育的概念

1. 持續性護理學教育（Continuing Nursing Education，CNE）是繼畢業後標準化專業訓練之後，以學習新理論、新知識、新技術、新方法為主的一種終生性護理學教育，其目的是使護理技術人員在整個專業生涯中，保持高尚的醫德與醫風，不斷地提昇專業工作能力和業務水準，跟上護理學科的發展。

2. 美國護理學會（American Nurses Association，ANA）認為：「持續性護理學教育是有計畫、有組織地為提昇註冊護理在護理服務、教育、管理、研究等方面的能力，提昇他們的理論知識、操作技能和工作方法而安排的學習流程。」

3. 從廣義上而言，持續性護理學教育是建立在已經獲得知識的基礎上，對過去所掌握的知識、技術和工作方法不斷加以改進的終生學習流程；是對在職護理人員做知識技能補充、更新、拓寬和提昇的一種追加教育。要提昇護理團隊的素質和業務技術水準，就必須加強護理人員的持續性教育。

（二）持續性護理學教育的必要性和緊迫性

1. 隨著醫學系統技術的發展，醫學研究的不斷深入，高科技的運用和科際整合學科的不斷誕生，使護理學在思考模式與認知方法上發生了重大變化。

2. 現代護理學理論，把護理看成了與周圍環境和整個社會有著無窮豐富的內在關係與轉化關係，使護理學的內涵與延伸有了更為廣闊的發展空間，在基本護理學、護理各科之外，又發展了護理心理學、護理社會學、護理倫理學和護理美學等人文社會系統，對護理人員的素質提出了更高的要求。僅有的院校教育和專業化學習，已經難以滿足臨床護理單位、社區護理單位的需求，難以配合護理學科的發展。

3. 大量的新理論、新知識、新技術和新方法，需要運用開展持續性護理學教育，得以更新、補充、延伸和深入化。

（三）持續性護理學教育的原則和特色

持續性護理學教育逐步走向法制化、標準化，逐步形成自身發展的原則與特色。

持續性護理學教育的原則

1. 持續性護理學教育是一種追加教育

(1)未來護理專業是以高科技現代化和自動化、資訊交流的頻繁化來呈現護理服務的高技能，護理工作是系統性、技術性和服務性的整合，知識更新週期需要不斷地縮短，才能促進護理內涵品質的提昇。因此，護理專業單靠學校教育及臨床實務傳統式傳授已經不能配合護理學的發展。
(2)由於教育層級和知識結構的限制，護理人員在實際工作中表現整合分析和解決問題的能力不強，現有的在職護理人員的知識結構還不能完全配合學科發展的需求，與護理學本身的要求及其價值目標仍然有所差距。
(3)一方面要培養高層級的護理人才，而更重要的是對現有的護理團隊的知識結構要運用持續性護理學教育給予追加教育，做護理人員的在職訓練，使知識和技能得以更新、補充、延伸和改善，以系統的方法來不斷地提昇護理團隊的整合性素質和整體素質。

2. 持續性護理學教育是一種終生性教育

(1)持續性護理學教育是繼畢業後標準化專業訓練之後，以學習新理論、新知識、新技術和新方法為主的一種終生性護理學教育。
(2)社會變革促使護理工作趨於多元化。
(3)終生性的護理學教育能拓寬護理人員知識的多元化、技術多樣化，使護理學科達到配合新世紀發展的要求。

3. 持續性護理學教育要注重實效

開展持續性護理學教育要密切整合護理工作的需要，呈現個人性、需要性、層級性和專業性要求，才能收到實際效果，有利於促進臨床護理工作品質的提昇。

4. 持續性護理學教育要突顯出「四新」

持續性護理學教育要突顯出對新理論的學習、新知識的瞭解、新技術的掌握以及新方法的運用。

5. 持續性護理學教育重在管理

切實加強與改善對持續性護理學教育的管理，將持續性護理學教育標準化、制度化、法律化是做好持續性護理學教育的根本保證。
(1)健全持續性護理學教育的訓練計畫和保障制度：使護理人員的學習有目的、有計畫、有落實，提昇學習的自覺性，從而使接受持續性護理學教育從被動要學習轉化為主動去學習，達到終生能夠受益無窮；
(2)建立持續性護理學教育的激勵機制：定期考核、評量整合。使持續性護理學教育成為業績、註冊、聘任、晉升等的重要依據。

11-4 持續性護理學教育（二）

持續性護理學教育的特色：持續性護理學教育的特色呈現在下列幾個層面：

（1）管理層面：①政府行為與產業兩級管理：隨著國內持續性護理學教育工作在國內的開展及國外持續性護理學教育的逐步法制化，國內護理管理人員認識到護理學要真正成為一門與醫學平行的獨立學科，除了要發展高等護理教育之外，還必須大力開展持續性護理學教育。②建立了較為完備的規章制度：從政府到產業均能夠逐步建立和改善法律、法規和各級規章；③實行學分制：學分在持續性護理學教育中的運用標準要逐漸地加以統一化。

（2）訓練層面：①從全國的角度而言:以執行國家級的專案為主；②訓練的對象：持續性護理學教育的對象是畢業後運用標準或非標準化的專業訓練，具有護理師及護理師以上專業技術職務的正在從事護理專業技術工作的護理技術人員。參加持續性護理學教育，既是護理人員應享有的權利，又是應盡的義務。③訓練的內容：持續性護理學教育的專案內容是整合單位元元實際需要的新理論、新知識、新技術和新方法。④訓練的方式：持續性護理學教育的方式應呈現短期學習和業餘學習。根據不同的學習內容和條件，靈活而多樣化地開展。

持續性護理學教育的內容與方式

符合實際需要的持續性護理學教育內容和靈活而多樣化、注重實效的訓練方式，是有效落實持續性護理學教育的重要部位。

1. 持續性護理學教育的內容：持續性護理學教育的內容要配合護理學科和臨床醫學的發展和各級護理人員的實際需求，要配合不同專科護理技術人員單位的實際需求，強調聚焦性、實用性和先進性，以現代護理學發展中的新理論、新知識、新技術和新方法為學習重點。隨著護理學發展的需求，不斷地改革持續性護理學教育的內容。（1）增加對護理理論的研讀：護理理論是護理系統的一個重要特色，護理要成為一門專業並得到認可，必須發展理論研究，形成學科理論，以理論指導臨床實務，以增進護理專業的自主權，提昇護理學科在學術上和社會上的地位。此外，運用加強理論學習，使臨床護理人員瞭解和掌握護理理論，從而能夠更加穩固專業價值觀念；（2）注重專科護理的持續性教育：隨著護理學科的發展，臨床護理學在深度和廣度上不斷地延伸，專科的新業務、新技術得到廣泛的運用。因此，系統的專科護理的訓練有助於提昇臨床專科護理水準，不斷地配合醫學發展的需求和患者的健康需求；（3）注重護理實務技能的培養，呈現出護理所需要的知識結構；（4）要關注人文社會系統，包括政治思考、職業道德、護理倫理、醫學倫理、護理心理、護理美學、衛生法律法規、溝通交流技巧等內容；（5）要增加社區護理、復健護理、老年護理、健康促進、護理幹預、預防保健等教育專案；（6）要加大護理管理理論與系統管理方法、高科技設備的運用與護理配合以及與護理學科相關的臨床醫學、醫學科際整合學科的訓練方法。

持續性護理學教育的方式

持續性護理學教育的方式應以在職的短期訓練和業餘學習為主，實際應根據不同的訓練內容、不同的訓練對象、不同的訓練條件和可以利用的資源，而採取靈活且多樣化的方式、注重實效的訓練方法。

1. 實際的活動方式

(1)一般經常有學術會議、學術講座、專題討論會、專題講習班、專題調查和考察、疑難病歷護理討論會、護理會診、護理技術操作示範教學、各類短期和長期的訓練等。
(2)為同行持續性護理學教育提供教學、學術報告、發表學術論文和出版著作等，也應該視為參加持續性護理學教育。

2. 方式的延伸

(1)自學是持續性護理學教育的主要和重要方式。
(2)護理人員參加持續性教育是自身發展和自我提昇的一種方式，學習要以自學的方式為主，醫院教育的方式為輔。
(3)對自學的管理應有確認的目標並經考核認可。
(4)隨著護理學的發展，要注重不斷開發多種管道和多種方式的持續性教育，資訊技術的運用就是最典型的例子。
(5)隨著資訊技術的發展和運用，護理人員有了更為快捷、更為便利的擷取知識的途徑。
(6)運用這種途徑可以做護理學術交流，開展遠端教育，舉辦各種訓練，並運用組織相關的考試或作業方式瞭解教育對象的學習效果，並授予一定的學分。
(7)網路的資訊交流有效地促進了資訊的溝通，使在職護理人員在完成持續性護理學教育專案時，能夠避免學習時間和空間的限制，提供了更為靈活的學習機會。

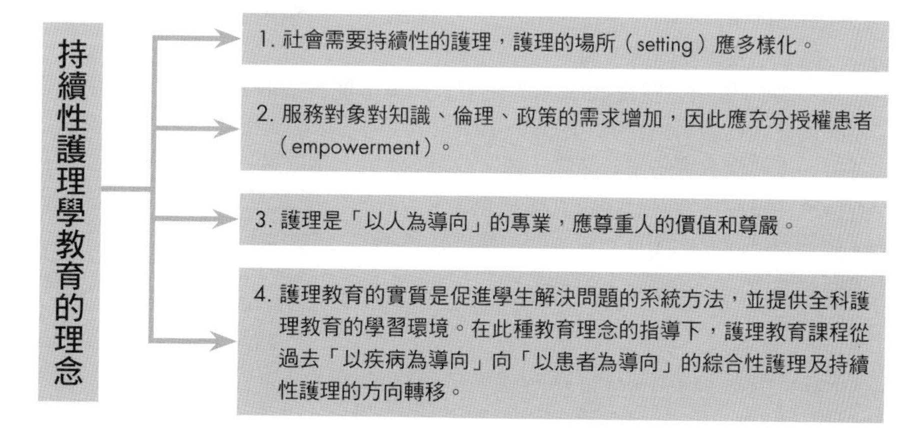

11-5 國外持續性護理學教育（一）

（一）國外持續性護理學教育的概況

國外持續性護理學教育始於歐美先進國家，它隨著持續性醫學教育而逐步地產生和不斷地發展。持續性護理學教育的產生與發展已經形成了終生教育思考與護理教育的持續性，在相關的理論研究、法規制度改善、教學基地、訓練師資、教育內容、品質效果等方面都較為完備，有效地促進了護理學科的發展。

1. **國外持續性護理學教育的組織：**從發展趨勢而言，國外傾向於制度化持續性護理學教育。以美國為例，瞭解國外持續性護理學教育的組織。美國護理管理主要分為三支：美國護理聯盟，是美國護理專業教育管理的最高機構。它由38個州護理聯盟組成，設有護理研究、護理教育、護理技能和護理資訊管理等諮詢委員會。任務是研究護理教育、主管全美護理教育；美國護理學會（ANA），是美國護理學術團體的最高機構。美國護理學會為一個聯盟，它總部設在首都華盛頓，50個州設有分會，是州政府直接管理的下屬獨立機構，機構名稱為"某州護理管理董事會"，設有護理政策和實務部、政府公共關係部、護理工作安全部和護理教育部；任務包括護理基金會、護理學院、護理資格學會的工作範疇。美國護理協會（工會）的任務是爭取護理、病人權力和立法。

2. **美國持續性護理學教育的組織管理：**

（1）**聯邦政府一級：**全國持續性醫學教育評鑒委員會（ACCME）。組成：美國醫學會，美國醫學院協會，美國醫院聯合會，美國醫學教育聯合會，美國州醫師執照委員會聯合會，美國醫學專科醫師協會，美國護理學會等。其任務是認可持續性教育的主辦單位；認可持續性教育的課程專案；認可跨州的持續性教育活動。

（2）**州政府一級：**州護理學會又稱為州護理管理董事會、州護理聯盟和相關的護理專業會。其任務是認可持續性護理學教育的主辦單位；認可持續性護理學教育的課程專案。

（3）**當地（市、縣）和醫院一級：**其任務是實際組織執行和落實持續性護理學教育的訓練專案。例如各地醫院護理部門設專職管理人員，稱為「持續性教育協調人」（CE Coordinator），相當於護理部門副主任的職務，主管醫院臨床護理教育，包括職前訓練、持續性教育和臨床帶領。

目前，美國50個州中已有22個州的衛生當局以護理再註冊為目的，制定了註冊護理定期參加持續性教育的法律和法規，規定每2年申請再註冊時，必須同時交驗已經完成持續性護理學教育的學分證實，使之成為執照再註冊的依據。美國護理學會正在努力將持續性護理學教育同護理實務關係起來，並能對持續性護理學教育的成效做出評估，使持續性護理學教育和醫師的持續性醫學教育一樣，向制度化、標準化和法制化的方面發展。

國外持續性護理學教育的功能

持續性護理學教育是整合科技、教育、人才培養於一爐的事業，其功能主要呈現在下列幾個層面。

1. 能夠促使護理人員培養的標準化

持續性護理學教育的產生與發展，有力地衝擊了護理專業單靠一次性的學校教育及臨床實務的經驗式傳授的傳統觀念，使終生教育的模式逐步被護理界所重視，促使終生護理學教育的結構結構的形成；完成對護理人員培養持續性性的標準化流程。

2. 能夠不斷地提昇護理人員的專業水準

(1)護理專業水準的提昇，是促進醫學科技進步的一個重要途徑。
(2)以新理論、新知識、新技術和新方法為主的持續性護理學教育，有效地提昇了護理人員的專業工作能力和業務水準，保證護理人員能在整個職業生涯中配合單位，勝任單位的需求。

3. 能夠解決科技、教育和臨床三者之間的關係

(1)系統技術要發展是硬道理，持續性教育持續性提供了保障，持續性護理學教育的性質、目的、內容和方法，有效地解決了臨床單位的需求與在職學習的衝突，滿足臨床用人的需求。
(2)執行持續性護理學教育促使使用與訓練的整合，從而促進人才的培養。

4. 能夠追蹤國內外護理學發展的趨勢

(1)面對新世紀知識經濟的迅速發展，給護理學系統技術發展帶來了新的機會和挑戰，追趕國際尖端護理的重要性和顯示了護理人才培養的迫切性。
(2)持續性護理學教育一方面突破了時間、空間的界線，另一方面，有效運用現代遠端教育、電腦網路教育、標準新穎的教材及護理學專業雜誌等先進教學方式，而追蹤國內外護理學的發展趨勢。

美、英、日、澳四國護理教育的發展趨勢

1. 已經發展成為一門獨立的學科

(1)護士的工作職責整體化。護理人員是病房的管理者，護理人員的職責是獨立地做出護理診斷、護理計畫、評估病人等。
(2)護理人員公共形象好，社會地位也比較高，收入也算中等。

2. 教育的特色

(1)起點較高。
(2)系統完備。
(3)教育方式靈活多樣化。

3. 課程適應了社會發展的要求

(1)課程設計體現了全新的教育理念。
(2)護理課程系統而整體性。

11-6 國外持續性護理學教育（二）

（二）國外持續性護理學教育的管理

國外持續性護理學教育的管理，其特色是理念先進、機構建全、制度完備、方式標準和品質保障。

1. 國外持續性護理學教育的方法：教育的方法主要呈現在持續性護理學教育的標準、持續性護理學教育的內容和持續性護理學教育的方式三方面。現在以美國、日本為例，瞭解國外持續性護理學教育的方法。

（1）持續性護理學教育的標準：美國護理學會只從法規制度上給予要求，而不制定全美統一的持續性護理學教育的標準。各州護理管理董事會在州政府的直接管理下，行使較大的自主權。所以，全美各州的持續性護理學的標準不盡相同。日本護理學會成立於1946年，1948年創立護理教育研修中心。1987年由全國護理學會會員的會費建成了一幢整合性護理教育研究基地，即現在位於東京都清瀨市的護理教育研修中心。該重點由持續性教育部門、認證評鑑部門、圖書館所組成，是對全國護理做終生職業教育、培養教育能力及優秀的護理實務能力的最高機構。每年全國大約有3000名護理人員留職停薪，接受為期不等的持續性護理學教育。

①學分的授予：美國從2年5學分到30學分不等，一般為每2年30學分，其專業學分占20學分；日本則是在訓練班結業時，頒發相關的結業證書，以便註冊及上班，訓練期限從2日到3個月、6個月不等。

②師資的要求：美國、日本的持續性護理學教育主辦單位的師資團隊基本上是固定的，外聘的教師也相對地固定。教師全部都是大學以上的學歷，美國主要是博士和碩士學會的師資，而且多數都有論著、專著出版。日本要求各個都、道、府、縣每兩年選派具有5年會員會齡的護理教師到護理教育研修中心集中訓練1次。護理教師的教育層級較高、實驗室和臨床的動手能力較強、責任感較強是他們的特色，從而充分有效地保證了教學品質。

③教材的要求：教材相當多，資源很豐富。要配備有書籍、雜誌等文字資料；電視、電影、廣播等視聽教材；電腦網路教育資料和遠端教育資料。教材更新迅速，書籍教材一般週期為1～2年；其餘教材更是以新型與實用較具吸引力。

④訓練的經費：經費的來源相當多樣化。採用的方式一般是國家提供的專項補助資金；聘用單位、醫療保險公司、藥廠企業、社會慈善機構以及護理學會的會費交納的會費；個人出資等。例如，美國的持續性護理學教育經費，若是ACCME認可的專案或醫院立案經過認可的專案，是可以免費訓練；若是參加自學、提昇學歷學習則需要自費。

持續性護理學教育的內容

一般性專案

各州護理管理董事會規定一些訓練的必備專案，例如：放射安全，火災措施，安全用電，心肺腦復甦術（CPR），結核病相關內容，脊柱自身保護措施，以防止腰肌勞損等。

專業專案

1. 以新理論、新知識為主，要求充實、更新護理們的知識，配合護理學的發展；要求持續性護理學教育同護理實務關係起來，根據國內各地區其國民健康狀況中表現出的最為突出、最具有代表性的問題做相關知識的講座，並定期舉辦全國的護理學術交流會。
2. 某些專業專案設有規定的學分，例如：自學、提昇學歷學習等學分不要超過每兩年8學分。

相關的專案

1. 護理的持續性教育除接受通性專案和專科專案教育之外，還包括法律知識，保險制度、藥理知識、自我保護等內容。
2. 尤其重要的是注重對護理敏捷思考方式、主動預見問題能力和處理問題的應變能力的訓練。
3. 例如：在醫生來到之前，護理先於醫生處理病人的問題，護理在搶救病人中處於什麼功能；注重「怎樣發揮您的主管功能」的主管意識訓練，他們認為，具有主管意識，才能將工作做得更好，才會主動去做一些工作。
4. 例如：護理見病人等候醫療時間長，護理就會主動想辦法協調，知道如何去做，採取措施以縮短等候時間。教育護理怎樣為病人節省開支，掌握醫療保險計畫和制度的變化；教育護理瞭解醫療技術的發展，瞭解病人對醫療、護理、環境藥品的要求等等。

11-7 國外持續性護理學教育（三）

1. 國外持續性護理學教育的方法（續）

（2）持續性護理學教育的方式：教育的方式靈活而多樣化，其中包括：持續性性課程，間斷性課程，自學，巡迴教學，遠端教育及其它方式。採用的方式有在課堂接受老師授課，在院校實驗室等觀看錄影或電影，運用電腦完成訓練課程，執行教育網路化等。

例如：美國護理學會（ANA）及美國護理聯盟，均開設有教育網站，這些網站均為美國護理學會和美國護理聯盟與國家相關的專業研究所合作開發的網站，護理人員可以隨時在網上查詢各種資料。

2. 國外持續性護理學教育的價值

醫學是一門整合性相當強的系統。隨著醫學系統技術的發展，現代醫學正沿著兩個方向發展：一是向局部深入，即深入到細胞、次細胞、分子，直至原子層級，是朝向生命活動和疾病流程的機制深入；二是向整體延伸，是朝著人體、族群、社區、宇宙生態環境等方面拓寬。局部的深入和整體的延伸，使得醫學的知識量急速地增加，學科劃分愈來愈多，出現了許多跨學門整合學科和水準整合學科。醫學模式也在做轉變，即由傳統的生物醫學模式轉變為生物——心理——社會醫學模式。

為了配合21世紀醫學的發展，護理工作面臨了觀念和模式的轉變，護理教育面臨了嶄新的挑戰。護理工作從單一的關注疾病的流程，延伸到整合地關注社會人的流程，呈現了以疾病為重點——以病人為重點——以健康人為重點的轉變；從單一性配合醫療的生理護理，延伸到整合性地提供生理、心理、預防、保健、復健、社會和環境護理，呈現了護理模式的轉變，護理角色功能內涵的延伸和護理服務範疇的擴大。

與此同時，教育思考也發生了相關更新，教育觀念也發生了相關轉變，把一次性學校教育的傳統觀念轉變為階段性分專業的終生教育新觀念。

此種嶄新的教育觀念，從1950年代末開始，已經逐漸被國際醫學教育所廣泛地接受。

現在，對於一位護理而言，接受護理學教育是一個終身持續性的流程，由三個性質、目的、內容和方式各不相同而又互相銜接的教育階段所組成，即護理院校基本教育、畢業後護理學教育和持續性護理學教育。這三個方面的教育，即為「護理學教育持續性的整合」。

持續性護理學教育是配合護理模式轉變需要的終生教育思考，而提出的「護理學教育持續性整合」的新概念；系統技術的迅速發展，知識更新週期的不斷縮短，各種新理論、新技術、新業務的不斷出現，以及社會改革促使護理工作趨於多元化等，這些背景對護理專業提昇了更高的要求，它既是挑戰也是機會。運用持續性護理學教育，能夠拓寬護理人員的知識多元化、技能多元化，訓練和造就不斷配合發展需求的護理人才。

國外護理教育的特色給我們的啟示

1. 提高護理教育的層級，改善國內護理教育系統

(1) 幾十年來我國護理教育一直是以專科教育為主的教育系統，由於專科畢業生人文科學及自然科學基礎薄弱，難以承擔整體的護理工作。

(2) 近年來國內高等護理教育發展很快，大學部和研究生教育的比重不斷加大，但是仍難以滿足民眾健康的需求。

(3) 建議國內的護理教育應根據國內實際的情況，以大力發展高等職業教育為主，適當縮減專科教育，加快發展護理大學部教育及研究生教育，使之形成合理的護理教育系統。

2. 改革護理教育的課程

國內護理教育課程存在著基礎醫學課比重偏大，門類齊全，缺少人文科學課程，專業課程缺乏護理學科特色，各課程之間內容重複、繁瑣陳舊等問題，借鏡於國外護理教育的經驗，迫切需要將以疾病護理為重點轉向以健康促進、疾病預防及疾病護理為中心的護理教育軌道上來，增加實務課程的比重，注重培養學生批判性思考，使護理教育課程真正為教育目標服務，真正為臨床護理實務服務。

+知識補充站

實例分析

某醫院護理部在制定持續性護理學教育工作計畫時所引發的思考。

某綜合教學醫院，床位1000張，臨床各科46個，專業各科齊全。現在有護理人員800人，其學歷結構為碩士4人，占0.5%，學士42人，占5.3%，專科畢業429人，占53。2%，護職325人，占40。6%；職務結構是主任護理師2人，占0.25%，副主任護理師33人，占4.1%，主管護理師271人，占33.9%，護理師249人，占31.1%，護理245人占30.6%，

根據上述的情況，請回答：

1. 如何針對該院的護理層級來開展持續性護理學教育？
2. 使每位接受持續性護理學教育的護理人員，每年獲得規定學分的有效方法？

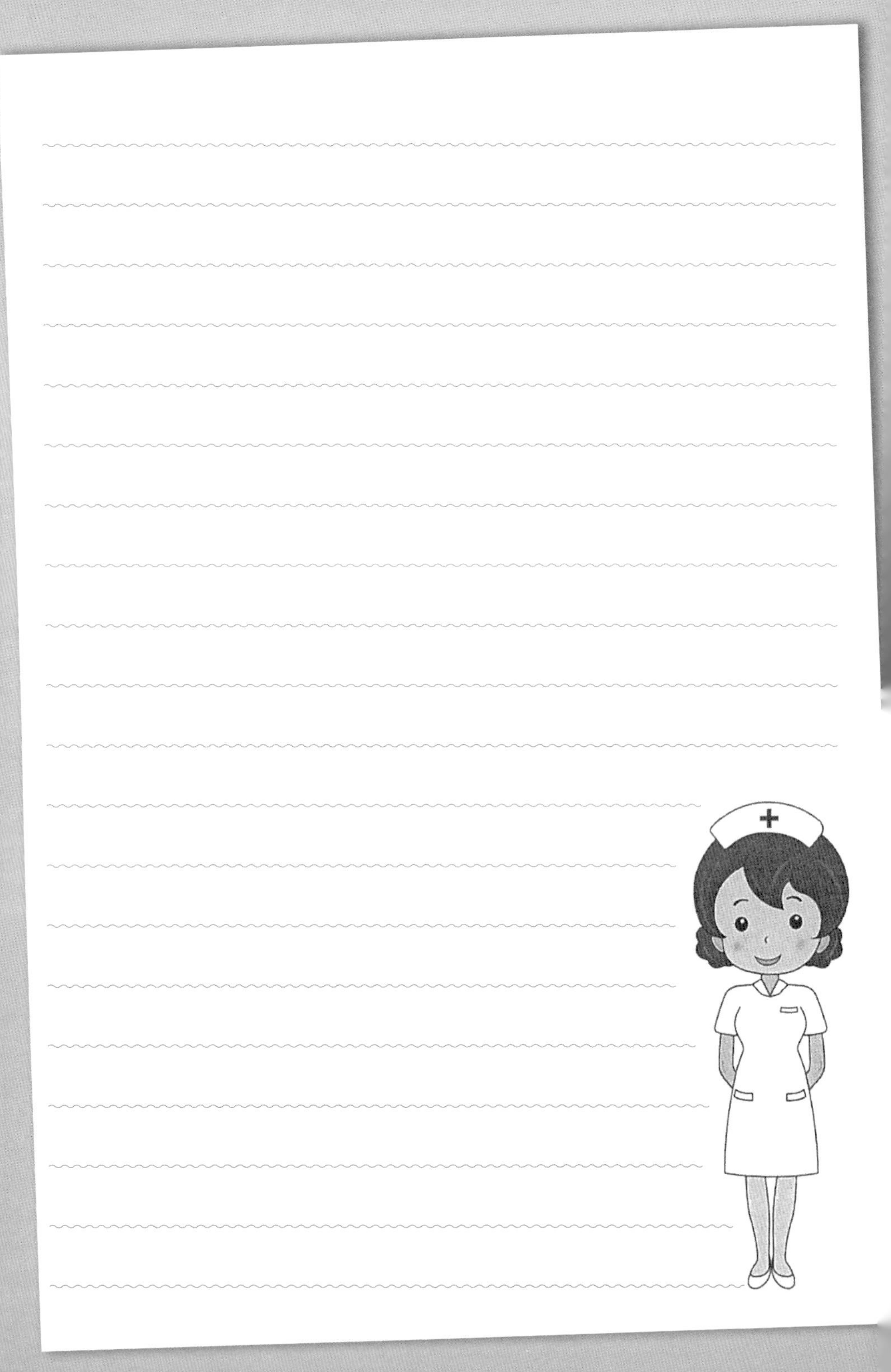

NOTE

第十二章
醫院感染管理

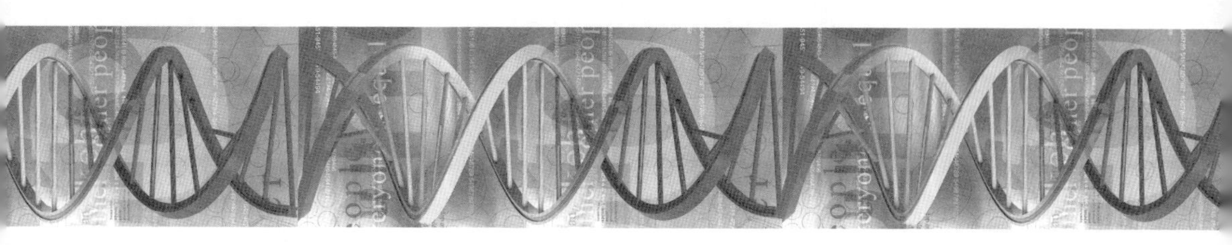

本章學習目標

1. 說出醫院感染的概念。
2. 解釋醫院感染管理的系統與主要功能。
3. 簡述護理管理在防止醫院感染中有哪些功能？
4. 解釋如何對醫院感染執行控制與預防？
5. 醫院重點部門的醫院感染預防的主要措施。
6. 在預防醫院感染中，您可以採取哪些個人的防護措施？

12-1 醫院感染的概論（一）

（一）醫院感染的概念

醫院感染（Nosocomial Infection，NI）是指住院病人在醫院內獲得的感染，包括在住院期間發生的感染和在醫院內獲得出院後發生的感染；但不包括住院前已開始或住院時已處於潛伏期的感染。它的研究對象不僅包括住院病人、門診、急診病人、陪護人員、探視人員，還包括醫院之醫務工作人員。

（二）醫院感染的影響

1. **醫院感染的不良後果：** 醫院感染是現代醫院管理中面臨的一個重要問題，醫院感染的發生可能會帶來一系列不良後果。

（1）**危害族群的健康：** 首先，醫院感染會給病人增加痛苦，嚴重的醫院感染常常使病人原發疾病的治療不能達到預期的療效或完全失效，甚至產生難以治癒的後遺症或死亡，嚴重地影響了醫療品質。其次，醫院感染造就了新的感染來源，運用傳播途徑而持續性傳播，可能會帶來新的危害。

（2）**降低醫院的工作效率：** 醫院感染會延長病人住院時間，加大醫療工作量，而加重醫療、護理工作的負擔，影響床位周轉使用，而使床位周轉率下降，從而降低了醫療的工作效率。

（3）**造成衛生資源的浪費：** 醫院感染會增加個人、團體及國家的經濟負擔，造成衛生資源的浪費。

（4）**妨礙先進技術的發展：** 醫院感染易發生於執行多種現代先進技術檢查和治療病人中。如器官移植流程中因為醫院感染的發生，可能會導致器官移植的失敗。所以，醫院感染是妨礙許多現代化先進技術的運用和進一步發展的重要原因。

2. **醫院感染的意義：** 因為醫院感染可能帶來許多不良的後果，必須引起高度重視並採取有效的控制措施。

（1）**加強醫院感染管理：** 醫院感染管理是衡量醫院管理水準的重要指標，是醫療護理品質的關鍵部位之一。

（2）**提昇醫務人員預防和控制醫院感染的意識：** 運用不斷地訓練、不斷地強化，從而提昇醫務人員預防醫院感染的意識，達到主動預防和控制的目的。

（3）**改善醫院感染管理的規章制度：** 制定醫院感染管理的規章制度，在醫療護理的實務中嚴格執行，運用有效的品質監控系統使得規章制度得以落實。

（4）**醫院感染與護理：** 醫院感染是護理學的基礎理論；護理學是醫院感染管理的重要內容；護理是醫院感染控制的主要力量。

小博士解說

小組研究性學習彙報

1.你所調查的科別感染的發生情況？2.專科採取了哪些措施來預防患者的醫院感染？

醫院感染管理的功能

醫院感染管理的組織方式、職責和組成人員等是醫院感染管理的方式和基礎，其任務是使組織落實、開展必要的監測和嚴格管理措施三個關鍵部位得到落實。在醫院感染管理的組織結構中，各級組織的形成、職責、組成的人員均有所不同，履行不同的功能。

組織	機構的組成模式	主要的職責
醫院感染管理委員會：是醫院感染管理的諮詢、檢查、監督機構。	設置主任1人，由院長或分管業務的副院長來擔任；副主任1～2人，由分管業務的副院長或感染科主任擔任；委員6～10人或者以上；秘書1人，由感染科主任來兼任。	(a)制定醫院感染控制規劃、標準及管理制度及執行細則，並執行；(b)運用監控網路系統收集、整理、分析和報告醫院感染的資料，做醫院感染監測；(c)每季度召開會議一次，彙報工作及存在問題，共同分析現狀，評量工作效果，商討並提出改進對策；(d)履行管理和監督，定期或不定期檢查制度落實情況和標準執行情況；(e)負責全員的業務訓練；指導臨床適度使用抗生素；(f)發生醫院感染重大事件、公共衛生突發事件時，迅速組織啟動公共衛生管理預案，立即逐級按照程序上報，保持溝通，並採取果斷的措施來加以處理。
醫院感染科：是在醫院感染管理委員會的主管下，實際負責醫院感染管理功能的業務科別。	由醫師、護理人員、檢定師所組成，設置專職人員3～10人，除了科主任之外，一般按照每250張病床設定專職人員1名。	(a)制定醫院感染控制工作計畫和醫院感染管理規章制度，實際組織執行、監督檢查和評估；(b)負責對醫院感染發病情況的監測，定期對環境衛生學、消毒、滅菌效果做監督、監測，及時匯總、分析檢測結果，發現問題，制定控制措施並督促執行；(c)參與醫院藥事管理委員會關於抗感染藥物運用的管理，協助制定適度用藥的規章制度，並參與監督執行的工作；(d)負責醫院感染的在職訓練，開展醫院感染的專題研究；(e)對醫院發生的醫院感染流行、爆發做調查分析，提出控制措施並加以執行；(f)負責對一次性醫療、衛生用品、消毒藥械的購置、使用和使用之後的處理做監督；(g)及時地向主管和醫院感染管理委員會彙報醫院感染控制的動態，並向全院通報。
臨床各科醫院感染管理小組：是在感染科的指導下，實際負責本各科醫院感染管理工作。	由各科主任、護理長、監控醫師、監控護理人員所組成。	(a)制定本各科落實醫院感染管理計畫的實際執行措施和督促執行醫院感染管理規章制度；(b)監測醫院感染病例與感染流行部位，報告病例與流行趨勢，協助調查；(c)監督本科抗菌藥物的適量使用；(d)組織本科醫院感染知識的訓練；(e)監督本科人員執行各項無菌操作技術與消毒隔離制度；(f)對餐飲人員、衛生人員、照顧服務員及探視者做好管理的工作。
300張病床以上的醫院設立醫院感染管理委員會，300張病床以下的醫院設立醫院感染管理小組。		

12-2 醫院感染的概論（二）

醫務人員感染管理的個人防護：

個人防護是切斷由工作人員向他人傳播疾病途徑的關鍵:循環，是重要的自我管理流程。包括工作人員確認應該做好個人防護和知道如何去防護。

1. 做好個人的防護工作：個人防護應該是全方位的，包括提昇個人的防護意識、使用個人防護技術和運用個人防護用品。

（1）提昇個人的防護措施：其關鍵在於對工作人員做健康安全教育和訓練。教育內容除了相關知識之外，還要整合臨床工作性質和特色強調與職業有關的感染問題，運用臨床擷取的第一手資料和實際個案的經驗教訓來訓練，是最好的教材和方式。

（2）使用個人的防護技術：①洗手：一是用肥皂和流動水洗手，以達到從手的表面去除細菌的清潔目的。二是用各種有效的消毒劑，以達到消毒手的目的。實際的洗手方法和步驟請詳見本章第三節洗手與無菌技術；②手部消毒的標準指標：醫院工作人員的手的帶菌總數不得超過8個／立方公分（cm^3），並不得篩檢出沙門氏菌。

（3）運用個人的防護用品：①必備的設施：洗手設施、洗澡間、消毒劑等，要求充足、齊全、功能較好；②必需的用品：工作服、工作褲、隔離衣、帽子、口罩、手套、腳套、防護鏡等，要求一般性穿戴或依據實際的情況來運用。

2. 執行預防的措施：醫務人員醫院感染預防工作包括建立醫務人員健康檔案、血清學檢查和免疫接種、教育與訓練等基礎部位。

（1）建立醫務人員的健康檔案：醫療機構對醫務人員做健康評估和體檢：①做健康評估：對新員工做職前健康評估和對在職員工的定期健康體檢。健康評估主要是根據病史、體檢、診斷等進行。②建立健康檔案：為健康者給予定期體檢、定期評估，以維護良好健康狀態；為感染者或帶菌者給予針對性的門診或住院治療，追蹤他們的治療效果。

（2）血清學檢查和免疫接種：醫務人員具有獲得不同職業性感染的危險性，有必要做相關的血清學檢查，以瞭解免疫狀態。醫療機構要為醫務人員提供整合性的免疫計畫，包括特異性和非特異性免疫預防。①特異性免疫預防：原則上使用疫苗要在工作人員進入高度危險的區域之前做。②非特異性免疫預防：整合不同疾病的爆發和可能爆發的情況，對工作人員做必要的被動免疫和藥物預防。

（3）教育與訓練對醫務人員做職業危險性及預防措施的教育，使得醫務人員瞭解自己工作環境和性質情況，有無何種危險因素，如何預防並且使他們知道在遭受某種感染地後果怎樣處理自己所受的感染及如何防止該病症的傳播。

醫院感染的管理系統

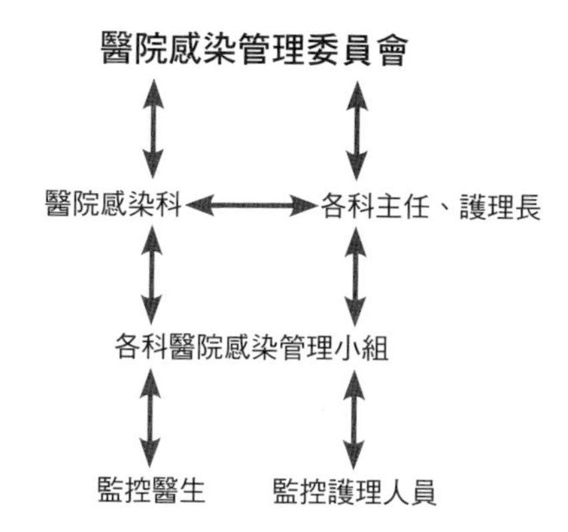

醫務人員醫院感染的特色與感染管理的監控

<table>
<tr><th colspan="2">醫務人員醫院感染的特色</th><th colspan="2">醫務人員醫院感染管理的監控</th></tr>
<tr><td rowspan="2">1. 接觸的病源未知</td><td rowspan="2">(1) 醫務人員在工作中接觸各類不同患者的隨機性較強、病情各異、病種相當複雜，各類傳染病、流行病、病原攜帶者可能混在一般的患者中間，不易診斷。
(2) 醫務人員與患者之間的交叉感染機會始終存在。</td><td colspan="2">工作人員既是易於感染者，又是感染的來源。感染控制要做到組織上落實、制度上保障、措施上有效。重點監測內容包括感染高危險性的疾病和感染高危險性的工作區。</td></tr>
<tr><td>1. 感染高危險性的疾病</td><td>依據相關的文獻報導，醫院工作人員常見的醫院感染的種類有：血液傳染；食物傳染；接觸傳染和吸入傳染。</td></tr>
<tr><td>2. 感染的途徑相當多</td><td>醫務人員在工作中主要運用下列途徑發生感染：(1) 直接接觸；(2) 間接接觸；(3) 飛沫傳播；(4) 空氣傳播；(5) 消化道傳播；(6) 血液、體液傳播。</td><td>2. 感染高危險性的工作區</td><td>高危險性與醫務人員所承擔的工作有關。確認感染的危險區域和潛伏因素，是感染監控的一項主要內容。此類區域有：血液透析室、供應室、傳染科、呼吸科、小兒科、手術室、重症監護等。</td></tr>
</table>

+知識補充站

醫務人員感染性疾病的預防和控制：對在醫院工作中有機會直接接觸傳染病人和帶菌者的汙染物的工作人員，要採取有效的預防和控制措施，盡可能做到免受感染，即便是感染發病率較低、程度較輕，復健較快。主要預防和控制的部位有：暴露前的預防措施，暴露之後的處理措施和感染之後的治療處理。1.暴露之後的處理措施：主要是對未做免疫接種的工作人員，在他們因為工作暴露於某種感染性疾病的血液、分泌物及排泄物之後，應當及時用藥物、疫苗、免疫球蛋白等做處理。2.感染的治療處理：治療處理應當包括處理措施，處理範圍和積極地治療。（1）處理的措施：①工作的限制：工作的限制是指對患有嚴重的高度傳染性疾病的工作人員；或對在沒有改善的預防措施下，已經暴露於高度傳染性疾病的工作人員，為了防止感染的擴散，在一定的期限之內，要調離直接治療和護理病人的地方。②部分的工作限制：對患有某些感染的工作人員只限制該工作人員在一定的期限之內，不擔任某項工作或者戴手套來做某項操作，而不是全部地加以限制。（2）處理的範圍：適用於執行工作限制或部分工作限制的常見疾病有病毒性肝炎、流行性腮腺炎、麻疹、傳染性眼結膜炎等。（3）積極地治療：①執行工作限制或部分的工作限制，呈現出醫院對健康的負責，呈現出以預防為主的工作人員和病人及家屬的政策。②從工作人員的角度，應該主動、及時彙報感染疫情和暴露的情況，按照報告程序逐級上報，填寫相關的表格，以利於及時獲得治療和健康狀況的追蹤，並積極地配合治療。不應該受到經濟和行政的處罰。從醫療角度而言，應該鼓勵工作人員的彙報，積極地給予治療，改善各類登記報告的記錄。

12-3 醫院感染管理的規章制度（一）

醫院感染管理的基礎，首先是建立健全各項規章制度。

（一）醫院感染的監測制度：

醫院感染監測的目的是為了有效控制醫院感染的發生。醫院感染監測的系統主要為組織系統、資訊系統和電腦系統；醫院感染監測的分類為整體整合性監測和目標性監測二大類；醫院感染監測的內容包括醫院感染病例監測、消毒滅菌效果監測和環境衛生學監測三種。

1. 醫院感染病例監測：「醫院感染管理標準」規定：「醫院必須對病人開展醫院感染監測，以掌握本院醫院感染發病率、多發部位、多發各科、高危險因素、病原體特色及耐藥性等，為醫院感染控制提供系統的依據。」

（1）監測的要求：①監測的分類：整體整合性監測指對全院所有住院病人和工作人員的醫院感染及有關危險因素所做的監測工作。醫院使用採取前瞻性、回顧性和患病率調查等監測方法瞭解和掌握全院醫院感染的發病率和各科的發病率、感染部位、易於感染的因素、抗生素使用、病原體、耐藥及消毒隔離等情形。目標性監測指在整體整合性監測基礎上，在基本確認和掌握全院醫院感染中存在問題的情況下，將資訊傳遞給醫院感染管理人員，進一步採取制定控制及調查措施的監測方法；②監測的內容：一是資料的採集，在調查和掌握醫院感染發病率時，運用各方面資料採集對醫院感染做出盡可能準確的判斷。二是表格的填報，在控制醫院感染發病率中，運用填寫醫院感染病例登記表，為醫院感染情況監測提供參考。三是資料的匯總分析，將採集的資料做比較、分析、歸納和整合的工作，以瞭解和掌握疾病的規律性。四是醫院感染監測的常用指標，例如：醫院感染病例發生率、醫院感染例發生率、現有罹患率、漏報率等。

（2）監測的標準：根據衛生福利部「醫院分級管理評審標準」、「醫院感染管理標準（試行）」的要求，100張病床以下（一級醫院）、100～500張病床（二級醫院）、500張病床以上（三級醫院）醫院的醫院感染發病率要分別低於7%、8%、10%。

2. 消毒滅菌效果監測：「醫院感染管理標準」規定：「醫院必須對消毒、滅菌效果定期做監測。滅菌合格率必須達到100%，不合格物品不得進入臨床使用部門。」「消毒技術標準」規定了相關的監測方法。

小博士解說

環境衛生學監測的監測內容有空氣、物體的表面與醫護人員的手。

使用中的消毒劑和滅菌劑

定期或隨時的生物和化學監測

1. 生物監測

消毒劑每季監測一次，其細菌含量必須≦100cfu/ml，不得篩檢出致病性微生物；滅菌劑每月監測一次，不得篩檢出任何微生物。

2. 化學監測

要根據消毒、滅菌劑的性能做定期的監測。含氯消毒劑、過氧乙酸等要每天監測，戊二醛要每週監測次數不少於一次。

3. 消毒滅菌物品

做消毒與滅菌的效果監測，要求達到消毒、滅菌合格率100%，消毒物品不得篩檢出致病性微生物，滅菌物品不得篩檢出任何的微生物。

壓力蒸汽滅菌

必須做製程監測、化學監測和生物監測

1. 下排氣壓力蒸汽滅菌器的監測

每鍋執行製程監測，記錄鍋號、壓力、溫度、時間、滅菌物品、滅菌操作者等專案；每包執行化學監測，大手術包除了包表面監測之外，尚需要做重點部位的監測；每月執行生物監測，新滅菌器在使用之前必須先做生物監測，合格後才能使用；對擬採用的新包裝容器、擺放方式、排氣方式及特殊滅菌製程，也必須先做生物監測，在合格後才能採用。

2. 預真空壓力蒸氣滅菌器和脈動預真空壓力蒸汽滅菌器的監測

製程監測、化學監測和生物監測均同下排氣壓力蒸氣滅菌器的監測。此外，化學監測中在每鍋滅菌之前要做一次B-D實驗。

12-4 醫院感染管理的規章制度（二）

（1）**乾熱滅菌**：乾熱滅菌與壓力蒸氣滅菌同屬熱力滅菌。每鍋執行製程監測，每包執行化學監測，每月執行生物監測。

（2）**循環氧乙烷（EO）氣體滅菌**：每鍋執行製程監測，每包執行化學監測，每月執行生物監測。

（3）**紫外線消毒**：做日常的監測，紫外燈管照射強度監測和生物監測。①日常監測：包括燈管運用時間、累計照射時間和使用人簽名；②紫外燈管照射強度監測：對新的和使用中的紫外燈管要做照射強度監測，每3-6個月一次。新燈管的照射強度不能低於100w/cm^2，使用中燈管不能低於70w/cm^2；③生物監測：經消毒後，照射的物品或空氣中的自然菌要減少90%以上，人工染菌殺滅菌要達到99.9%。

（4）**內視鏡消毒、滅菌**：各種消毒之後的內視鏡（胃鏡、腸鏡、喉鏡、氣管鏡等）及其它消毒物品，要應每季做監測，不得檢出致病微生物。各種滅菌之後的內視鏡（腹腔鏡、關節鏡、膽道鏡、膀胱鏡、胸腔鏡等）、活檢鉗及其它滅菌物品，要每月做監測，不得篩檢出任何微生物。

（5）**醫療用品滅菌法**：①進入人體無菌組織、器官或接觸破損皮膚、黏膜的醫療用品必須滅菌，要符合「醫院消毒衛生標準」的規定；②接觸皮膚、黏膜的醫療用品，細菌菌落總數要小於或等於（≤）200cfu/g或100cm^2，不得篩檢出致病的微生物。

（6）**血液淨化系統**：①標本採集：採樣點為透析液入口及出口。當疑有透析液汙染或有嚴重感染病例時，應增加採樣點，原水口、轉化水出口、反滲水出口、透析液配液口；②測定時間：每月一次，當檢查結果超過規定標準值時，必須再復查。當懷疑或確定病人在治療中有熱原反應或菌血症時，要隨時加以檢測；③標準值：透析器入口液的細菌菌落總數必須小於（<）2000cfu/wl，不得檢出致病微生物。若疑有汙染的情況，則要做相關指標的監測。

3. 環境衛生學的監測：環境衛生學監測包括對空氣、物體表面和醫務人員手的監測。

（1）**監測部門**：手術室、重症監護病房（ICU）、產房母嬰兒室、新生兒病房、骨髓移植病房、血液病房、血液透析室、供應室、無菌區、治療室、換藥室等重點部門。

（2）**監測的時間**：每月監測一次。當發生醫院感染流行，懷疑與空氣、物體表面及醫務人員手部的汙染有關時，要隨時做監測。

（3）**監測的衛生學標準**：要符合「醫院消毒衛生標準」的規定。參見右頁列表：各類環境空氣、物體表面、醫務人員手部細菌菌落總數衛生學標準。

各類環境空氣、物體表面、醫務人員手部細菌菌落總數衛生學標準

環境類別	範圍	標準		
		空氣	物體表面	醫護人員的手部
		cfu/m^3	cfu/m^3	cfu/m^3
I 類	層流潔淨手術室、層流潔淨病	≤10	≤5	≤5
II 類	房普通手術室、產房、嬰兒室、早產兒室、普通保護性隔離室、供應室無菌區、燒傷病房、重症監護病房	≤200	≤5	≤5
III 類	兒科病房、婦產科檢查室、注射室、換藥室、治療室、供應室清潔區、急診室、化驗室、各類普通病房和房間	≤500	≤10	≤10
IV 類	傳染科及病房	—	≤15	≤15

醫療用品滅菌法

1. 進入人體無菌組織、器官或接觸破損皮膚、黏膜的醫療用品必須滅菌，要符合「醫院消毒衛生標準」的規定；
2. 接觸皮膚、黏膜的醫療用品，細菌菌落總數要≤200cfu/g或100平方公分（cm^2），不得篩檢出致病的微生物；

+知識補充站

醫院感染管理制度有「關於建立健全醫院感染管理組織的暫行辦法」、「醫院感染管理辦法」、「消毒管理辦法」、「消毒技術規範」、「消毒隔離制度」、「傳染源管理制度」、「感染管理報告制度」、「抗菌藥物臨床應用指導原則」、「醫院感染診斷標準」、「醫療廢物管理條例」、「內鏡清洗消毒技術操作規範」、「醫療機構口腔診療器械消毒技術操作規範」、「抗菌藥物臨床應用指導原則」、「醫院消毒衛生標準」、「臨床輸血技術規範」、「醫院感染管理檔案彙編」、「手部衛生專案品質評估標準」與「血液透析器複用操作規範」等系列的檔案。

12-5 醫院感染管理的規章制度（三）

（二）醫院感染的教育制度：

根據「醫院感染管理標準」規定：「衛生福利部門應建立醫院感染管理專職人員單位訓練制度，指定具有訓練能力的單位承擔本省醫院感染管理單位訓練任務。訓練單位的師資和全國醫院感染監控網單位的專職人員，要經過全國醫院感染監控管理訓練中心的訓練。」

1. **教育的責任**：衛生行政部門、醫院主管部門、各科負責人應逐級對醫院感染的教育負責。組織建立健全醫院感染的教育規章制度；開展對各級管理人員、醫務人員和出勤人員做預防、控制醫院感染知識的常規訓練；按照要求定期安排人員參加有關醫院感染知識的訓練。

2. **教育的目的**：使全體員工掌握醫院感染的有關知識，主動參與預防和控制醫院感染的工作，並增強全員的自我保護意識，控制醫院感染的發生。

3. **教育的內容**：訓練內容包括管理知識和專業知識。管理知識包括：職業道德標準、醫院感染管理相關的法律、法規、規章制度等。

4. **教育的要求**：實際有下列幾個層面：

（1）醫院必須對新上班人員、進修生、實習生做醫院感染知識的職前訓練。

（2）醫院必須對在職人員按照訓練內容做持續性教育的訓練，每年至少動員一次，醫院感染管理專職人員要參加預防、控制醫院感染相關知識的持續性教育課程和學術交流活動，每年不得少於15學分；醫務人員和其他管理人員每年不得少於6個學分。

（3）加強醫院與國內外之間的學術交流，開展預防醫院感染的各級、各種的學術活動。

（三）醫院感染的消毒隔離制度：

清潔、消毒和滅菌是預防醫院感染的重要措施。一系列的政策法規更為有利地推動了消毒滅菌工作的有效執行，降低醫院感染發生率。醫院感染的消毒隔離制度有整體的消毒隔離制度和重點各科的消毒隔離制度。

1. **醫院整體的消毒隔離制度**：消毒滅菌與隔離的管理標準內容涉及醫療儀器、醫療用品、消毒滅菌技術、手部皮膚、地面清潔和隔離。

（1）醫療用品：醫務人員必須遵守消毒滅菌原則，進入人體組織或無菌器官的醫療用品必須滅菌；接觸皮膚黏膜的器具和用品必須消毒。

（2）醫療儀器和物品：用過的醫療儀器和物品要先去除汙染，徹底地清洗乾淨，再消毒或滅菌；其中感染疾病人用過的醫療儀器和物品要先消毒，徹底清洗乾淨，再消毒或滅菌。所有醫療儀器在檢修之前要先經過消毒或滅菌處理。

醫院感染管理制度

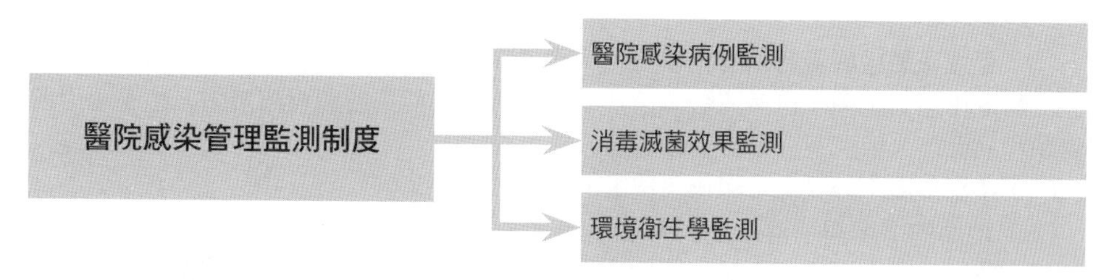

手術室的醫院感染管理及消毒隔離制度

1. 佈局合理	(1)符合功能流程和潔汙分開的要求。 (2)嚴格地區分污染區、清潔區、無菌區，區域之間的標誌要明確。
2. 手術室內應設無菌間、一般手術間、隔離手術間	(1)隔離手術間應設在靠近手術室的入口處。 (2)每一個手術間要限制放置一張手術臺。
3. 手術室內要保持整潔	(1)在動手術時，必須穿戴手術室的鞋、帽、隔離衣、口罩。 (2)病人要穿醫院的患者服進入手術室。
4. 手術器具及物品必須一用一滅菌，採用壓力蒸汽滅菌	各種消毒液要定時更換，定期地監測濃度，以保持有效的濃度。
5. 麻醉用器具、物品要定期清潔和消毒，解除病人的用品要一用一消毒	嚴格地遵守一次性醫療用品的管理規定。
6. 洗手刷	要一用一滅菌。
7. 嚴格地執行衛生、消毒制度，必須濕式清潔，每週固定衛生日	每月做空氣、物體表面、醫護人員手微生物學監測一次。
8. 醫務人員必須嚴格地遵守消毒滅菌制度和無菌技術操作規程	要注意個人的衛生。
9. 凡是手術用過之後的儀器及敷料要浸泡消毒	在清洗時個人必須帶手套，先將血跡徹底洗淨，在沖洗之後包裝 。
10. 隔離病人手術通知單上要註明感染的情況	嚴格地隔離管理，術後儀器及物品雙消毒，標本按照隔離要求來處理。
11. 接送病人的推車要定期消毒	(1)車輪要每次清潔，車上的物品要保持清潔； (2)在接送隔離病人之後要嚴格地消毒。
12. 手術廢棄物品需要放置黃色有標示的雙袋之內	要密閉地運送至醫療廢物暫時儲存處。

+知識補充站

醫院是怎樣進行「標準預防」的？各科採取了哪些措施預防護理人員自身的醫院感染？

12-6 醫院感染管理的規章制度（四）

（3）**低溫蒸氣甲醛氣體消毒**：要符合「消毒技術標準」可用於對濕、熱敏感、易腐蝕的醫療用品的滅菌。自然揮發薰蒸法的甲醛熏箱不能用於消毒和滅菌，也不可用於無菌物品保存。甲醛不宜用於空氣消毒。

（4）**手部皮膚**：詳見洗手與無菌技術。

（5）**地面的清潔與消毒**：地面要使用濕式清掃，保持清潔；當有血跡、糞便、體液等汙染時，要立即使用含氯消毒劑來拖洗，消毒劑濃度符合「消毒技術標準」的要求。拖洗的工具在使用之後要先消毒、洗淨再晾乾。

（6）**執行標準的預防工作**：標準預防是指認定病人的血液、體液、分泌物、排泄物均具有傳染性，必須做隔離，不論是否有明顯的血跡汙染或是否接觸非完整的皮膚與黏膜，接觸以上物質者，必須採取防護措施。其基本的特色為：

①既要防止血源性疾病的傳播，也要防止非血源性疾病的傳播。

②強調雙向防護，既防止疾病從病人傳至醫務人員，又防止疾病從醫務人員傳至病人。

③根據疾病的主要傳播途徑，採取相關的隔離措施，包括接觸隔離、空氣隔離和微生物隔離。醫院要在執行標準預防的基礎上，根據不同的情況，對感染病人採取相關的隔離措施。

2. 醫院重點各科的消毒隔離制度：

主要的重點各科有：供應室、手術室、重症監護病房、產房與母嬰室、新生兒室、骨髓移植病房、血液透析室、燒傷病房等，要制定相關的消毒隔離制度。

小博士解說

醫院感染管理規範

易被汙染部位用含0.05%次氯酸鈉的消毒溶液擦拭，每次使用之前，對於接觸患者的設備表面應採用低濃度或衛生消毒劑來進行清潔處理。

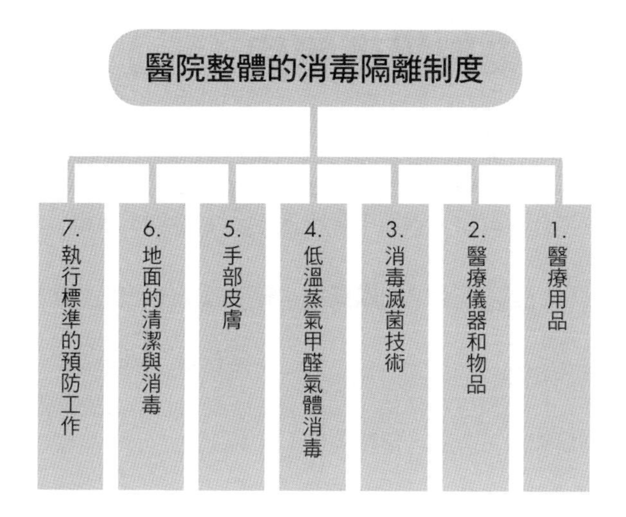

醫院感染的預防方法

關注易感族群，防止交叉感染

1. 密切監測血像，若白血球小於3×109/L或發現血像聚降，必須暫停治療，密切監測體溫及一般情況的變化，發現感染徵象及時處理。
2. 在治療之前，常規性檢查病原微生物，例如B型肝炎、C型肝炎、梅毒、愛滋病感染指標檢測，根據檢查結果，分室治療。

減少侵入性操作

1. 若治療前列腺增生時，盡量不留置尿管，指導患者採用自然憋尿法合理充盈膀胱，治療胰腺腫瘤時，不插胃管。
2. 對必要的侵入性操作及插管應嚴格執行無菌技術，並縮短置管時間。

保持醫院環境的清潔

1. 治療室內空氣消毒，以開窗通風換氣為主。
2. 每天紫外線照射1次，病室溫度以18-20℃為宜，相對濕度45%-65%。治療室地面消毒，使用醫院常用的消毒劑來做擦拭或噴霧消毒。

設備表面的清潔與消毒

對於上發生器膠囊的消毒，在每完成一次治療後，先用蘸有含0.05%次氯酸鈉的消毒溶液的毛巾擦淨表面的耦合劑，再用清水潤濕的布來擦拭乾淨；對於發射器的消毒，由於水腔為開放式，直接接觸人體，故每做一次治療應當換一次治療用水。

12-7 醫院感染與護理管理（一）

（一）醫院感染的護理管理

醫院感染的預防和控制措施貫穿於臨床護理的全部流程，涉及到護理工作的各個部位，因此，護理管理在醫院感染管理中有改善的管理系統和工作內容，並具有自身的特殊性、重要性和功能。

1. 護理管理在防止醫院感染中的重要性：醫院感染護理管理構成了醫院管理系統的重要部分。

（1）積極與主動地預防：控制醫院感染的有效途徑是以預防為主。消毒、滅菌、無菌技術及隔離技術是切斷微生物傳播、預防醫院感染的基本方式，也是護理工作的內容和基礎，國內外研究成果證實，醫院感染中有30%-50%與不恰當的護理操作及護理管理有關。

因此，加強護理的基礎品質，執行護理技術操作標準、落實護理工作的消毒隔離制度，即是護理在預防醫院感染方面應承擔的責任，也是控制醫院感染的關鍵措施。

（2）直接的操作者角色：醫院是各種病人聚集的地方，容易發生交叉感染。護理與病人接觸最頻繁、與病人的距離最近。一方面，能及早地發現醫院感染，護理人員要發揮醫院感染監測主要操作人員的功能；另一方面，若消毒隔離、無菌觀念薄弱或者護理操作不標準，則容易造成醫院的感染。

（3）直接參與醫院感染的管理流程：護理部主任是醫院感染管理委員會的主要成員之一，運用參與委員會的各項管理活動，並在醫院感染科業務指導下，對醫院感染中與護理相關的工作做實際管理，執行並監督落實醫院感染管理的規劃、計畫、標準和執行規則。

2. 護理管理在防止醫院感染中的功能：由於護理管理在醫院感染中的地位和所具有的重要性，護理管理在醫院感染管理中的功能如下：

（1）組織者的功能：

①加強主管的動員：護理部門在醫院感染管理委員會的主管下，成立醫院感染護理監控網組織，由護理部主任或副主任擔任組長，科護理長和部分護理長擔任成員，每科設置一名醫院感染監控護理人員。該護理監控網路組織負責逐級督促檢查護理人員執行醫院感染管理的有關規章制度情況，做到層層負責。

②改善規章制度：制定醫院感染的護理管理計畫與措施，制定各項消毒隔離管理考核內容及標準，制定落實規章制度的獎懲制度，使護理管理標準化、制度化和法制化。

執行者的功能

1. 定期監測

依據規定、要求和標準，定期地做品質檢查，定期地對檢查結果做動態分析、評估和回饋，針對所存在的問題採取適當的措施來及時地糾正。

2. 落實消毒管理的「四定」

(1)即定人負責、定期消毒、定時檢查、定期監測。
(2)按照常規監測各種消毒液的效果，監測重點消毒供應室或手術室壓力容器的理化性能，監測特殊區域及治療室、換藥室、重症監護病房等重點部門的空氣培養情況。

3. 加強易於感染的宿主、危險因素和重點部門的醫院感染管理

(1)老年病人器官的功能低落，抗感染的能力減弱，罹患的兒童處於生長發育的階段，免疫系統發育尚不成熟，對微生物的易感染性較高及免疫力低落等病人是醫院感染的高危險族群，是護理重點關注的對象；
(2)中心消毒供應室、手術室、產房等特殊區域及ICU、CCU、PICU、NICU等是醫院感染的高發區，是護理中心監測的部分。

4. 標準中心部門的佈局與設備

(1)在手術室、大面積燒傷病房、移植病房（骨髓、器官）等要安裝空氣淨化裝置，供應室、手術室、產房等應嚴格區分「三區」(清潔區、半汙染區和汙染區)。
(2)在手術室、傳染病房、治療室、換藥室等應使用感應龍頭或腳踏式開關充足的洗手盆等設施，嚴防交叉感染。

教育者的功能

1. 加強對護理人員的教育訓練	不斷地做有聚焦性的防範意識教育（自我防護意識教育）和專業知識訓練，是預防醫院感染的重要部分。
2. 重視做好病人及探視者的健康教育	護理有能力也有責任向病人和探視者宣傳預防疾病和醫院感染等知識，尤其是需要隔離的病人，以取得他們的合作，主動自覺地配合醫務人員做好消毒隔離工作。

12-8 醫院感染與護理管理（二）

3. 醫院感染管理的護理管理系統

醫院感染管理是一個系統工程，護理管理是該系統的重要子系統。護理部門與醫院感染科的有效合作與協調是做好醫院感染管理的關鍵。醫院感染管理的護理管理系統，見右頁圖示。

4. 醫院感染管理的護理管理內容：加強護理管理是預防醫院感染的關鍵措施，護理管理主要運用下列的工作內容控制和預防醫院感染：

（1）醫院感染的預防措施：國內外大量研究成果和臨床實務證實預防比治療更具主動性、意願。①加強護理工作的基礎內容:基礎內容包括消毒、滅菌、無菌技術、隔離等基本工作方式和基礎護理等基本工作內容。②執行消毒、滅菌、隔離制度:在病房護理長的主管和醫院感染科專職人員的業務指導下，病房監控護理負責本病房醫院感染的護理管理，並做好管理效果的品質管制。③做好醫院感染病例的監測:病房監控護理要協助醫師及時上報醫院的感染率。

（2）醫院感染爆發流行的處理方式：處理方式包括調查、分析原因、制定整頓的措施、執行措施並回饋效果。例如：針對輸液反應，立即逐級彙報，啟用輸液反應登記表，並指導、協助各科做採樣監測，會同感染科、藥劑科、設備科、供應室等部門商議尋找感染源處理對策，及時控制輸液反應。

（3）醫院感染的控制：感染科、護理部分別定期地將監測結果和品質檢查情況回饋到各個病房，並協助病房來制定針對所存在問題的改革措施，然後加以監督執行。

（4）開展醫院感染知識的教育：護理部、感染科共同負責對全院護理人員的教育，包括職前教育、專題講座、學術研究會等。護理長、監控護理人員負責對各科的護工、清潔工、病人、看護及探視者做教育。

（二）醫院感染的控制與預防

醫院感染的控制與預防是以醫院感染監測的資料為依據，以醫院感染管理為方式，其目的是提昇醫療品質，保證患者醫療安全。醫院感染控制與預防的方法主要是洗手與手的消毒、消毒滅菌、隔離預防、無菌技術、淨化技術、適度使用抗生素，此外對媒體因素和易感族群等採取相關的措施。

1. 洗手與無菌技術：洗手和無菌技術是阻斷運用醫務人員操作而傳播疾病的關鍵部分，對降低感染率具有重要的功能。

（1）洗手：醫務人員的手是醫院感染中一個十分活動而且重要的媒介，國內外流行病學的相關調查證實，經由手傳播比經由空氣傳播更具有危險性。①洗手的目的：是去除手上汙垢和大部分暫居的微生物。切斷經由手的傳播途徑，洗手是防止感染擴散的最簡單而又最重要的一項措施。

醫院感染管理的護理管理系統

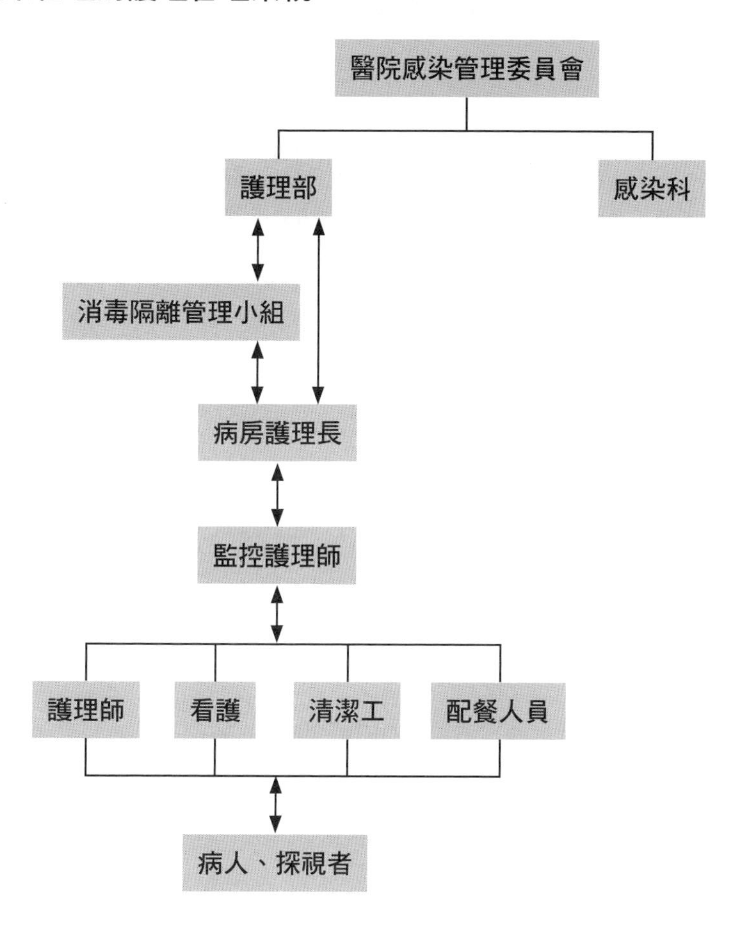

+知識補充站

洗手的注意事項：

1. 在直接接觸任何病人前後；
2. 直接接觸兩個病人之間；在同一個病人身上，從汙染部位操作轉為清潔部位操作之間；
3. 在無菌操作前後；
4. 在進入或離開病房之前；在病房中由汙染區進入清潔區之前；
5. 在處理清潔或無菌物品之前；
6. 在處理分泌物、排泄物等汙染物品之後；
7. 在接觸病人傷口前後；
8. 在戴脫手套和口罩前後；在穿脫隔離衣前後。

12-9 醫院感染與護理管理（三）

②洗手的設備：病房及診療各科要設有齊全的流動水洗手設施，開關採用腳踏式、肘式或者感應式；常用洗手劑為普通肥皂，清潔劑或液態肥皂；擦手的毛巾一人一條毛巾，每天消毒，最好採用一次性無菌紙巾；乙醇甘油洗手劑，屬於快速消毒劑，在不便於頻繁洗手時使用。③手部的衛生學標準：第Ⅰ類環境和第Ⅱ類環境醫務人員手部之 $cfu/cm^2 \leqq 5$；第Ⅲ類環境醫務人員手部之 $cfu/cm^2 \leqq 10$；第Ⅳ類環境醫務人員手部之 $cfu/cm^2 \leqq 15$。

（2）無菌技術：保持無菌物品不遭汙染以及保證無微生物侵入人體，以免引起感染的操作，稱為無菌技術。無菌技術是預防醫院感染的一項重要而基礎的技術，其操作規程是根據系統原理制定的，若違反規程，就可能造成醫院感染。

2. 隔離與預防：將處於傳染期內的病人、可疑的傳染病人和可疑的病原攜帶者與其他的病人分開，或將感染者置於不能傳染給他人的條件下，稱為隔離。隔離與預防是防止感染因數從病人或帶菌者處傳染給他人的一種有效的措施。

（1）隔離的種類：隔離分為7大類，嚴格隔離、呼吸道隔離、腸道隔離、結核病菌隔離、接觸隔離、引流物／分泌物隔離、體液／血液隔離。

（2）隔離的護理技術：隔離的護理技術涉及護理管理及護理工作的多方面，主要有護理人員的隔衣著裝、儀器物品的消毒及使用、病人排泄物及汙物的處理、病人、陪人、探視人員的管理等。①隔離室的設定：設定隔離室的目的是將感染源與易感染宿主從空間上分開，減少或去除任何途徑的傳播機會；此外，也是提示護理人員在離開隔離室之後，去接觸另一病人之前，必須洗手並認真執行隔離常規性的檢查。②隔離指標的運用：隔離區（室）的周邊要設有隔離的指標，以引起人們的警戒，告示醫務人員、病人、探視者等要遵守隔離的規章制度。隔離指標可以是圖案或文字，其中，嚴格隔離採用黃色指標圖案，呼吸道隔離採用藍色指標圖，腸道隔離採用棕色指標圖案，結核病隔離採用灰色指標圖案，接觸隔離採用橙色指標圖案，引流物／分泌物隔離採用綠色指標圖案，體液／血液隔離採用紅色指標圖案。注意執行感染爆發時的隔離措施。

3. 消毒與滅菌：正確的消毒與滅菌是預防醫院感染的重要措施。

（1）常用的消毒方法：消毒方法包括兩大類，物理消毒法（熱力滅菌法、輻射消毒滅菌法）和化學消毒法。①熱力滅菌法：在醫院的消毒工作中，熱力滅菌是一種運用最早、效果最為可靠、使用最為廣泛的方法。熱力可以滅掉一切微生物，包括細菌繁殖體、真菌、病毒和細菌芽胞。熱力滅菌法又分為二類：乾熱和濕熱，要根據不同的處理對象來採用不同的方法；②輻射消毒滅菌法：採用不同的物理消毒方法，要嚴格地遵守操作規程，設置專人來負責定期的細菌學監測。③化學消毒法。

消毒功能的層級

消毒功能的層級是指消毒、滅菌因素數殺滅微生物的種類和功能的大小。根據消毒功能的層級，可以將各種物理和化學消毒方法分為高效率、中效率、低效率三大類型。

高效率消毒法

1. 可以殺死外環境中媒體物攜帶的一切微生物。
2. 屬於此類的有熱力滅菌、電離輻射、微波等物理消毒法和醛類（甲醛、戊醛）、循環氧乙烷、過氧乙酸、過氧化氫、臭氧、二氧化氯等化學消毒劑；

中效率消毒法

1. 可以殺死除細菌芽胞以外的各種微生物。
2. 屬於此類的有紫外線、超音波等物理消毒法，及碘類、醇類、酚類消毒劑和含氧消毒劑。

低效率消毒法

只能殺死細菌繁殖體和脂病毒。屬於此類的有通氣換氣、沖洗等機械除菌法和季胺鹽類（例如新潔滅）和雙胍類（例如洗必泰）等消毒劑。

物品汙染的分類

醫院的物品在受到汙染之後，根據其對人體的危害程度分高度危險、中度危險、低度危險三大類。

高度危險的物品

1. 是指被微生物汙染之後會造成嚴重危害的診療器材和物品。包括穿過皮膚和黏膜進入人體無菌組織和器官內部的器材，或與破損組織、黏膜密切接觸的器材和物品。
2. 例如手術儀器、輸液輸血器具、注射藥物和液體、導尿管等。

中度危險的物品

1. 是指受到微生物汙染之後會造成中等危害的診療器材。該類物品僅與皮膚、黏膜接觸而不進入人體的無菌組織之內。
2. 例如體溫表、呼吸器、麻醉機、壓舌板、喉鏡等。

低度危險的物品

1. 是指僅僅會直接或間接地與健康無損的皮膚與黏膜接觸。該類物品雖然被微生物汙染，但是在一般的情況下並無害處。
2. 例如被褥、空氣、血壓計、聽診器等。

12-10 醫院中心部門的醫院感染管理（一）

（一）中心消毒供應室的醫院感染管理

中心消毒供應室（Central Supply Service Department，CSSD，以下簡稱為供應室）的工作品質與醫院感染、熱源反應的發生、微粒的危害密切相關，保證無菌物品的品質是供應室工作的中心，更是降低醫院感染發生和保證醫療護理品質的重要部位。

1. 建築與佈局：建築的品質是指供應室整體建築的品質，及室內裝修的品質和特殊用途房間的特殊建築要求。佈局是指供應室在醫院內的座落位置及周圍環境，內部房間的面積及安排佈置的方式。良好的建築與佈局是確保供應室工作正常運作和工作品質的基礎。

（1）設定在住院部與門診部的中間地帶，接近臨床各科，以利於收送。

（2）周圍環境要清潔、無汙染來源，室外地面應硬化或綠化，形成一個相對獨立的區域，便於佈置內部工作流水線，避免外人的干擾。

（3）為了免除消毒滅菌器材的汙染，要確認劃分汙染區、清潔區及無菌區，三區間要有實際的屏障來隔開。路線採取強制運用的方式，不准逆行。盡量減少人流、物流交叉所帶來的汙染。

（4）配備清潔、通風、降溫和除濕等設備，採光良好，避免有害氣體的積聚和各種粉塵的飄落。

（5）牆壁及天花板要光滑、無裂隙、不落塵，便於清洗和消毒。地面光滑，地面破裂要有防汙及防鼠的裝置，有排水道。門窗應選擇具有密閉性能的材料。

（6）建築面積要與醫院的規模相互配合，以每張床0.7～0.9（平方公尺）較為合適。

2. 供應室醫院感染的預防

（1）汙染區的感染管理：其關鍵是在滅菌之前將物品徹底清洗乾淨，在物品洗滌之後，要乾燥並及時包裝。

①專人、專車回收使用過的汙染物品及器具，回收車每次在使用之後要清洗、消毒，不得進入其他區域或作其他用途；將回收的汙染物浸泡、清洗、消毒、掛油、烘乾和初步滅菌；對注射器的洗滌必須採用去汙、去除熱源、去洗滌劑和精洗四個步驟，並盡快地包裝與滅菌，從最後一次用新鮮過濾蒸餾水洗至滅菌開始，不要超過2小時。

②在一次性使用物品回收時，必須登記註冊，經過統一消毒、毀形等無害化處理之後，轉給當地衛生局指定的回收站，要雙方登記、簽名，以示負責。

③工作人員應戴圓頂工作帽、口罩，繫有防水圍裙並戴手套及穿防水鞋來操作；在回收區工作時要穿隔離衣；從回收區進入洗滌區和精洗區之前要洗手，之後方可以做洗滌的操作；在離開汙染區時，要脫去隔離衣並勤加洗手。

要根據物品性能選擇物理或化學方法來做消毒滅菌

物理滅菌或消毒

(1)耐熱、耐濕物品的滅菌，首先要使用物理滅菌法。

(2)一是手術儀器及物品、各種穿刺針、注射器等要首選壓力蒸氣滅菌，最好選擇預真空和脈動預真空壓力蒸氣滅菌器；二是油、粉、膏等首選乾熱滅菌。

(3)消毒首選物理的方法

化學滅菌或消毒

(1)可以根據不同情況分別篩選高效率、中效率、低效率的消毒劑來滅菌。

(2)不耐熱物品滅菌首選化學滅菌法，例如各種導管、精密儀器、人工移植物等，最好選擇循環氧乙烷（EO）氣體滅菌；內視鏡可以選擇循環氧乙烷氣體滅菌之外，也可以使用2％戊二醛來浸泡滅菌。

(3)使用化學消毒劑必須瞭解消毒劑的性能、功能、使用方法，影響滅菌或消毒效果的因素等，在配製時要注意有效的濃度，並按照標準來做定期的監測。

(4)在更換滅菌劑時，必須對用於浸泡滅菌物品的容器做滅菌處理。

+知識補充站

消毒供應室

消毒供應中心（室）是醫院中的一個特殊部分，向全院提供各種無菌器材、敷料和其他無菌物品的保障科室,又是預防和減少醫院感染發生的重要科別。其特殊的工作性質決定有面臨感染的疾病、環境汙染、意外和雜訊等的危害,容易產生生理和心理疲勞。它雖然不直接服務病人，但是服務臨床各科，擔負著全院可重複使用物品的回收、清洗、消毒、滅菌與發放工作，具有供應的無菌物品數量大、周轉快、涉及範圍廣等特點。其工作品質與醫院感染發生有密切的聯繫，直接影響醫療護理品質。消毒供應中心常被人們稱為醫院的「心臟」、「肝臟」，其已從原有輔助科室的位置「晉級」到醫院關鍵科的行列，它將是現代化醫院不可或缺的重要部分。

12-11 醫院中心部門的醫院感染管理（二）

（2）清潔區的感染管理：其關鍵是將已去除汙染的物品妥善包裝和滅菌。

①包裝：（a）包裝的材料：要有利於滅菌流程中物品內部空氣的排除和蒸汽的穿透。有全棉布、一次性無紡布、一次性合成材料（例如紙塑包裝）、帶孔的金屬或玻璃容器等，要求清潔、乾燥、無殘缺破損，並能遮罩細菌防止滅菌之後再汙染，而且對滅菌物品不黏著、不發生反應、無毒和無其他副作用，布包裝層數不少於兩層。所有包裝材料每次用後必須經過清潔去汙之後方能再用；（b）包裝的方法：在包裝手術儀器時，先用容器盛裝，外面再用布包。使用下排氣式壓力蒸汽滅菌器的物品包，體積不得超過30cm×30cm×25cm；使用預真空和脈動預真空壓力蒸汽滅菌器的物品包，體積不得超過30cm×30cm×50cm。金屬包的重量不超過7kg，敷料包不超過5kg。包裝盤、盆、碗等器皿類物品時，盡量單一包裝，若多個包裝在一起時，所有的開口應朝向一個方向，器皿之間用毛巾或布隔開，以利蒸汽透入。在包裝注射器時，管芯要抽出，包裝剪刀、鉗子時，應充分撐開，以暴露物品的各個表面；（c）包裝之間要有較高的潔淨度，最好安裝空氣淨化設備。室內濕度維持在35%～50%，照明充分。工作臺及地面每天濕式擦洗一次，在包裝之前30分鐘做室內清潔衛生，並限制入室的人員。在操作時要穿專用的工作服，在必要時要洗手或戴手套；（d）滅菌物品的打包或捆紮以不致於鬆動散開為原則，不宜過緊，外用化學要標示膠帶貼封。每包內放置化學指示物。包裝之後的物品要在兩小時之內做滅菌的工作，以防止汙染及熱原質的產生。

②滅菌：（a）滅菌的方法：壓力蒸汽滅菌，包括下排氣式壓力蒸汽滅菌和預真空式壓力蒸汽滅菌、循環氧已烷氣體滅菌、乾熱滅菌；（b）滅菌效果的監測：常用的監測方式有製程監測、化學監測、生物監測、B-D實驗監測、物理檢測、環境監測和熱原監測；（c）滅菌的操作程序：要嚴格地按照衛生福利部頒布的「醫院消毒技術標準」；（d）滅菌消毒人員必須經過專業的訓練：在合格之後方可持證上班。

③滅菌之後的處理方式：符合要求的標準有：（a）包裝的完整性；（b）包布乾燥，無濕包；（c）有孔容器的篩孔已經關閉；（d）化學標示膠帶和標示物達到已滅菌的色澤或狀態；（e）每包要標示出滅菌日期、有效期、責任人和合格指標。此外，已滅菌的物品不得與未滅菌的物品混合放置；改善滅菌資料的記錄。

（3）無菌區的感染管理：其關鍵是將經過滅菌之後的無菌物品存放、分發和換取。

包裝

1. 包裝的材料：要有利於滅菌流程中物品內部空氣的排除和蒸汽的穿透。

2. 包裝的方法：在包裝手術儀器時，先用容器盛裝，外面再用布包。

3. 包裝之間要有較高的潔淨度，最好安裝空氣淨化設備。

4. 滅菌物品的打包或捆紮以不致鬆動散開為度，不宜過緊，外用化學要標示膠帶貼封。

滅菌之後的處理方式

1. 包裝的完整性。
2. 包布乾燥，無濕包。
3. 有孔容器的篩孔已經關閉。
4. 化學標示膠帶和標示物達到已滅菌的色澤或狀態。
5. 每包要標示出滅菌日期、有效期、責任人和合格指標。此外，已滅菌的物品不得與未滅菌的物品混合放置；改善滅菌資料的記錄。

無菌物品的存放

1. 存放區的衛生學標準	環境類別為 II 類，空氣細菌≦200cft/m^3；物體表面細菌≦5cft/m^3；工作人員手的細菌≦5cft/m^3；滅菌之後的物品及一次性醫療用具，不得檢查出任何種類的微生物及熱原質。每月監測一次。
2. 要有較高的潔淨度	最好安裝空氣淨化設備，並與其他區域保持正壓狀態。室內濕度控制在35%～50%，照明充分。用棉布包裝和開啟式容器存放的無菌物品，在溫度25℃以下，其有效期為10天～14天。
3. 一次性無菌用品	先去掉外包裝後方可以進入無菌物品存放區。
4. 無菌物品應擺放在距地面高於20公分、距天花板不少於50公分	距離牆壁超過5公分的存放架子或櫃子上，以減少來自地面、屋頂和牆壁的汙染。要分類放置，按照滅菌的先後順序排列。

+知識補充站

無菌物品分發和換取：分發的原則是專人、專車下送，分發車和回收車嚴格區分，嚴禁混用。

12-12 醫院中心部門的醫院感染管理（三）

（二）手術室的醫院感染管理

手術室是外科系統做手術治療的場所，感染是外科治療中常見的嚴重併發症。有效地控制手術感染，是手術成敗的關鍵之一。

1. 建築與佈局：（1）一般設在與手術各科相近的樓層，環境安靜、清潔。要根據各科的需求來設置大型、中型、小型手術間，面積為20平方公尺（m^2）～40平方公尺（m^2），高3公尺（m）。門窗要緊密，要安裝自動啟動門，雙層窗戶。（2）天花板、牆壁、地面並無裂隙，表面光滑，無棱角，在銜接處呈現出半圓弧形，便於清洗和防止塵埃的堆積。有良好的排水系統，便於清洗和消毒。（3）佈局要合宜，劃分為非限制區、半限制區、限制區，三個區域之間的分界標誌要加以確認。最好設置三條通路，即工作人員通路、手術病人通路和物品供應通路。要設立淨化手術間、無菌手術間、一般手術間、隔離手術間；隔離手術間要靠近手術室入口處。每一個手術間放置一張手術臺。最好設置專用的電梯。（4）手術室入口的要求為:潔汙交替地帶設立隔離帶；使用接送病人交換車，設定去除汙染腳墊。

2. 手術室醫院感染的預防：

（1）空氣淨化與消毒：①衛生學的標準：環境類別為Ⅰ類和Ⅱ類。Ⅰ類空氣細菌≦10cft/m^3，Ⅱ類空氣細菌≦200cft/m^3；Ⅰ類和Ⅱ類物體表面細菌≦5cft/m^3；工作人員手的細菌≦5cft/m^3。不得撿查出B型溶血性鏈球菌、金黃色葡萄球菌等致病細菌。②保持空氣的潔淨度：（a）空氣過濾除菌器：利用空氣調節系統，運用空氣篩檢程序，對塵埃上的細菌做有效的過濾；（b）高效能靜電滅菌型室內空氣淨化器：採用空氣自我清淨的方法，大量而高效率地循環過濾室內空氣，達到除塵滅菌的目的；（c）紫外線：是目前室內空氣消毒的主要方法，在每次手術前、手術後照射消毒60分鐘；（d）藥物薰蒸空氣消毒：一般使用過氧乙酸，福馬林、高錳酸鉀；（e）清潔衛生：徹底的清潔衛生是空氣淨化的基礎，以濕式清掃為宜。

（2）無菌技術與管理：①無菌物品：（a）無菌物品與非無菌物品要嚴格地分開放置；（b）無菌物品外包裝要有消毒的標示及有效期；（c）打開包布的物品、器皿及液體，要在24小時之內使用。一經打開，雖未使用，也需要再重新消毒；（d）每台手術使用一套滅菌的乾燥持物鉗及鑷子罐；（e）煮沸消毒和化學消毒的物品，存放時間不要超過24小時。氣體消毒的物品有效期一般為1～3年，在使用之前要檢查包裝有無破損與漏氣。②醫務人員的注意事項：（a）進入手術室必須更換鞋、帽、口罩、貼身衣領及衣袖不能外露。在外出時要更換外出鞋、衣褲；（b）嚴格地控制參觀人數，在動手術之中盡量減少人員的流動；（c）嚴禁患有呼吸道感染、癤腫、手部破潰的醫務人員進入手術室和參與手術；（d）接台手術人員在兩台之間要嚴格做刷手，、消毒手臂、更換手術衣和手套。

手術室的注意事項

1. 無菌手術與汙染手術必須分室來做。在手術之間，要求做環境淨化和濕式地面的消毒工作。
2. 門窗要嚴密地關閉。
3. 限制在手術臺上翻動患者，也要盡量地減少患者在手術臺上的翻動。

手術的注意事項

手術前

做好手術者、患者、物品、手術室等感染預防的準備。

→ **手術中**

主要是無菌台的管理、使用傷口保護膜和嚴格地執行無菌技術的操作。

→ **手術後**

主要是手術後物品的處理。手術後物品處理的原則應為先消毒，後清洗，再滅菌。

特殊的感染手術

特殊的感染是指破傷風、氣性壞疽等革蘭氏陰性厭氧芽孢菌的感染。

1. 設置專用的隔離手術室，位於遠離其他的手術室，而距離手術室入口較近之處，有隔離指標。
2. 手術所用的衣、帽、口罩、鞋套、注射和輸液用品等，盡可能地採用一次性物品。室內人員不得外出，若需要使用物品時，由室外人員來傳遞。
3. 接送患者的流程：使用專用的感染卡，以警示工作人員來採取隔離的措施。
4. 謝絕參觀和實習，減少傳播擴散的機率。
5. 在手術之後，參與的手術人員要在手術室內脫去手術衣、鞋套等並裝入紅色塑膠袋，在經過淋浴、更衣之後方可離去。

感染的類型和危險因素

1. 呼吸道感染與危險的因素	肺部感染引起醫院內肺炎或呼吸機相關性肺炎最常見，主要見於人工氣道和接受機械通氣的病人，其醫院感染發病率是非機械通氣病人的3～21倍。
2. 泌尿道感染與危險的因素	(1)醫院的感染經常見於泌尿道的感染。 (2)國內的尿道感染在醫院感染的構成比例中大約占10%。 (3)在正常的情況下，泌尿生殖道具有改善的抵禦病原體的植入和感染的功能，維持正常的尿液流量最有助於避免尿道的感染。
3. 血管內導管相關性感染與危險的因素	血管內導管相關性感染發病率在兒科重症監護病房最高，冠心病監護病房和內科監護病房其次，而整合性重症監護病房和外科監護病房位居第三。

12-13 醫院中心部門的醫院感染管理（四）

（三）重症監護病房的醫院感染管理

重症監護病房（Intensive care unit，ICU）的感染性併發症等問題會隨著高科技而來，從而導致發生醫院感染或再次醫院感染。

重症監護病房醫院感染的預防：

預防和控制中心應放在運用努力可以改善和避免的部位上，這些部位既可有醫院感染預防和控制的一般性問題，也會有重症監護病房的特殊性問題，這就是做預防和控制的關鍵。

1. 佈局與環境

（1）**規模**：根據國外的資料統計，床位數占總床位數的1%～2%，例如急救工作量大的中心醫院可以達到3%～5%；綜合性醫院由於專科的實力較強而設定了各專科監護室，床位數可以達到10%～15%。國內醫院分級管理標準，要求三級醫院重症監護病房至少具有4張以上的床位。（2）**位置**：要位於全院較為中心的位置並與麻醉科、輸血科、手術室、手術各科相鄰近，並在各個通路上有醒目的標示牌。（3）**佈局**：可以採用以護理站為中心、呈現圓形、扇形、長方形或迴形的佈局；採用透明玻璃分隔為半封閉單元；或採用通倉式的佈局，但是床位與床位之間要有隔開的簾幕；條件較好的最好設定單間的病房，以便於收治需要單間隔離的急重症病人。在整體上要求：①便於觀察搶救：從中心臺能夠觀察到每位病人，病床排列合宜與寬敞，每張床的占地面積不少於15cm^2 至20cm^2；②避免交叉感染：室內的清潔區與汙染區要劃分清楚，設定清潔的通路和汙染的通路，而且流程要順暢；③便於做標準化的管理：固定放置藥品、醫療用品、儀器等的區域。（4）**設施**：要採用恒溫、恒濕及正壓通氣設備。每張床均要配有可以移動的強光源照明裝置。感應洗手裝置，床頭上方設定監護器及輸液用軌道，配備中供氧、壓縮空氣和高低壓兩種中心吸引裝置，備有多套電源系統和安全設施。

2. **重症監護病房的消毒與隔離**：其關鍵在於防止交叉感染。

（1）**消毒**：包括呼吸器和呼吸治療儀器的消毒處理。呼吸器主機氣艙部分的消毒十分困難，最後建立循環氧乙烷消毒裝置。波紋管、濕化器、各種接頭、呼吸活瓣等可以拆卸的部分要定期地更換消毒，每24～48小時更換1次，在更換時要防止冷凝水倒流。（2）**嚴格的無菌技術操作規程**：接觸病人的護理操作均要勤於洗手、戴手套，嚴格地執行操作的規程。（3）**加強監測的工作**：包括①對重症監護病房環境空氣、物體表面、醫務人員手部細菌菌落總數的衛生學監測；②對各種儀器、用品的監測；③對病人呼吸道定植的監測。（4）**改善病人的自身狀態**：加強營養、協助病人重建免疫的防禦力，提昇身體的抵抗力。（5）**加強對併發症等相關性感染的預防和控制**。

（四）產房的醫院感染管理

<table>
<tr><td colspan="2">產房感染包括孕產婦、新生兒及工作人員的感染。產房感染的病原微生物主要有厭氧性鏈球菌、溶血性鏈球菌、葡萄球菌、大腸桿菌等。這些病原微生物可以運用直接接觸或間接接觸的途徑而傳播。</td></tr>
<tr><td>1.產房的設計與佈局</td><td>產房的系統設計和適度佈局是預防和控制醫院感染的重要措施。產房佈局的原則是便於工作，安全而符合隔離與無菌操作。
(1)產房要與母嬰室、新生嬰兒室和手術室相鄰近，相對獨立，以便於管理。產房周圍的環境要清潔、無汙染的來源；產房內要寬敞、光線充足、空氣流通、陳設簡單實用。牆壁、天花板、地面並無裂隙，表面相當光滑，有良好的排水系統，便於清洗和消毒。
(2)產房的區域要劃分合宜，劃分為無菌區、清潔區、汙染區。區域之間指標確認。
(3)產房的分娩室最多設有兩張產床，每張床使用面積不少於16平方公尺（m^2）。目前，有趨勢為建立家庭式產房，即待產與分娩於一室，待產床與產床在一起，家屬可以陪同待產、分娩流程，營造溫馨的家庭化氛圍。
(4)產房要建立監測中心，配置現代化的監護儀器。
(5)產房要備有溫度、濕度控制設備。溫度要保持在24℃～16℃；濕度以50%～60%為宜，並配備空氣淨化裝置。</td></tr>
<tr><td>2.產房的消毒與隔離</td><td>(1)要根據標準預防的原則來執行消毒隔離的措施。
(2)人員的流動要建立健全參觀、實習和陪產的感染管理規章制度，最大程度地減少人員的流動性。
①凡是需要進入產房的人員，必須先洗手穿刷手衣或隔離衣，戴帽子、口罩，著專用鞋；
②在離開產房時，要脫去產房專用的衣著，換穿外出的工作服及外出鞋。</td></tr>
</table>

監測與監督

1. 應常規性監測ICU醫院感染發病率、感染類型、常見病原體和耐藥狀況等，尤其是三種導管（中心靜脈導管、氣管插管和導尿管）的相關感染。
2. 加強醫院感染耐藥菌監測，對於疑似感染病人，應採集相應微生物標本做細菌、真菌等微生物核對總和藥物過敏實驗。
3. 應進行ICU抗菌藥物運用監測，發現異常情況，及時採取干預的措施。
4. 不主張常規性進行ICU病室空氣、物體表面、醫務人員手部皮膚微生物監測，但是懷疑醫院感染暴發、ICU新建或改建、病房環境的消毒方法改變，應做相關的微生物採樣和檢驗。
5. 醫院感染管理人員應經常巡視ICU，監督各項感染控制措施的落實，發現問題及時糾正解決。
6. 早期識別醫院感染暴發和實施有效的干預措施：短期內同種病原體如MRSA、鮑曼不動桿菌、艱難梭菌等連續出現3例以上時，應懷疑為感染暴發。

12-14 醫院中心部門的醫院感染管理（五）

（2）**環境的清潔**：①每天日常清潔，每週大清潔1次；②在每天接生之前，以清潔濕抹布或浸有消毒液抹布來擦拭桌、椅、儀器和手術燈的表面；③各種治療車、病人推車的輪子要保持乾淨，去除汙物的纏繞，平車出入產房必須軋過消毒墊；④在接生之後，使用清潔劑來清洗地面，地面上若有血跡或汙染，立即使用含氯消毒劑來擦拭乾淨；⑤刷手臺要每天清洗、消毒，保持清潔；⑥待產床、產床、平車每次在使用之後要更換一切物品。汙物要送洗衣室清洗、消毒，並使用含氯消毒劑來擦拭床單；⑦產房每天用紫外線消毒1次，早晚清潔整理各1次；⑧產婦的拖鞋使用之後的刷洗消毒；醫務人員的拖鞋要每天刷洗；每週1次集中所有的拖鞋徹底地刷洗與消毒；⑨沖洗會陰部所使用的便器要消毒。

3. **接生流程中的監控措施**：（1）有刷手禁忌症者要嚴禁上手術臺；（2）保持接生用品的無菌狀態；（3）將助產用的儀器視為相對汙染，與臍帶處理的儀器要分開使用，禁用側切剪刀來斷臍；（4）羊水有臭味或疑有子宮內感染時，做培養並根據藥物過敏合宜地使用抗生素；（5）手術臺上剪刀、針頭等銳器要遠離新生嬰兒，以防止誤傷；（6）及時地清理新生嬰兒口腔和上呼吸道內吸入物，以防止發生吸入性肺炎；（7）新生嬰兒在分娩出來之後，要盡快地與母親皮膚接觸，以獲得正常的菌叢；（8）及時給與新生嬰兒使用1%的硝酸滴眼液來滴眼；（9）可以重複使用的新生嬰兒的復甦設備，在每次使用之後均要消毒或滅菌，新生嬰兒輻射台在使用之後要加以清潔與消毒；（10）按照規定來處理使用之後的接生用品。

4. **隔離孕產婦的感染控制措施**：（1）凡是患有或疑患有傳染性疾病的孕產婦，要收入隔離待產室待產，隔離分娩室分娩，並按照隔離技術的規程給予接生和護理；（2）在需要動手術時，在手術通知單上要註明隔離的種類和感染疾病的診斷；（3）一切的儀器、物品單獨固定使用，分娩之後用過的所有儀器，均運用含氯消毒液浸泡後再清洗、打包、滅菌；布類物品均需要裝入隔離汙染袋之內，並送洗衣室消毒之後再清洗；（4）在助產時要嚴格地按照隔離分娩規程來操作，在斷臍之後的新生嬰兒要使用無菌巾來保護，按照母嬰同室做隔離的處理；（5）在產婦離開隔離分娩室之後，必須使用含氯消毒液來擦拭室內所有物體表面和地面，並用過氧乙酸薰蒸來做空氣消毒，然後做通風的措施；（6）使用之後的一次性物品，以雙袋法包裝之後要送去焚燒。胎盤要做好有感染的指標；（7）患有較強致病微生物感染的病產婦用過的隔離室，要做終端消毒的工作，並做細菌學監測，達到無致病菌的要求之後，方可以使用。

母嬰同室的感染管理

母嬰同室給醫院感染管理帶來了新的問題。

1. 母嬰室的設計和佈局

母嬰室要與產房、新生嬰兒室相鄰近。設定有產婦床、嬰兒床，每張產婦床位的占地面積不少於5.5至6.5m^2，每張嬰兒床的占地面積不少於0.5～1m^2。要設立母乳床、洗嬰室等。

2. 母嬰室的消毒與隔離：要達到下列的要求

(1)若母嬰一方有感染性疾病時，患病母嬰均要及時地與其正常的母嬰隔離。產婦在傳染病急性期，要暫停哺乳；
(2)產婦在哺乳之前要洗手、清潔乳頭。
(3)哺乳用具一嬰一用一消毒，隔離嬰兒用具單獨使用、消毒；嬰兒用眼藥水、撲粉、油膏、沐浴液、浴巾、治療用品等，要一嬰一用，從而避免交叉感染。若遇有醫院感染流行時，要執行分組護理的隔離技術；
(4)患皮膚化膿及其它傳染性疾病的醫務人員，暫停與嬰兒接觸；
(5)嚴格地執行探視的制度，探視者要穿著清潔的服裝，在洗手之後方可以接觸嬰兒。在感染性疾病流行期間，禁止探視；母嬰在出院後，其床單、保溫箱等，要徹底地做清潔與消毒的工作；
(6)每天室內空氣消毒，上、下午各開窗戶通風一次，每次至少要20分鐘；
(7)在接觸新生嬰兒之前均要使用肥皂來洗手，以杜絕經由手所傳播的疾病。

3. 母嬰室的品質與監測

母嬰室感染管理的關鍵是對易感部位做品質監測。
(1)嚴格地執行洗手的制度，每天定期做品質監測，母嬰室屬於II類環境要求在洗後手上的細菌菌落數總數不得超過5cfu/m^2；
(2)每月定期對滅菌物品做細菌學的監測，其結果應為無菌生長；
(3)定期對使用中的消毒液做濃度測定和細菌學的監控，要求達到合格標準；滅菌劑應無細菌的生長；
(4)敷料包、儀器包尺寸要合格，包布應要完整與清潔、無濕包，包裝外附有滅菌的日期及化學標示的膠帶；
(5)每季度做一次空氣細菌培養，細菌菌落總數不得超過200cfu/m^3。特殊汙染隔離室之內要無致病細菌的生長；
(6)母嬰室的物體表面、醫務人員手部的衛生學標準值細菌菌落總數不得超過5cfu/m^2。每季度監測一次。
(7)紫外線燈管強度要每季度監測一次，使用中的燈管照射強度不低於70uw/cm^2，新購進的燈管不低於100uw/cm^2；
(8)母嬰室每月使用過氧乙酸薰蒸一次，用量為1～3g/m^3，室溫≧20oc，濕度要在70%以上，時間為60～90分鐘左右。

12-15 醫院中心部門的醫院感染管理（六）

4. 母嬰室的嬰兒清洗與要求：（1）室溫要保持24℃至28℃；其相對濕度為50%～60%，保持室內的空氣清新；（2）護理人員在給嬰兒洗澡之前，要洗手、更換工作服、穿戴圍裙；（3）嬰兒用的衣服、包被、尿布等用品要經過滅菌之後備用。洗嬰之後換下的此類用品要分別放置於固定的位置，以便於集中處理；（4）在洗嬰兒時要使用流動洗澡水，水溫為38℃～40℃。洗嬰用具必須每位嬰兒一套，在使用之後要消毒；（5）每天在洗嬰完畢之後，要整理用物，清潔洗嬰盆、桌面、地面等，用紫外線做空氣消毒。

（五）新生嬰兒室的感染管理

1. 新生嬰兒的易於感染因素：嬰兒在脫離母體之後，從母體清潔的內部環境來到複雜的外部環境，失去了母體的保護，對一般的細菌具有易感性，屬於高危險族群。常見的易感因素如下：

（1）免疫功能的低落：新生嬰兒免疫功能低落的原因是由於在胎兒時期從母體獲得的僅是某些抗體IgM、IgG、IgA等，而且這些抗體即血清免疫球蛋白的含量一直維持在較低水準，影響了新生嬰兒的非特異性和特異性免疫力。

（2）生存環境的改變：胎兒分娩出母體，則立即會暴露於有菌的世界之中。相關的系統研究證實：一方面，新生嬰兒在出生之後兩小時，便會在腸道內檢查出大腸桿菌、腸球菌等；出生嬰兒在數小時或數日，便會在臍帶斷面、皮膚、鼻腔和咽喉等部位有細菌的生長；另一方面，新生嬰兒的正常菌群並沒有完全地建立，因而缺乏正常菌叢所提供的抑制細菌功能。

（3）高危險的嬰兒由於產婦系統和嬰兒系統的發展，使得患病孕婦分娩的嬰兒存活率得到成長：這些新生嬰兒大多數為不成熟的早產兒、小於胎齡兒、窒息兒和過期產兒等。隨著對高危險嬰兒治療和護理的技術發展，使得了嬰兒的存活率得到明顯的提昇。但是，國內外系統研究的相關結果證實，醫院感染的危機與嬰兒出生體重不足呈現正相關的關係。

（4）孕婦的疾病：增加了胎兒或新生嬰兒的易感性，形成感染的威脅。一是分娩異常，發生難產、產程長或羊水早破等；二是孕婦在妊娠末期、分娩之前的不長時間之內會罹患感染性疾病。

（5）介入性方式的運用：由於需要接受介入性診斷和治療操作的新生嬰兒，大多數患有呼吸障礙、循環系統疾病、先天畸形或者存在其他高危險的因素。使用先進技術的同時，存在了可能導致新生嬰兒感染性疾病發生的危險。

2. 新生兒室醫院感染預防：新生嬰兒醫院感染通常是指發生在分娩期和住院期的新生嬰兒感染。感染性疾病是新生嬰兒死亡的主要原因之一，它的主要致病是金黃色葡萄球菌。感染管理的重要和有效措施主要有：新生嬰兒室系統合宜的設計、抗生素的合宜使用以及維持工作人員的健康狀況等。**（1）新生嬰兒室的設計與佈局：**新生嬰兒室的系統設計和適度佈局是預防和控制醫院感染的重要措施。

適度的區域劃分

1. 在病房入口處要設置洗手設施和更衣室，工作人員在入室之前要嚴格地洗手、消毒與更衣。

2. 每張床位占地面不少於$3m^2$，床的間距不得少於90cm，NICU每張床占地面積不得少於一般新生兒床位的2倍。

環境的管理

新生嬰兒是醫院環境之中年齡最小、易於感染性最高的特殊族群，要加強對環境的管理。

1. 空氣

要潔淨與新鮮，避免或減少空氣汙染。新生嬰兒室的環境類別屬於第II類，衛生學標準值是空氣中細菌菌落總數不得超過200cfu/m^3。

2. 溫度

一般室溫的要求：足月新生嬰兒室為22oc-26oc；早產新生嬰兒室為24℃～28℃。

3. 清潔

新生嬰兒室內地板、牆壁、天花板等要採用便於清潔和消毒，而且不易被細菌和塵埃附著，又具有耐腐蝕、耐磨的建築材料；有良好的排水系統，便於清洗和消毒；嚴格地執行探視的制度；按照要求做好空氣、物體表面和醫務人員手部的監測工作。

+知識補充站

1. 適量地使用抗生素：臨床常用抗生素作為預防和治療新生嬰兒感染性疾病的主要方式。由於新生嬰兒的生理和病理特色，抗生素在他們體內的吸收、排泄、分布和代謝流程均與成人或年長兒童有所不同。所以，使用抗生素時必須整合他們的特色來考量藥物的適當劑量、配合正、副作用和治療途徑等，以達到理想的治療和預防目的，避免毒物副作用的產生。

2. 新生嬰兒室要相對地獨立與佈局合宜，分為新生嬰兒病房、新生嬰兒重症監護室（NICU）、隔離室、配奶室、沐浴室、治療室、工作人員辦公室等。為了保證新生嬰兒室的空氣潔淨度和降低醫院感染率，要對各科做嚴格的管理。

12-16 醫院中心部門的醫院感染管理（七）

維護醫務人員的健康：醫務人員的健康是為新生嬰兒提供安全的醫療和護理的基礎。（1）對工作人員健康的要求：不適合在新生嬰兒室工作的情況：①患有急性呼吸道感染者；②非特異性發燒者；③胃腸炎者；④活動性瘡疹病毒感染者；⑤開放性或引流性的皮膚病變者；⑥健康帶菌者。安排進入新生嬰兒室的工作人員，要在職前做常規的體檢，檢查B型肝炎表面抗原，若為陰性反應方可以安排上班。（2）對工作人員的職業防護：①在接觸可疑B型肝炎病毒感染的新生嬰兒時，要嚴格地執行消毒隔離和無菌技術操作的規定；②若不慎被病嬰的血汙染的針頭所刺傷，要在7日內檢查病嬰和工作人員的B型肝炎表面抗原，如果病嬰呈現陽性反應，工作人員呈現陰性反應，可以給予病嬰注射B型肝炎免疫球蛋白；③工作人員可以依常規來注射B型疫苗預防。

（六）血液透析室的醫院感染管理

1. 建築與佈局：血液透析室按照功能分為三個區域：（1）限制區：位於血液透析室的最內側，分為治療室、準備室和水處理室。有良好的防汙、排水和通風裝置；（2）半限制區：主要為消毒室、醫生辦公室、儲藏室和內部的走廊；（3）非限制區：位於最外側，主要為廁所和汙物存放間，要設有汙染物轉運的專用設施。

2. 血液透析室醫院感染的預防：主要是控制感染的來源、傳播的途徑以及保護易於感染的宿主。

（1）控制感染的來源：血液透析的感染來源主要是細菌感染，使用血管通路部位感染、經由血液以及透析液和透析器的汙染所導致，也可能是病毒感染。使用感染病人，主要引起血源性傳播；使用汙染透析設備，主要引起菌血症和／或熱原反應。①血管通路部位的感染:血管通路部位的感染發生率較高，會占透析病人菌血症的50-80%。一般在3週內發生感染率很低，但是在3週之後會明顯地增加。故主張超過3周的插管要使用帶循環插管或每3週原部位換新管或換新的部位，而另插新管。②透析供水系統、透析機汙染與熱原反應:在水處理之後到透析機之間的供水系統是另一個引起汙染的部位。若管道中的水存留隔夜，會使革蘭氏陰性桿菌迅速繁殖。所以，供水系統要定期地消毒，並設計使消毒液能停留足夠的時間，無死腔；要在每天使用完畢之後放空存水。③透析器：透析器的重複使用是引起感染的原因，在經過改進消毒方法之後，感染現象會得到控制。

（2）病毒的感染：主要引起A型肝炎、B型肝炎、C型肝炎 對透析病人和透析室工作人員要每3個月作B型肝炎免疫學標示物的監測，當出現陽性反應要作相關的肝功能檢查來判斷性質，便於做消毒隔離、減少B型肝炎的傳播。

愛滋病在執行血源人類免疫缺陷病毒（HIV）篩選之以前，接受透析並輸血的病人，可能會因為透析引起HIV感染和發生愛滋病。在執行血源HIV篩選之後感染率會明顯地下降。

控制傳播的途徑

由於經由血液傳播的病原體會在極微量的汙染情況下，使用極為細微的皮膚黏膜破損處而進入人體。所以，血液透析室必須嚴格地執行消毒隔離制度。

醫務人員

(1)專用的工作服、鞋子，進出本室要更換。每天更換工作服，若被血液所汙染，要立即更換；
(2)在做透析之前後，要使用消毒劑來做嚴格的洗手動作；在接觸每一位病人之後要洗手；在監護每位病人之間要更換手套；在做每項操作時要戴一次性手套；
(3)為了避免被血液汙染，在必要時要穿隔離衣，戴防護眼鏡和外科型口罩。

預防隔離

(1)一般性感染的隔離：可以設單間或固定床位；重症監護病房或冠心病監護病房的病人，要安排在專業房間內透析；需要做移植的病人，要有專用的透析機；
(2)肝炎病毒感染的隔離：B型肝炎、C型肝炎病人或病毒攜帶者，要在隔離室透析，使用專用透析機；每次透析完畢，全部用過的可供處理的用品要置於防漏袋之內；室內汙染用品使用1%-2%過氧乙酸消毒；重複使用的儀器使用高壓蒸汽消毒，不耐熱、不耐濕的物品，使用循環氧乙烷消毒。

動靜脈內瘺的監護

(1)在插入瘺管針之前，要用消毒劑來洗手，碘酒塗擦插管區域3分鐘，再用酒精擦二次，待乾掉之後要鋪上無菌毛巾；
(2)每天按照無菌技術操作規程來清潔全部病人分流的出口部位；
(3)保持動靜脈內瘺的血液暢通，定期地沖洗瘺管，若疑有局部發生感染或血栓時，要盡快地拔除瘺管。

按照要求

定期對透析水、環境、物品與透析器材等做品質的監測。

+知識補充站

1. 保護易於感染的宿主：對於工作人員及病人，要依據B肝病毒血清學指標的情況，給予注射免疫疫苗或HBIG；若工作人員發生B型肝炎的意外汙染，要立即地注射HBIG。
2. 實例分析：某醫院擬新建供應室，該院規模為780張床位，試分析：
   (1)與醫院規模相配合的供應室建築面積應為多少？
   (2)如您是護理長，供應室的醫院感染預防要掌握哪些部分？

NOTE

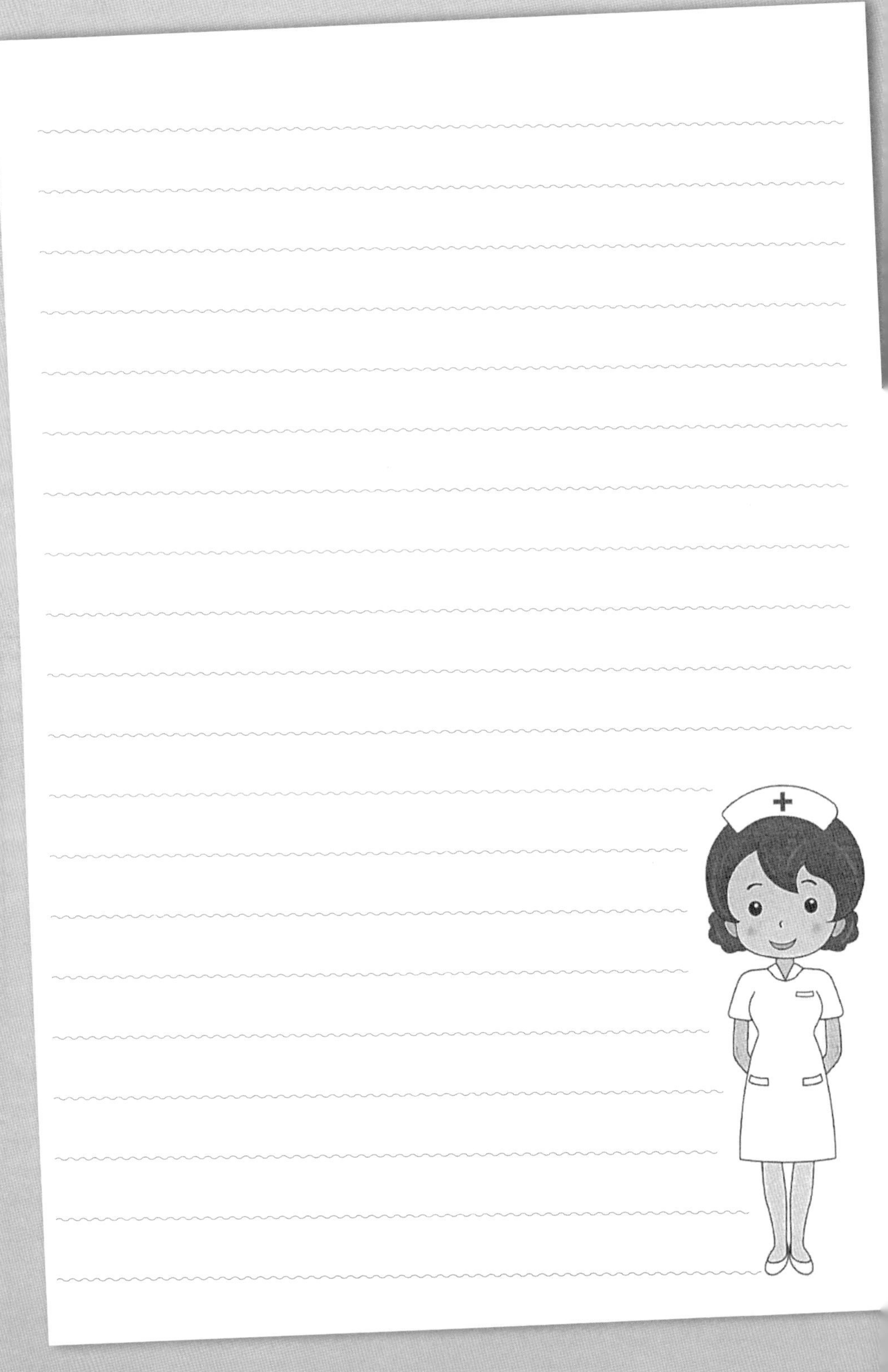

第十三章
護理法規與規章制度

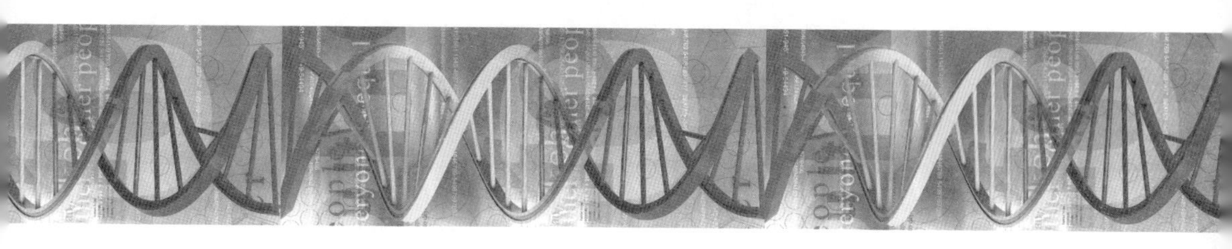

本章學習目標

1. 說出衛生法的概念。
2. 說出護理法的概念。
3. 正確地敘述護理立法的目的與意義。
4. 正確地敘述護理法規的功能。
5. 正確地分析護理工作中所存在的法律問題。
6. 如何應用的相關理論，做好醫療糾紛的防範工作。

13-1 護理法規的建構

隨著社會經濟的繁榮與發展，國內的立法工作與政府法規建構的不斷健全，醫療糾紛、差錯事故處理已進入到法制的軌道。近年來，公民的法律意識增強，人們使用法律保護自己的權益已成為一種趨勢。法制觀念的日益加強，對護理品質的要求越來越高，給護理管理者提出了新的課題。因此，如何加強護理的職業法律意識，有效地避免護理糾紛，是護理管理者值得思考的問題，必然會引起高度的重視。

國內護理立法已被列為國家法制建構的重要內容，使用法律、法規，標準護理產業行為，不僅是法制建構的需求，也是護理專業自身發展的需求。

(一) 國內的衛生法系統

衛生法（Sanitation Laws）是指由國家制定或認可，並由國家強制力保證執行，旨在保護人體健康，調整人們在與衛生有關的活動中形成的各種社會關係的法律標準。其標準方式包括專業的法律、法規，規章及憲法和其他法律標準中有關衛生的條款，其中，行政法律標準構成衛生法的主軸。同時，衛生法還包括民事法律標準，例如調整醫患關係的標準和刑事法律標準。

(二) 護理立法的目的與意義

護理立法（Nursing Legislations）指由政府所制定的，用以規定護理的活動（例如護理教育、護理管理、護理系統研究、護理服務）及調整這些活動而產生的各種社會關係的法律標準的總稱。

護理的立法始於20世紀初，英國於1919年率先公布了《英國護理法》，隨後，荷蘭於1921年公布了護理法，芬蘭、義大利、波蘭等國也相繼公布了護理法。1947年國際護理委員會發表了一系列有關護理立法的專著。1953年，世界衛生組織（WHO）發表了第一份有關護理立法的研究報告。1968年，國際護理委員會特別設立了一個專家委員會，制定了《系統制定護理法規的參考指導大綱》（Apropos guide for formulating nursing legislation），為各國護理立法必須涉及的內容提供了權威性的指導。至1984年，世界衛生組織（WHO）調查報告，歐洲18國、美洲區11國、中東20國、東亞10國及非洲16國，均已經制定了護理的法規，尚未頒布護理法的國家已屈指可數。國內的護理立法目前是屬於醫療法的一部分，社會管理功能顯著，技術的標準相當多。在制定護理法時，必須首先確定護理立法的目的，確認立法的意義。

護理的立法

1919年	英國率先公布了《英國護理法》。
1921年	荷蘭公布了護理法，芬蘭、義大利、波蘭等國也相繼公布了護理法。
1947年	國際護理委員會發表了一系列有關護理立法的專著。
1953年	世界衛生組織（WHO）發表了第一份有關護理立法的研究報告。
1968年	國際護理委員會特別設立了一個專家委員會，制定了《系統制定護理法規的參考指導大綱》（Apropos guide for formulating nursing legislation），為各國護理立法必須涉及的內容提供了權威性的指導。
1984年	世界衛生組織（WHO）調查報告，歐洲18國、西太區11國、中東20國、東亞10國及非洲16國，均已經制定了護理法規，尚未正式頒布護理法的國家已屈指可數。

護理立法的意義

1. 為護理人員提供最大程度的保護和支援
   - 使用護理立法，使護理人員的地位、功能和職責範圍有了法律依據，護理在行使護理工作的權利、義務、職責時，可以最大程度地受到法律的保護、政府的支持、民眾的尊重，任何人都不可以隨意侵犯和剝奪。
2. 保證護理人員具有良好的護理道德
   - (1)護理法規定的護理道德標準為護理人員從事護理實務提供了行為準則。
   - (2)護理人員在從事護理服務工作時必須無條件地保障公民的生命健康權力，以高度的責任心為病人服務，使護理法發揮監督和指導護理工作的功能。
3. 有利於維護護理對象的權益
   - (1)護理法規定了護理的義務，主要的義務是盡最大努力來履行治病救人義務。
   - (2)若無法律的許可，不得以任何藉口拒絕護理搶救病人。
   - (3)在醫療瑕疵事件發生後，不得弄虛作假，偽造病歷及其他證據材料等。
   - (4)不得侵犯護理對象的權力。
   - (5)護理法對護理對象的權益具有保護的功能。
4. 促進護理人員接受持續性教育
   - (1)護理法規的護理資格認可條例、護理的行為標準等都是不容變更的。
   - (2)它像一面鏡子，每個護理人員都要經常地反覆地對照。若不達「標」，則會被淘汰。
   - (3)美國的護理法確認規定國家認可的合格護理執業執照，有效期僅為一年，護理必須每年接受相當程度的持續性教育課程，每年參加國家資格考試，更換一次新的執照；同時也規定護理人員必須不斷更新知識和技能。
5. 促進護理管理系統化的行程
   - 護理法集中了最先進的法律理論的護理觀點，使用護理立法制定一系列的制度、標準、規章制度，使得各種不同的制度均規範在護理法的綱領之下，使得護理管理納入標準化、制度化、專業化、現代化的軌道之中，使得護理的品質得到了可靠的保證。

13-2 護理法規的分類和基本內容

護理法（Nursing Laws）是指國家、地方以及專業團體等頒布的有關護理教育和護理服務的一切法令與法規。從入學的實習生到從事專科護理實務的護理人員，從在校訓練到任職後的標準化訓練、持續性教育，從護理教育、醫院護理到護理專業團體等均有所涉及。不同的內容或程序有不同的護理法規及不同的制定和頒布者。

（一）護理法的分類：

各國現行的護理法規，基本上可以分為下列幾大類：

第一類，是國家主管部門使用立法機構制定的法律法令。可以是國家衛生法的一個部分，也可以是根據國家衛生基本法制定的護理專業法。

第二類，是根據衛生法，由政府或地方主管當局所制定的法規。

第三類，是政府授權各專業團體自行制定的有關會員資格的認可標準和護理實務的規定、章程、條例等。

除了上述的三類之外，例如工作法、教育法、職業安全法，乃至醫院本身所制定的規章制度，對護理實務也具有重要的影響。

（二）護理法的基本內容：

主要包括總綱、護理教育、護理註冊、護理服務等四大部分。

1. **總綱部分：**闡明護理法的法律地位、護理立法的基本目標、立法程序的規定，護理的定義、護理工作的宗旨與人類健康的關係及其社會價值等。

2. **護理教育部分：**包括教育種類、教育宗旨、專業設定、編制標準、審批程序、註冊和取消註冊的標準和程序等，也包括對要求入學的實習生的條件、護校學制、課程設定，乃至課時安排計畫，考試程序以及護校一整套系統評估的規定等。

3. **護理註冊部分：**包括有關註冊種類、註冊機構、本國或非本國護理人員申請註冊的標準和程序，授予從事護理服務的資格或准予註冊的標準等詳細規定。

4. **護理服務部分：**包括護理人員的分類命名，各類護理人員的職責範圍、權利義務、管理系統以及各項專業工作標準、各類護理人員應達標準的專業能力、護理服務的倫理學問題等，還包括對違反這些規定的護理人員做處理的程序和標準等。

護理法規的功能

1. 標準和指導的護理行為

(1)護理法規使得護理人員在從事護理活動時，有法可依，有章可循，確定自己的行為合法與否。

(2)例如「醫院護理工作制度」、「醫院護理人員工作職責」、「藥品管理法」等對護理工作的實際事項、方法、標準等直接作出規定。護理人員有義務依據有關法律、法規、制度做工作，其工作行為受到國家醫事機構的監督。

2. 提昇國內護理的品質

國內的護理教育參差不齊，各地訓練的護理科系畢業學生的理論水準和實務能力參差不齊，有些並不能勝任臨床的護理工作，實行護理執業資格考試制度可以促進護理教育品質的提昇，保證臨床用人的基本理論水準和基本技能，從而保證護理的品質。

3. 保證護理團隊的專業化

按照「管理辦法」，統一全國護理人員上班的基本資格，並由衛生福利部統一管理護理的執業許可，可以有效地阻止非專業人員從事護理工作，因此，護理法規是保證護理團隊專業化的有效方式。

4. 保證醫療護理品質和保證公民的就醫安全

(1)根據國內有關的法律，病人在就醫時享有下列的權利：①生命健康權；②知情權；③安全權；④求償權；⑤受尊重權；⑥知識取得權；⑦選擇權；⑧監督權；⑨病人有權複印病歷。

(2)護理人員要從病人的角度和利益方面去努力，維護好病人的權利，特別是病人的生命健康權和安全權，以優良的服務態度，精湛的技術，嫻熟的護理操作以及高品質的護理、高品質的服務水準來為病人服務，只有這樣才能防範護理糾紛。醫療護理安全是醫院生存和發展的基礎，是醫療護理品質高低的重要指標之一。

+知識補充站

護理法規的地位

1. 護理法規及其他有關的法律對標準護理工作的行為活動有決定性意義，它標準護理行為本身，並可以確定行為合法與否，對違法行為追究相關的法律責任。
2. 護理法規的制定和改善對於國內發展護理事業，促進護理學科的發展，加強護理團隊建構，加強護理管理，提昇護理品質，保障醫療和護理安全，保護護理人員的合法權益重視和發展護理在醫療、預防、保健和復健工作中的功能是十分重要的。

13-3 護理工作與法律

每個合格的護理人員不僅應該熟知國家法律條文，而且更要明白在自己實際工作中與法律有關的潛在性問題，以便自覺地遵紀守法，在必要時要保護自己的一切合法權益，維護法律的尊嚴。在這些潛在性的問題中，常見的有：

1. **侵權的行為：**侵權的行為是指行為人故意或者過失侵害他人權利的不法行為和故意違背公共秩序、道德準則而加害於他人的不當行為。在理論上而言，一般的侵權行為會侵害公民的生命與健康權。在診療與護理的工作中，因為醫務人員診療護理的過錯，致使病人死亡、殘廢、組織器官損傷，導致功能障礙或者其他人身損害的，為醫療過錯侵權行為，應當承擔民事的責任。例如患者的隱私不願意被外人所知的個人情況，對於患者來說，包括其身體的某些隱私部位、病情及以往的病史等，醫護人員要尊重病人的此種隱私權，並應為病人的隱私保密。如果隨意談論，造成擴散，則應視為侵犯了病人的隱私權。
2. **過失與瀆職罪：**行為人由於疏忽或者懈怠而未善盡義務的，則為過失罪。在工作中要做到的卻沒有做到，應觀察到的卻沒有觀察到，未將觀察的病情作出及時、正確的書面記錄，口頭醫囑執行不記錄，工作不精確造成失誤。例如外傷性鼻出血患者住院治療，由於醫囑單記錄出現疏漏，患者查看病歷起訴醫院同時間內有2份不同的醫囑單，而被追究刑事責任。例如護理人員因疏忽大意而錯給一位未做過青黴素皮試的病人注射了青黴素，若該病人幸好對青黴素不會太過敏，那麼，該護理人員只是犯了失職過錯，構成一般性的護理差錯。假若該病人恰恰對青黴素相當過敏，而引起過敏性休克致死，則需要追究該護理法律責任，她可能被判瀆職罪。法律規定因失職致患者傷害或死亡按照民法總則除了追究刑事責任之外，還要賠償醫療費、誤失費和生活補助費及死亡後喪葬費。
3. **臨床護理記錄的法律效力：**臨床護理的記錄不僅是檢查衡量護理品質的重要資料，也是醫生觀察診療效果、調整治療方案的重要依據。在法律上，也有其不容忽視的重要性。若不認真記錄，或漏記、錯記等均可能會導致誤診、誤治、引起醫療糾紛，臨床護理記錄在法律上的重要性，還表現在記錄本身也能成為法庭上的證據，若與病人發生了醫療糾紛或與某刑事犯罪有關，此時護理記錄則成為判斷醫療糾紛性質的重要依據，或成為偵破某刑事案件的重要線索。因此，在訴訟之前對原始記錄做添刪或隨意篡改，都是非法的。
4. **執行醫囑的法律責任：**醫囑通常是護理人員對病人執行診斷和治療措施的依據，並且具有法律的效應。在一般的情況下，護理人員對醫生做出的醫囑要不折不扣地加以執行，隨意更改或無故不執行醫囑應認為是違法行為。但若發現醫囑有明顯的錯誤，則護理人員有權拒絕執行，並向醫生提出質疑和申辯；反之，若明知該醫囑可能為病人造成損害，仍照舊執行，或因為疏忽、因為業務水準不足，並未看出錯誤醫囑所釀成的嚴重後果，將與醫生共同承擔法律的責任。

護理工作與法律的關係

藥品與物品的使用與管理

1. 藥物管理和使用是一個充滿潛在性危險的領域，引起法律方面的問題也是令人震驚的。
2. 護理的職責要求護理人員成為病人的監護者。
3. 在給藥時要確實做到三查七對一注意，並且熟悉所使用藥物的功能、機制及副作用。護理人員使用的藥物與醫囑和醫院有關藥物管理的政策要保持一致。例如麻醉藥品臨床上只用於晚期癌症或術後鎮痛等。
4. 護理人員若利用自己的權力將這些藥品提供給一些不法份子盜賣或吸毒者自用，則這些行為事實上已構成了參與販毒、吸毒罪。
5. 護理管理者要嚴格地掌握這類藥品管理制度的貫徹執行，並經常向有條件接觸這類藥品的護理人員做法律教育。
6. 護理人員還要負責保管、使用各種貴重藥品、醫療用品、辦公用品等，絕不允許利用職務之便，將這些物品占為己有。例如占為己有，若情節嚴重者，會被起訴犯盜竊公共財產罪。

語言表達不妥當與醫療的糾紛

護理人員並沒有樹立全心全意為患者服務的想法，在與患者溝通的流程中語態失常，在整天與各種患者接觸中有一種見怪不怪的想法，被詢問過多之後會產生煩躁的情緒，而訓斥患者，還有護理遇到挫折不快時，會表現在行動上，從而遷怒患者，使患者難以接受，一旦病情惡化而死亡則會產生醫療的糾紛。

實習生的職責與法律責任

1. 實習生是學生，她只能在執業護理師的嚴密監督和指導下，為病人執行護理的工作。如果在執業護理師的指導下，實習生因為操作不當而為病人造成損害，那麼她可以不負法律責任。
2. 但是如果未經帶領護理人員的批准，而擅自獨立操作造成了病人的損害，那麼她同樣也要承擔法律責任，病人有權利要她作出經濟上的賠償。
3. 所以，實習生在進入臨床實習之前，應該確認自己法定的職責範圍。

職業保險與法律判決

1. 職業保險是指從業者使用定期向保險公司交納保險費，使其一旦在職業保險範圍內突然發生責任事故時，由保險公司承擔對受損害者的賠償。
2. 醫院為護理人員的法人代表，對護理人員所發生的任何護理損害行為，也應負有賠償的責任。
3. 當病人控告護理人員，法庭在作出判決時，若醫院出面承受這個判決，則對護理人員的判決常常可以減輕，甚至可以免除。
4. 醫院也應參加保險，會使護理人員的職業責任保險績效大為增強。
5. 護理人員只能靠足夠的證據來證實病人摔倒並非由於護理的疏忽造成，提醒護理人員需要評估病人是否有摔倒的潛在性危險，並採取必要的措施，且要系統、真實和準確地記錄於病歷上。

13-4 醫院的護理管理制度（一）

護理管理是醫院管理的重要部分，它直接關係到醫院管理水準，護理規章制度是管理中的一項重要內容，加強醫院管理，建立正常的工作秩序，改善服務態度，提昇醫療護理品質，防止醫療差錯事故的發生，在很大的程度上取決於有效的系統管理制度。護理規章制度是護理人員長期工作實務的經驗歸納，是工作規律的反映，是處理各項工作的標準，是保護醫院病人接受治療、檢查、護理的重要措施，是檢查護理工作的依據，也是護理教學和培養在職醫護人員的重要內容。護理工作是醫院工作的重要部分，其特色是工作精密、複雜、涉及面廣泛、具有嚴格的持續性和繼承性。要做到對病人24小時做不間斷的治療、護理和觀察病情，加強系統管理，必須建立健全而完整、系統化且有效的系統規章制度，使得各級護理人員有所遵循，使各班的工作銜接密切與循序進行。

（一）各級護理人員的職責（Responsibilities of Nursing Personnel at Different Levels）

1. 護理部主任的職責（Head of the Nursing Department's Responsibilities）

（1）在院長的主管下，負責組織執行全院護理、護理教學和研發，以及護理管理工作。

（2）負責組織全院護理工作計畫、年度工作計畫和品質監測控制方案的制定、執行、檢查和歸納。

（3）深入各科，指導護理工作，參加重大手術、急重症、疑難病例的會診和搶救，並組織其護理。定期地做護理查房、檢查、指導臨床護理、護理文書書寫、消毒隔離、病區管理和物資保管等工作。

（4）定期地召開護理長會議，分析護理品質，歸納經驗，發現問題，提出改進的措施。

（5）掌握各科護理人員的流動情況，根據各科任務，負責護理人員的臨時調配。

（6）負責動員護理人員的業務訓練、人才訓練和技術考核。安排護理教學和進修、實習人員的訓練。

（7）使用國內外的護理先進技術，開展新業務、新技術和護理研發。

（8）檢查督促全院護理人員履行職責，認真執行各項規章制度和技術操作常規，嚴防事故、差錯和醫院感染。

（9）掌握護理人員的想法、業務能力和工作表現，提出考核、晉升、獎懲和培養使用意見。副主任在主任的主管之下，按照分工來履行主任職責的相關部分。

護理部助理人員的職責

1. 在護理部主任的主管下，分工負責護理、護理教學和護理研發。
2. 負責草擬工作計畫和歸納，承辦日常的業務。
3. 經常深入各科，檢查病區管理和各項護理工作品質，徵求傷病人員的意見，發現問題，及時解決，在必要時要向主任報告。
4. 經常檢查護理各項規章制度和技術操作常規檢查的執行情況。對護理事故、差錯，要認真地調查與分析，及時地報告。
5. 承辦全院護理學術活動及護理人員技術考核，實際地安排進修、實習護理的訓練。
6. 瞭解護理學的發展動態，及時地向主任提供資訊。
7. 負責護理人員技術檔案資料的收集、整理和各種登記與統計工作。
8. 承辦院長、護理部主任臨時交辦的工作。

護理長的主要任務

1. 在本科主任主管和護理部主任的指導下，負責本科護理、護理教學和研發，以及護理管理工作。
2. 負責組織本科年度護理工作計畫、護理品質監測控制方案的制定、執行、檢查和歸納。
3. 督促檢查本科護理人員認真執行醫囑和各項規章制度，遵守護理技術的常規性操作，預防事故、差錯和醫院感染。
4. 掌握全科的護理工作情況，負責本科護理人員的排班工作。參加科主任查房、科內會議和術前、疑難病例及死亡病例的討論。動員本科護理查房和護理會診，參加並指導急重症、大型手術和搶救病人的護理。負責審核與修改護理的病歷。
5. 動員本科護理業務訓練和技術考核，安排進修、實習護理的訓練，並擔任教學的工作。
6. 開展護理的新業務、新技術和研發工作，歸納經驗，撰寫學術論文。
7. 定期地動員傷病人員學習，經常瞭解傷病員的病情、想法和生活情況，開展心理的護理，做好衛生宣傳和病區管理的工作。
8. 負責或指定專人負責各類儀器、設備和藥品、器材和管理，以及衛生被服的請領、報銷和各種登記與統計的工作。
9. 掌握本科護理人員的想法、業務能力和工作表現，提出考核、晉升、獎懲和訓練的意見。

13-5 醫院的護理管理制度（二）

護理長業務技術管理職責

（一）護理長行政管理的職責：

護理長行政管理職責主要是對本病房護理人員給予指導、溝通，運用各種方式來統一意見，充分發揮護理人員的工作意願，從而保證各項護理活動的順利進行。其實際的職責如下：

1. 在護理部副院長、護理部主任及各科護理長的領導下工作。
2. 根據護理部門和科內工作計畫，制定本病區實際的工作計畫，並付諸實施。按期做好歸納的工作，取得經驗，推動工作。
3. 負責本病房護理人員的工作，使他們熱愛護理事業，加強責任心，改善服務態度，全心全意地為民眾服務。
4. 負責病房人員的分工和派遣工作，適度地安排人力。
5. 深入病房瞭解病人的情況，定期召開工作座談會，以便改進工作。

（二）護理長業務技術管理的職責：

護理長業務技術管理職責主要是督促本病房護理人員嚴格執行各級護理規章制度、技術操作規程和護理常規性檢查，動員和指導下屬護理人員業務學習和技術訓練，解決本病區護理技術上的疑難問題，做好病區護理新業務、新技術的引進和技術訓練，積極開展護理研發活動，採取有效措施做好病房管理，保證護理品質。其職責如下：

1. 在護理副院長、護理部主任及科護理長的指導下工作。
2. 根據護理部門和科內業務技術管理要求，制定本病區業務技術管理計畫，按照計畫執行，並定期評估，改進工作。
3. 負責檢查護理品質。督促護理人員認真執行各項護理常規性檢查，嚴格執行各項規章制度和技術操作規程。密切地觀察病情。
4. 動員病房護理查房和護理會診，並積極開展新業務、新技術及護理研發。
5. 隨同科主任和主治醫師查房，參加會診以及大手術或新手術之前，疑難病例和死亡病例的討論。
6. 清點和指定專人領取本病房的藥品、儀器、設備、醫療器材、被子、衣服和辦公用品等。並分別指定專人負責保管、保養和定期檢查，遇有損壞或損失應查明原因，並提出處理意見。
7. 負責實習生的見習、實習和護理師的進修工作，並指定有經驗和教學能力的護理師或有護理師職稱以上的人員來擔任帶領的工作。

護理長的定位與職責

1. 護理長的定位

(1)護理長是醫院護理管理指揮系統中數量最多的管理人員，包括各科護理長和病房護理長，而病房的護理長經常簡稱為護理長。
(2)科護理長是護理管理系統中的中層管理者，發揮了上下級資訊溝通的功能，協調各科內外關係，擔負著各科以及所屬病房管理和專科護理業務技術的直接任務，為提昇醫院整體的護理水準發揮瞭重要的功能。
(3)護理長是醫院護理管理層最基層的管理者，是病房或護理單元工作的實際領導者和動員者，在完成病房管理和基礎護理業務技術管理中發揮主導的功能，是管理學的角度來探討護理長角色模式，瞭解護理長職責，熟悉其工作方法，對提昇護理長的管理能力及護理品質具有正面的功能。

2. 護理長的職責

(1)職責就是擔當種職務的人員所應該履行的責任。
(2)各級護理人員都有其相應的職責。
(3)護理長是醫院護理系統中最基層的管理者，工作責任重大、涉及面廣泛，既要帶領本科或本病區護理人員同心協力按照要求完成護理工作任務而承擔護理行政上的管理職責，又要指導下屬護理人員的護理業務技術管理職責。
(4)護理長的職責包括護理長行政管理職責和業務技術管理職責。

護理長的職業要求

1. 具有服務精神和奉獻精神
2. 具有厚實的科學素質
3. 具有良好的人際關係
4. 具有長遠性的發展眼光

+知識補充站

護理長是醫院護理團隊中的基層管理者和組織者，是各科護理工作的實際領導者和指揮者。各科護理品質的高低與護理長本身的素質和管理水準有直接的關係。其工作優劣、素質高低、能力大小將會直接影響到醫院的護理品質和管理水準。護理管理是醫院管理的重要部分，護理長是護理管理工作的主腦。

13-6 醫院的護理管理制度（三）

主管護理師的職責

（1）在本科主任、護理長主管和正（副）主任護理師指導下，來做護理、護理教學和研發工作。

（2）參加臨床護理，完成護理長安排的各班、各項護理工作。承擔難度較大的護理技術操作，協助護理長做護理管理。參加急重症病人的搶救與專科特別護理。

（3）制定急重症、疑難症、大型手術病人的護理計畫，書寫護理病歷，指導護理師（士）來執行身心護理的工作。

（4）參加科主任查房和護理查房，整體瞭解本小組傷病人員的病情和治療情況，解決較為複雜與疑難的護理問題。

（5）擔任護理教學、協助護理師提昇專業理論和技術操作水準，指導進修、實習護理的訓練。

（6）使用國內外護理先進技術，開展新業務、新技術和護理研發，歸納經驗，撰寫學術論文。

（7）按照分工，做好病區藥品與器材的管理。

護理師（護理人員）的職責

（1）在本科主任、護理長主管和上級護理師的指導下做護理的工作。

（2）負責完成各班、各項護理工作，正確執行醫囑和技術操作規程，嚴格地查對制度和消毒、隔離制度，預防事故、差錯和醫院感染。

（3）嚴密地觀察傷病人員的病情變化，做好急重症病人的護理。協助醫師做各種診療工作，負責採集各種送檢的標本。

（4）參加護理查房，在上級護理師的指導下，制定護理計畫，書寫護理的病歷。

（5）參加護理教學、承擔進修、實習護理的臨床帶領工作。

（6）學習護理的先進技術，開展新業務、新技術，參加護理研發，歸納經驗，撰寫學術論文。

（7）宣傳衛生的知識，介紹住院規則，瞭解傷病人員的心態，開展心理的護理。

（8）做好病房管理。辦理傷病人員出院、住院、轉科、轉院手續。按照分工，負責藥品器材、衛生被服、辦公用品等的請領、保管和各種登記、統計工作。

護理工作制度

護理值班與交接班的制度

1. 病房護理實行一週一次的三班輪流值班 ⇨ 值班人員要嚴格地遵照醫囑和護理長的安排，對病人做護理的工作。

2. 在交班之前 ⇨ 護理長要檢查醫囑執行情況和急重症病人的記錄，重點巡視急重症病人和新病人，並安排護理的工作。

3. 病房要建立日夜交班簿和醫院用品損壞、遺失簿 ⇨ 交班人必須將病人的總數、出住院、死亡、轉科、手術和病危的人數；新病人的診斷、病情、治療、護理、主要醫囑和執行情況；送留各種檢定的標本數目；常用的毒劇藥品、急救藥品和其他醫療儀器與用品是否損壞或遺失等情況，記入交班簿，向接班人交待清楚之後再下班。

4. 在晨間交接班時 ⇨ 由夜班護理重點報告急重症病人和新病人的病情診斷以及與護理有關的事項。

5. 在早晚交班時 ⇨
(1)日夜班護理要詳細地閱讀交班簿，瞭解病人的動態，然後由護理長或主管護理陪同日夜班重點巡視病人做床前的交接動作。
(2)交接者要給下一個班、次做好必用品的準備，以減少接班人員的忙亂。

護理師技術的能力要求

1. 有一定的臨床經驗。
2. 有病房管理的經驗。
3. 護理技術操作標準與規範。
4. 有參與疑難、集重症病人搶救的能力。
5. 有主持護理查房的能力。
6. 可是指導護理人員、臨床實習生業務學習。
7. 有參加臨床教導和講座的能力。

13-7 醫院的護理管理制度（四）

（一）消毒與隔離的制度

1. 各個診療室、治療室、換藥室、配藥室、搶救室、重症監護室、手術室、製劑室、細菌室、產房、新生嬰兒室、新生嬰兒病房、血庫、血液淨化室、無菌儀器敷料室、輸液（血）器具清洗包裝室、隔離觀察室、傳染病區等，均要做定期的消毒，在必要時，要隨時消毒。

2. 值班醫護人員必須穿戴工作衣、帽，著裝整潔。在診療工作前後均要洗手，或使用消毒液來泡洗。在無菌操作時，要戴口罩並嚴格地遵守無菌操作的規程。

3. 無菌容器、儀器、敷料應當定期消毒、滅菌，消毒液要定期地更換。服藥杯要固定地使用，定期地清洗、消毒。體溫計在每次使用之後，使用消毒液來浸泡。牙鑽、漱口杯在每次使用之後應當徹底地消毒。痰杯、便器在每次使用之要清洗與消毒。

4. 在疑診傳染病時，要在觀察室做隔離觀察，在非傳染病科檢查出傳染病時，要及時地會診與轉科。

5. 傳染病人應當按照病種、病情來分別隔離治療，在指定的範圍之內活動，不准互訪病房和外出，傳染病人到它科診療時，要做好隔離、消毒工作；出院、轉院與轉科的動作。

6. 傳染科工作人員在進入汙染區時，應當穿隔離衣、鞋、戴口罩；在接觸不同的病種時，要更換隔離衣，洗手；在離開汙染區時要脫去隔離衣、鞋與洗手。

7. 未經消毒的物品不得帶出傳染病區，也不得給他人使用。傳染病人用過的被服，在消毒之後要清洗。醫院汙水必須經過消毒處理之後才能排放。

8. 厭氧菌、綠膿桿菌等特殊感染的病人，要嚴密地隔離；用過的儀器、被服，住過的房間，要徹底地做消毒的處理；使用過的敷料、棉球要單獨地收集起來並加以焚毀。

9. 醫療單位的消毒工作，必須嚴格地執行「消毒管理辦法」和「消毒技術標準」。

（二）查對的制度

1. 臨床科的查對制度：（1）在下達醫囑、書寫處方或做診療處置時，應查對傷病人的姓名、性別、年齡、床號、病歷號碼。（2）執行醫囑應當做到「三查七對」：在擺藥之後檢查；服藥、注射、處置前查；服藥、注射、處置後查。對床號、姓名、藥名、劑量、濃度、時間、用法。（3）在清點藥品時和使用藥品之前，應當檢查品質、標籤、失效期和批發號碼，若不符合要求，不得使用。（4）在給藥之前，要詢問有無藥物過敏史。在使用麻醉藥品、精神藥品、醫療用毒性藥品時，應當反覆核對。在靜脈給藥前，要檢查有無變質，瓶口有無鬆動、裂縫。在使用多種藥物時，要應注意配對的禁忌。（5）在輸血之前，必須經過兩人查對無誤之後，方可以輸入；在輸血之中要密切地觀察，確保安全；在輸血完畢之後，在瓶內剩餘的血液保留24小時之後方可以處理。

醫囑的制度

1. 醫囑一般在上班之後兩小時之內開出，要求層級分明，內容清楚。	(1)轉抄和整理必須準確，一般不得塗改。若必須更改或撤銷時，要使用紅筆填寫「取消」的字樣並簽名。 (2)臨時的醫囑要向護理人員交代清楚。 (3)醫囑要按時執行。 (4)撰寫、執行和取消醫囑必須簽名並且註明時間。
2. 醫師在寫出醫囑之後，要複查一遍	(1)護理人員對可疑的醫囑，必須查清之後方可以執行。 (2)除了搶救或手術之中，不得下達口頭的醫囑，下達口頭醫囑，護理人員需要複誦一遍，經過醫師查對藥物之後執行，醫師要及時地補記醫囑。 (3)每項醫囑一般只能包含一個內容。 (4)嚴禁不看病就開醫囑的草率作風。
3. 護理人員每班要查對醫囑，夜班查對當日醫囑，每週由護理長總查對一次。	在轉抄與整理醫囑之後，需要經過另一人查對，方可以執行。
4. 在手術後和分娩後要停止術前和產前醫囑，重開醫囑	並分別轉抄於醫囑記錄單和各項執行單上。
5. 凡是需要下一班執行的臨時醫囑	要交代清楚，並在護理人員值班記錄上註明。
6. 在醫師沒有開立醫囑時，護理人員一般不得給病人做對症處理	但是遇到搶救急重症病人的緊急情況下，醫師不在時，則護理人員可以針對病情，臨時給予必要的處理，但是要做好記錄並及時地向主治醫師報告。

消毒與隔離的制度

1. 要做定期的消毒，在必要時要隨時消毒。
2. 值班醫護人員必須穿戴工作衣、帽，著裝整潔。
3. 無菌容器、儀器、敷料應當定期消毒、滅菌。
4. 在疑診傳染病時，要在觀察室做隔離觀察。
5. 傳染病人應當按照病種、病情來分別隔離治療。
6. 傳染科工作人員在進入汙染區時，應當穿隔離衣、鞋、戴口罩。
7. 未經消毒的物品不得帶出傳染病區，也不得給他人使用。
8. 厭氧菌、綠膿桿菌等特殊感染的病人，要嚴密地隔。
9. 醫療單位的消毒工作，必須嚴格地執行「消毒管理辦法」和「消毒技術標準」。

13-8 醫院的護理管理制度（五）

2. **手術室的查對制度：**（1）在接傷害病人時，應當查對各科、床號、姓名、性別、診斷、手術名稱、術前用藥。（2）在手術之前，要查對姓名、性別、診斷、手術的部位。（3）做體腔或深部組織手術，在術前與縫合之前要清點紗布、沙墊、紗（棉）球、儀器、縫針和線軸數；在手術完畢之後，再清點複核1次。（4）手術留取的標本，要及時登記，並查對各科、姓名、部位和標本的名稱。（5）用藥與輸血要按照臨床科查對制度要求做查對。麻醉藥品、精神藥品、醫療用毒性藥品需要經過兩個人查對無誤之後，方可以使用。

事故與差錯登記的報告制度

1. 各科要建立差錯與事故登記本，由本人及時登記發生差錯、事故的經過、原因、後果。護理長要及時地討論與歸納。

2. 在發生差錯、事故之後，要積極地採取搶救措施，以減少或消除由於差錯、事故所造成的不良後果。

3. 發生嚴重差錯或事故的各種有關記錄、檢定報告及造成事故的藥品、儀器等均要妥善地保管，不得擅自塗改、銷毀，並保留病人的標本，以備鑒定之用。

4. 在差錯、事故發生之後，要按照其性質與情節，分別動員全科或全院有關人員做討論，以提昇認知，吸取教訓，改進工作，並確定事故的性質，提出處理的意見。

5. 發生差錯、事故的單位或個人，若不按照規定來報告，而有意隱瞞，在事後經過主管或他人發現時，必須按照情節的輕重來給予處分。

6. 為了弄清楚事實的真相，要注意傾聽當事人的意見。在討論時要本人參加，允許個人發表意見。在決定處分時，主管要謹慎第做三思而後行的工作，以達到教育的目的。

7. 護理部門要定期地動員護理長來分析差錯與事故發生的原因，並提出防範的措施。

分級護理制度（Graded Nursing Institution）

傷害的病人在住院之後，由醫師根據病情來決定護理等級，下達醫囑。護理等級分為特別護理及一、二、三級護理，並分別設定統一的標記，在傷害的病人一覽表和床頭牌上證實。傷害的病人在住院期間，要根據病情的變化，及時地更改護理等級。

分級護理制度

1. 特別護理

(1)在病情急重症或大型手術之後，隨時可能會發生意外的受傷病人，要派專人晝夜守護，制定護理計畫，嚴密地觀察病情的變化，預防併發症，備齊各種監護儀器及急救器材、藥品、隨時做好急救準備，及時準確的填寫「特護記錄，並按照規定的時間作出結論和歸納。
(2)特別護理指標為紅色三角。

2. 一級護理

(1)在重症、大型手術之後需要嚴格地臥床休息或有意識障礙的致傷病人，在生活上給予周密的照顧，在必要時要制定護理計畫和做好護理記錄；密切地觀察病情的變化，每15～30分鐘巡視1次；認真做好晨、晚間護理；根據病情定時變換體位、擦澡、洗頭與預防併發症。
(2)一級護理指標為紅色豎槓。

3. 二級護理

(1)病情較重或重病恢復期、年老體弱生活不能完全自理的受傷病人。
(2)適當地做室內活動，在生活上給予必要的協助；注意觀察病情的變化，每1～2小時巡視1次。
(3)二級護理指標為藍色豎槓。

4. 三級護理

(1)病情較輕或復健期的傷害病人。在醫護人員指導下自我料理生活，注意觀察病情，每3～4小時巡視1次；根據病情參加一些室內、室外活動。
(2)在出院之前做好衛生及健康諮詢的工作。

分級的方法

1. 患者入院之後應根據患者病情嚴重程度來確定病情等級。
2. 根據患者之Barthcl指數總分；確定自理能力的等級
3. 依據病情等級和（或）自理，確定患者護理分級。
4. 臨床醫護人員應：根據患者的病情和自理能力的變化來動態地調整患者的護理分級。

+知識補充站

分級護理制度

分級護理是指患者在住院期間，醫護人員根據患者病情和（或）自理能力進行評定而確定的護理級別。分級護理分為四個級別：特級護理、一級護理、二級護理和三級護理。

13-9 醫院的護理管理制度（六）

急重症病人的搶救制度（Institution of Salvaging Critical Patient）

1. 對急重症病人的搶救，必須確認分工，密切地配合，積極地搶救，嚴密地觀察，詳細地記錄，在搶救結束之後應當認真歸納經驗。

2. 科內急重症病人的搶救，由科主任、正（副）主任醫師或主治醫師組織執行，並報告醫務部（處）。

3. 臨床各科要設立急救室或監護室，藥品、器材定位放置、專人保管、定期檢查，經常保持完好狀態。

4. 在急救室或監護室內要有常見急重症的搶救方案，醫護人員要熟練地掌握常用搶救技術和儀器的使用。

手術室的工作制度（Work Institution of Operation Room）

1. 各個臨床科要在手術之前1日上午填好手術通知單，送交手術室，並註明特殊的用品，有經過血液或體液傳播可能的患者要加以註明；急診手術可以先打電話通知，以後補填手術通知單。手術室隨時做好急診手術的準備工作。

2. 事先要做好各項的術前準備，手術人員要準時到達手術室。手術室要準時接傷害的病人，並認真地查對。

3. 進入手術室的人員，必須更換手術室專用的衣、褲、帽、鞋、口罩，嚴格遵守手術室規則。院內參觀必須經過手術室護理長的同意；院外參觀必須經過醫務部（處）的同意，並嚴格地控制參觀的人數。

4. 手術人員在術前要認真地查對，在術中要精力集中，密切配合，確保手術的順利進行，不得大聲談論病情或與手術無關的事情，保持室內的肅靜。

5. 手術人員要遵守無菌技術的操作，無菌手術和有菌手術要分房做。若必須在同一手術房做，先做無菌手術，後做有菌手術。

6. 汙染的儀器和敷料，及時地做消毒、清洗處理。有經血液或體液傳播可能的患者，其用過的手術儀器須用高效消毒液浸泡，其他物品使用高效能的消毒液來擦拭。特殊感染必須執行特殊的處理，在必要時要暫停手術，徹底消毒。

7. 做好手術室的衛生整頓。定期地檢查消毒滅菌液體的濃度、數量和品質，及時補充、更換。定期做空氣消毒、空氣和器皿的培養，檢測資料應逐月歸檔保存。若無菌手術切口發生感染時，要與臨床科共同討論，查詢原因，並提出改進的措施。按月做好手術登記與統計的工作。

手術室的工作制度

1. 手術採取的標本

按照規定來保存，在手術完畢之後由手術醫師填寫病理檢查申請單，並及時送檢。

2. 建立常規性手術儀器卡片

(1)在準備儀器時，按照卡片做查對，同時檢查儀器的性能，保證能夠使用。特殊的重大手術，手術者要親自檢查。
(2)手術包必須標明名稱、失效期和責任者的編號。
(3)手術室物品一般並不外借。
(4)在特殊的情況需要外借時，急救器材需要經過手術室護理長或值班人員的同意，貴重器材需要經過醫務部（處）的批准。

3. 各種藥品、器材均要定點與定位地放置

(1)在使用之後要放回原處。手術儀器要有專人來負責保管，定期地清點、擦拭和維修。
(2)麻醉藥品、精神藥品和醫療用毒性藥品要有明顯的指標。
(3)氧氣、氧化亞氮等不同種類氣體的瓶罐或管道開關，使用不同顏色分類指標，醒目可辨，並且按照規定來存放。

4. 設置晝夜值班人員

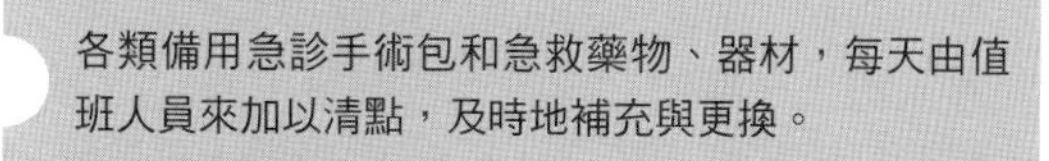

各類備用急診手術包和急救藥物、器材，每天由值班人員來加以清點，及時地補充與更換。

+知識補充站

急重症患者的搶救制度

醫院內急救是指對外接診的急、重症患者的搶救。急診醫生的職責是搶救和維持患者的基礎生命徵象，為後續的治療製造機會。待允許轉送時，應將患者收入相關的專科或病房或監護室做進一步的治療。

13-10 醫院的護理管理制度（七）

消毒供應室的工作制度（Work Institution of Disinfecting Supply Room）

1. 消毒供應室根據各科的需求，發給各科一定基數的消毒物品，按時收送，嚴格地做物品交換與收發手續。各科臨時的借用物品，應當辦好手續，在使用之後要及時歸還。各科用過的物品，在經過初步的消毒之後再交換。傳染科用過物品，要先消毒之後再交換。2. 各科特別需要的敷料與器材要自行包裝，註明科別，定時地送交消毒供應室來消毒。3. 各類器材、敷料的洗滌、包裝和消毒，要嚴格地執行「消毒管理辦法」、「消毒技術標準」和技術操作規程。汙染物品和已消毒物品不得混合放在一起，在發現可疑時要重新消毒。定期檢查高壓滅菌器的績效和各種消毒液的濃度。消毒滅菌後的儀器、物品必須定期抽樣作細菌培養檢查。蒸餾水、輸液器具定期抽樣做熱原檢查。一次性使用物品（注射針具、輸液器等）使用前按規定抽樣做熱原檢查。4. 各種治療包要註明名稱、失效期、責任者編號。凡是炎熱潮濕季節，消毒物品時間超過1週，其他季節超過2週，要一律重新消毒。消毒供應室要儲備一定數量的消毒器材、敷料，以備能夠機動地使用。5. 在物品消毒之後，要立即送無菌物品存放室，分別依據各科來存放。無菌室內不得放置任何未滅菌的物品，並要定期地做空氣消毒和空氣細菌培養，報告單要留存備查。6. 建立物品帳目和請領、分發、報銷制度，並定期清點，保持帳務相互符合。7. 對所有物品、器材應定期檢查、保養、防止黴爛、生銹、損壞和失漏。要修舊利廢和再生使用。8. 臨床各科對消毒供應室供應的物品，護理長要指定專人負責保管，消毒供應室要定期地抽查。9. 消毒供應室要按照「醫院消毒供應室驗收標準」及「輸液、輸血、注射器洗滌品質標準」等相關的規定，加強整體品質管制與管理。10. 設立值班人員，負責值班時間內的消毒供應和安全工作。

監護室的工作制度（Work Institution of ICU）

1. 凡是需要住監護室的急重症病人，由主治醫師以上人員確定，並嚴格地執行治療醫師、主治醫師、正（副）主任醫師、科主任分級檢診，制定監護和搶救方案。護理實行三班制，24小時持續性做監測性的護理，不許陪護和訪視。2. 從事監護工作的醫護人員，在職前必須經過相關專業的知識訓練，掌握熟練急救技術，以及室內急救器材的性能和使用方法。3. 值班醫護人員要堅守單位，密切地觀察病情，準確地做生命徵象的監測，及時記錄，遇有病情的變化，要及時處理。4. 保持室內安靜、整潔。入室的人員要按照規定來著裝。嚴格地執行無菌技術操作規程。無菌容器、儀器、敷料定期消毒、消毒液定期更換。室內定期做空氣消毒和空氣細菌培養，並將報告單留存備查。5. 對貴重的醫療儀器、設備應指定專人管理，建立檔案，定期檢查、維修。各種儀器、藥品要定人、定位、量化保管，在使用之後要及時補充，而保持完好的狀態。

血液淨化室的工作制度（Work Institution of Blood Purified Room）

1. 凡是需要做血液淨化治療的受傷病人，由臨床醫師來填寫治療申請單，經過科主任的審簽，並經過血液淨化室專科醫師的會診同意之後方可以做。
2. 對接受血液淨化治療的致傷病人，在治療之前要詳細地瞭解病情，做體格檢查，制定治療的方案，下達醫囑。長期治療的致傷病人，在每次治療之前，在詢問前次治療之後的反應、飲食及用藥情況，並量體重與血壓，檢查心、肺的情況等。
3. 嚴格地執行無菌操作規程及消毒隔離制度，預防交叉感染的發生。
4. 在工作的時間由專人來負責機器的操作，在每次透析之後要清潔消毒透析機。
5. 在透析之中要嚴密地觀察病情的變化，詳細做好透析的記錄。
6. 保持透析房的清潔整齊，每天在透析前後使用含氯消毒劑來拖地，使用紫外線來照射60分鐘，定期地做室內空氣的細菌培養。
7. 定期地檢查軟化水及其滲水系統，保證透析用的水質及無致病細菌的生長。
8. 在透析室內禁止喧嘩與吸煙。

+知識補充站

本章實例分析與應用——關於一宗醫療糾紛的思考

在2011年，26歲的杜某懷上了雙胞胎。10月4日，她住進了長生醫院，此時的孕期只有33週。10月9日下午2時，兩個男孩剖腹產出生。由於早產，兩個孩子在出生之後，體重偏輕，被放入保溫箱來採取監護的措施。老大吃奶較慢，醫護人員在其鼻孔裡插了一根鼻飼管，使用鼻飼管來輸送營養。孩子放在暖箱，手腳沒有捆綁。醫院說，捆綁是不正規的。但是孩子的家人認為，鼻子中插著鼻飼管，不捆綁是相當危險的。當時孩子在保溫箱裡手腳亂動，有一次他親眼看到老大將鼻飼管拔了出來。在10月10日晚上，醫生突然通知杜某，說孩子病危，懷疑是腦出血，大腦缺氧。孩子搶救過來了。但孩子在長到6個月之後，杜某發現，老二活潑好動，而老大則連坐都不會，甚至不會爬行，還經常抽搐。2012年6月，杜某帶老大到長生醫院檢查，經過檢查是腦發育不良可能性比較大。後來經過確診，孩子腦的發育不良，腦白質較少，屬於重度腦癱。醫生分析其原因說，初生嬰兒只要窒息幾秒鐘，就足以造成此種後果。在2012年7月11日，臺北市醫療事故鑒定委員會出具了鑒定書，認為患兒腦的異常改變並不能用先天腦發育不良來加以解釋，而與患兒缺血與缺氧有關。長生醫院對患兒出生之後出現抽搐並未予以重視及做監測，並未做相關的臨床檢查，並未做詳細的診斷及鑒別診斷，在臨床可疑顱內出血之後僅做對症治療，對患兒的預後亦未向家屬做確認的病情交待，其與患兒目前出現的重症腦癱、智力低落有相當程度的關係。委員會認定屬於三級醫療技術的事故。

2012年8月5日，杜某夫婦將上法庭告長生醫院。他們認為，醫院對孩子的護理方式不妥、監護不周，特別是並未給予寶溫箱中的孩子執行捆綁的動作。當時造成孩子的窒息以至於病危；在搶救的過程中，主治大夫又違反了操作的規程，給孩子帶來嚴重的後果，並對病人家屬隱瞞了事實的真相。因此，要求長生醫院賠償400萬元。

在第一次庭審中，醫院提出，孩子所患的顱內出血、腦癱是由於其自身的原因所導致，並申請重新鑒定。臺北市法庭系統技術鑒定研究所在重新鑒定之後，法院再次開庭。

根據法庭委託，臺北市法庭系統技術鑒定研究所於2012年9月10日作出了法醫學鑒定意見書，指出其症狀以內在因素為主，但是醫生對新生嬰兒處置不當，導致對其抽搐、呼吸暫停等缺氧症狀的控制不良，致使新生嬰兒在關鍵治療期，缺氧症狀長時間持續性地存在，是造成其腦損害程度進一步加重的原因。此外，在出院之後的院外治療情況，有可能成為其腦損害加重的因素之一。

然而，如此的一份鑒定結論，雙方似乎都不滿意。

在這宗醫療糾紛中存在了哪些與醫療護理工作有關的法律問題？

國家圖書館出版品預行編目資料

圖解護理行政／方宜珊，黃國石著．－－初版．－－臺北市：五南，2016.01
面；　公分
ISBN 978-957-11-8257-5（平裝）
1.護理行政管理
419.65　　104015395

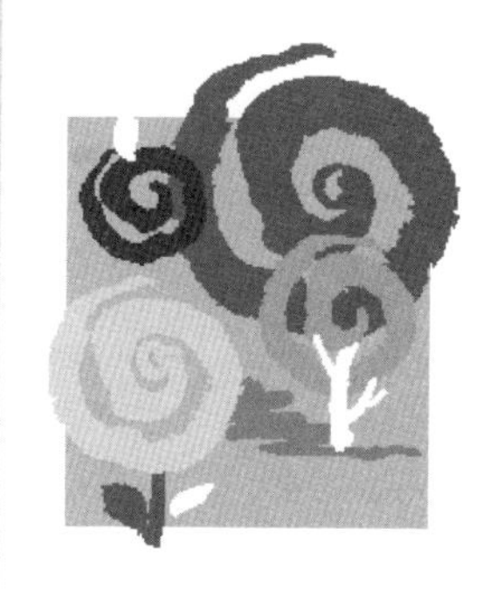

5KA4

圖解護理行政

作　　者— 方宜珊（4.5）、黃國石
發 行 人— 楊榮川
總 編 輯— 王翠華
主　　編— 王俐文
責任編輯— 金明芬
封面設計— 劉好音
出 版 者— 五南圖書出版股份有限公司
地　　址：106臺北市大安區和平東路二段339號4樓
電　　話：(02)2705-5066　　傳　　真：(02)2706-6100
網　　址：http://www.wunan.com.tw
電子郵件：wunan@wunan.com.tw
劃撥帳號：01068953
戶　　名：五南圖書出版股份有限公司
法律顧問：林勝安律師事務所　林勝安律師
出版日期：2016年1月初版一刷
定　　價：新臺幣400元

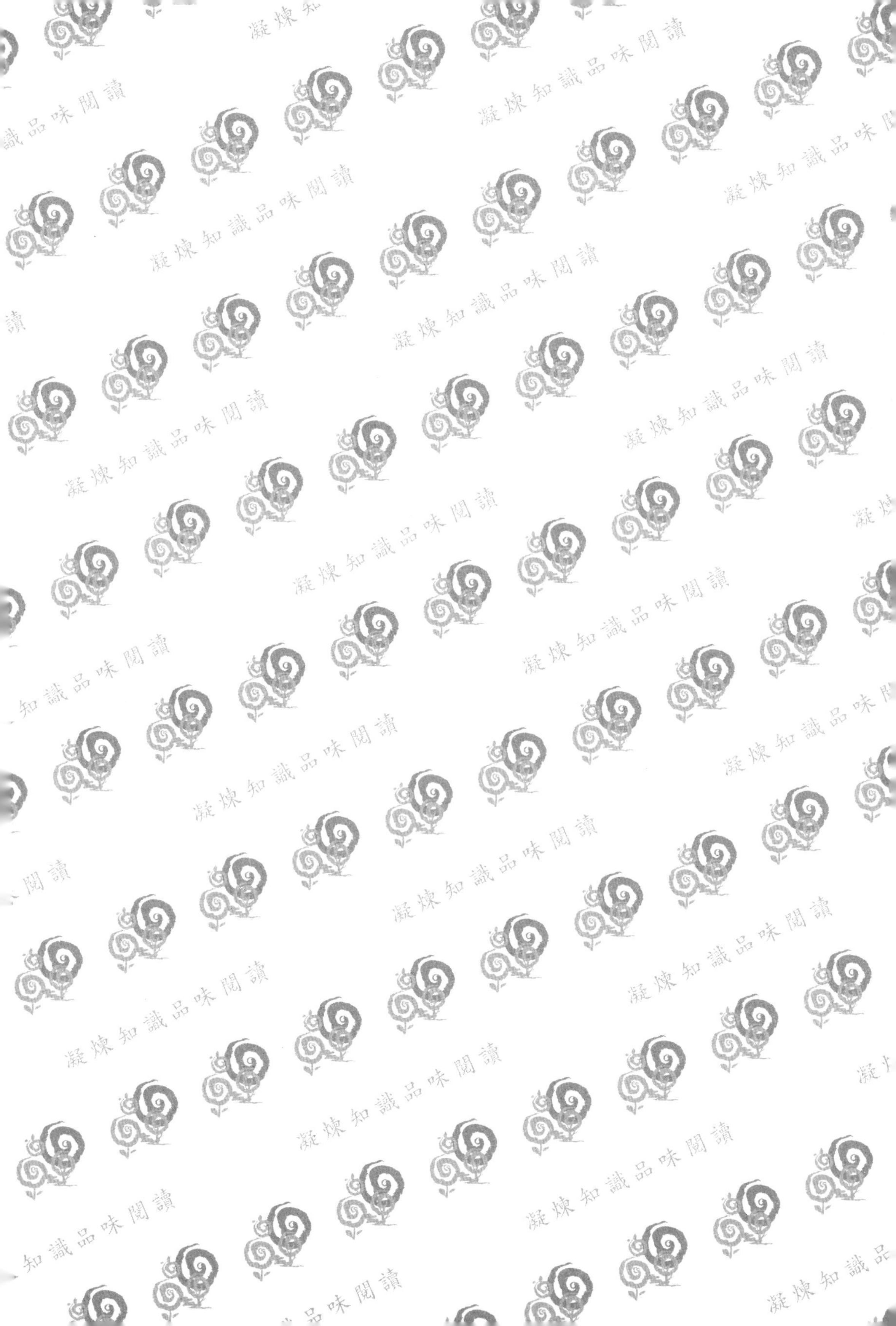

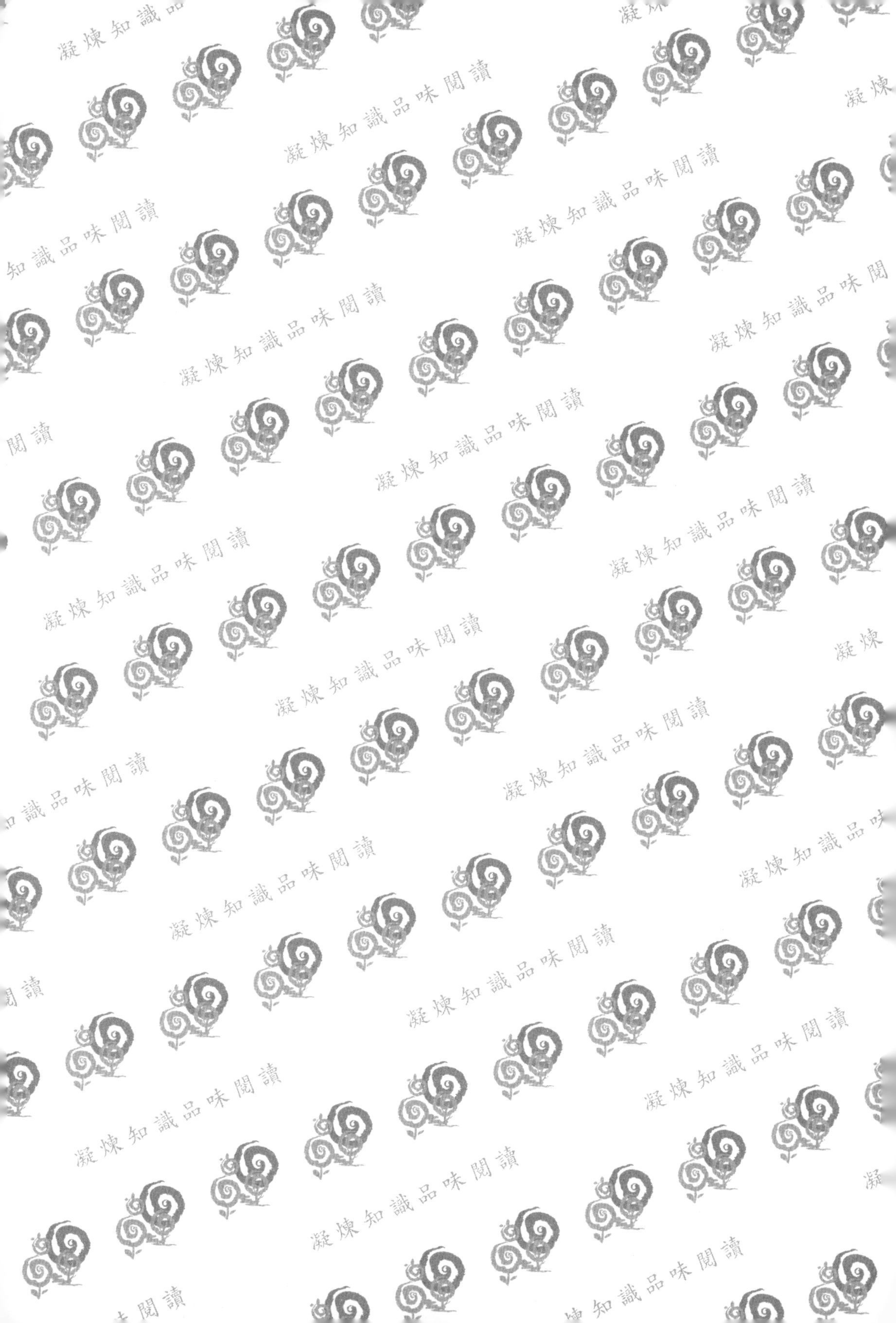
凝煉知識品味閱讀